診療フローチャート

1 ● 診断から治療へのプロセス

2 ● 食事療法の指導

3 ● 運動療法の指導

4 ● 薬物療法

5 ● 臓器障害の治療

6 ● さまざまな患者さんの治療

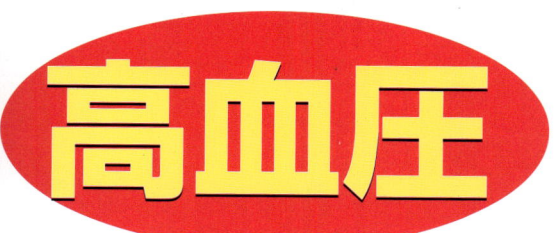

高血圧
診療ハンドブック

エビデンスに基づく, 食事・運動・薬物療法の進め方

編集／浦　信行
手稲渓仁会病院 総合内科

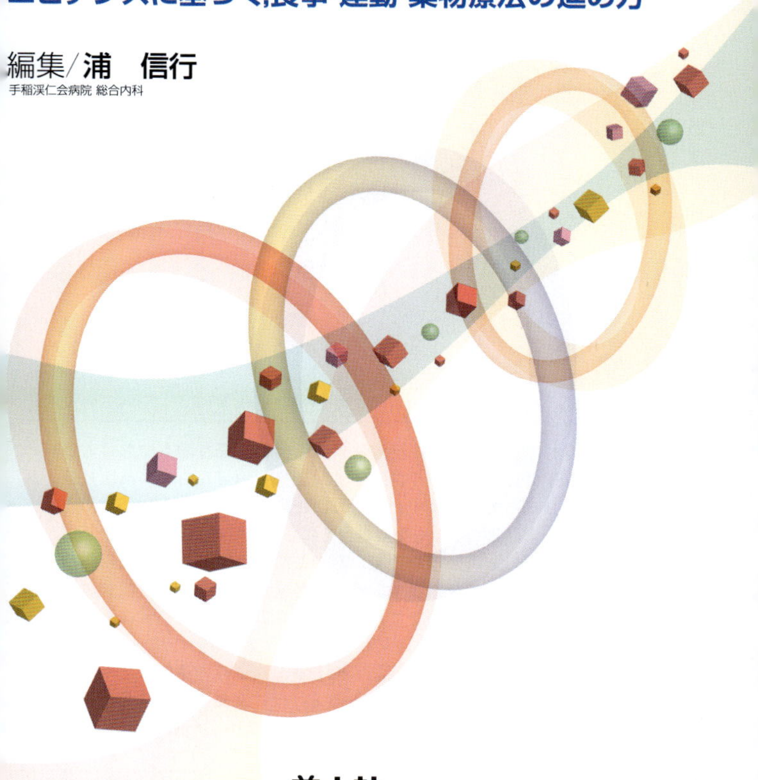

羊土社

謹告

　本書に記載されている診断法・治療法に関しては，発行時点における最新の情報に基づき，正確を期するよう，執筆者，監修・編者ならびに出版社はそれぞれ最善の努力を払っております．しかし，医学，医療の進歩により，記載された内容が正確かつ完全ではなくなる場合もございます．

　したがって，実際の診断・治療の際，熟知していない医薬品の使用，検査の実施および判読にあたっては，まず医薬品添付文書や機器および試薬の説明書で確認され，また診療技術に関しては十分考慮されたうえで，常に細心の注意を払われるようお願いいたします．

　本書記載の診断法・治療法・医薬品・検査法・疾患への適応などが，その後の医学研究ならびに医療の進歩により本書発行後に変更された場合，その診断法・治療法・医薬品・検査法・疾患への適応などに伴う不測の事故に対して，著者，編者ならびに出版社はその責を負いかねますのでご了承ください．

編集の序

　私が医者になった1978年頃には,「高血圧はわが国で多く,これには食塩摂取過多が大きく関与し,当時の死因の第1位であった脳卒中の最大の危険因子である」などが一般的にも知られていました.当時は大規模臨床試験などほとんどなく,疫学的な追跡研究は有名なフラミンガム研究があり,わが国では久山町研究だけでした.また,家庭血圧の測定も血圧の日内変動の概念も浸透していない時代でした.当時,私が所属していた札幌医科大学第二内科では,高血圧症例が入院すると,測定者間の測定誤差があるので主治医は毎日朝夕の血圧の測定を行い,しかも臨床研究の対象になると土曜も日曜も1日2回測定しました.万事手作りの診療・臨床研究でしたが,その頃から朝より夕の血圧が低いことは把握できていました.それなりに興味を覚えて高血圧研究グループに属し,上司である札幌医科大学第二内科教授島本和明先生には30年間に渡って高血圧の臨床・研究・教育の総てに直接の指導を戴きました.

　現在はわが国独自の大規模治療試験の結果が次々に報告され,日本高血圧学会の治療ガイドラインも2000年から報告され,つい最近2009年版が発表されました.これを踏まえてもっと手軽で具体的な内容のポケット版があれば研修医達も含めて広く使ってもらえるのでは,と考えていたところ,同じ趣旨での本著作成のお話を羊土社から戴きました.実地で役立つ診療の工夫やエビデンスをできるだけ具体的に,しかも新しい内容を盛り込んだ著書に,と思い著者の諸先生には大変なお骨折りを戴きました.著者の諸先生は臨床・研究いずれの面でもわが国の最高レベルの専門家の先生達ばかりですが,私のような軽輩の御願いをかなえて下さいましたことに改めて深謝いたします.また,この企画に終始真摯な対応で少しでもよい著書にしたいと共同作業を進めていただいた菊地直子氏,佐々木幸司氏にも深謝いたします.

2009年2月

浦　信行

高血圧診療ハンドブック

編集の序 　　　　　　　　　　　　　　　　　　　　　　　　　　　浦　信行
Color Graphics 　　　　　　　　　　　　　　　　　　　　　　　　　　11

診療フローチャート

1. 高血圧診療の流れ 　　　　　　　　　　　　　　　浦　信行　16
2. 高血圧の鑑別診断 　　　　　　　　　神山隆治，平田結喜緒　18
3. 二次性高血圧の確定診断
    a 腎実質性高血圧 　　　　　　　　　　駒井則夫，柏原直樹　20
    b 腎血管性高血圧 　　　　　　　　　　　　　　　田村功一　22
    c 内分泌性高血圧 　　　　　　　　　　　　　　　成瀬光栄　24
    d 低カリウム血症を示す高血圧 　　　　　　　　　浦　信行　26
    e 薬剤誘発性高血圧 　　　　　　　　　　　　　　松浦秀夫　28
4. 高血圧の重症度診断　　福冨基城，松井芳夫，苅尾七臣　30
5. 高血圧性臓器障害の評価　　　　　　福澤　純，長谷部直幸　32
6. 治療法の選択 　　　　　　　　　　　　實吉　拓，冨田公夫　34
7. 降圧薬の選択 　　　　　　　　　　　　　　　　平田恭信　36
8. 高血圧緊急症の対応 　　　　　　　　崎間　敦，大屋祐輔　38

1 ● 診断から治療へのプロセス

1. 総論
    ① 診断・治療の鉄則 　　　　　　　　　　　　　　浦　信行　42
    1 診断／2 治療
    チェックリスト　高血圧の分類 ………………………………………… 49

    ② 降圧目標 　　　　　　　　　　　　　　　　　　小原克彦　50
    1 降圧目標／2 脳血管障害／3 心疾患／4 腎疾患／5 血管疾患／6 その他の疾患／7 最後に
    チェックリスト　降圧目標 …………………………………………… 56

2. 薬物療法を開始する前に

① 医療面接で確かめておくべき点　　　浦　信行　57

1 血圧の評価／2 期間, 程度, 経過／3 生活習慣の確認, 他の合併症の有無／4 二次性高血圧を考慮した問診／5 高血圧の治療歴がある場合の降圧薬の種類と有効性・副作用の確認

チェックリスト　医療面接のポイント …………………………………… 62

② 診察で留意するポイント　　　松村　潔, 阿部　功　63

1 血圧の測定法／2 肥満度の評価／3 高血圧重症度・合併症の評価／4 二次性高血圧を疑う所見

チェックリスト　初診時の高血圧患者の診察にあたって ………… 66

③ 二次性高血圧との鑑別　　　大村昌夫, 西川哲男　68

1 新たな二次性高血圧の考え方とその鑑別の重要性／2 二次性高血圧の特徴／3 高血圧初発時の二次性高血圧スクリーニング法／4 二次性高血圧スクリーニングでの注意点／5 結語

チェックリスト　二次性高血圧を見逃がさないチェックポイント … 73

④ 重症度診断（臓器障害の把握）　　　杤久保　修　74

1 高血圧そのものによる重症度／2 粥状動脈硬化による重症度／3 標的臓器障害／4 高血圧の重症度判定

チェックリスト　高血圧重症度診断 ……………………………………… 79

⑤ 合併症のチェック　　　中坊麻利, 有馬秀二　81

1 合併症とは／2 合併症とその診断

チェックリスト　高血圧の合併症への対策 …………………………… 85

⑥ リスクの層別化と治療計画　　　今井　潤　86

1 リスク層別化にあたって／2 リスク層別化の基本

チェックリスト　リスクの層別化のポイント ………………………… 92

2 ● 食事療法の指導

1. 食事療法の基本的な考え方　　　河原崎宏雄, 安東克之　93

1 1人1人の患者さんにあった食事療法の基本的な考え方／2 食事療法の基本的な進め方／3 食事療法の注意点

チェックリスト　食事療法の要点 ……………………………………… 98

2．合併症を考慮した食事療法 北 俊弘, 北村和雄 **99**

1 はじめに／2 合併症を考慮した食事療法の考え方／3 合併症を考慮した食事療法の実際／4 合併症を考慮した食事療法の注意点

チェックリスト 合併症を考慮した食事療法 …………………… 106

3．臓器障害を考慮した食事療法 上竹勇三郎, 下澤達雄 **107**

1 臓器障害を考慮した食事療法の考え方／2 臓器障害を考慮した食事療法の実際／3 臓器障害を考慮した食事療法の注意点

チェックリスト 食事療法のチェックポイント …………………… 111

4．コンプライアンス不良例の食事療法 土橋卓也 **113**

1 食事療法の考え方／2 食事療法の進め方／3 食事療法の注意点

チェックリスト コンプライアンス不良例の食事療法 ………… 118

3 ● 運動療法の指導

1．運動療法の基本的な考え方 浦田秀則 **119**

1 はじめに／2 運動療法の動機づけ／3 運動療法の実際／4 運動の種類と血圧／5 運動の強度／6 必要な運動量／7 運動の効果／8 運動療法と各種薬剤の併用の注意点／9 おわりに

チェックリスト 運動療法の考え方 …………………… 126

2．合併症を考慮した運動療法 土肥 薫, 伊藤正明 **127**

1 合併症を考慮した運動療法の考え方／2 合併症を考慮した運動療法の実際／3 合併症を考慮した運動療法の注意点

チェックリスト 安全かつ効果的な運動療法を行うために ……… 135

3．臓器障害を考慮した運動療法 成田和穂, 河野雅和 **136**

1 臓器障害を考慮した運動療法の考え方／2 臓器障害を考慮した運動療法の実際／3 臓器障害を考慮した運動療法の注意点

チェックリスト 臓器障害を合併する高血圧の運動療法を
はじめる前に …………………… 140

4．コンプライアンス不良例の運動療法 土橋和文 **142**

1 運動療法の考え方／2 運動療法の進め方と注意点

チェックリスト 運動療法の継続のポイント …………………… 144

4 ● 薬物療法

1. 薬物療法の基本的な考え方　　　齊藤郁夫　145
1 はじめに／2 降圧目標血圧／3 薬物療法の開始時期と降圧のスピード／4 降圧薬の選択，併用療法／5 治療の継続／6 薬物療法の費用対効果

チェックリスト 薬物療法のポイント ……………………………… 151

2. 薬物の選択　　　保嶋　実　153
1 高血圧治療に使われる薬剤／2 薬剤の選択のしかたと使い方／3 薬剤選択のしかたや使い方に関する注意点

チェックリスト 降圧薬の選択にあたって ……………………………… 157

3. 合併症を考慮した薬物療法　　　名越智古，吉村道博　159
1 合併症を考慮した薬物療法の考え方／2 合併症を考慮した薬物療法の実際／3 合併症を考慮した薬物療法の注意点

チェックリスト 合併症を考慮した薬物療法 ……………………………… 164

4. 臓器障害を考慮した薬物療法　　　斎藤重幸　165
1 臓器障害を考慮した薬物療法の考え方／2 臓器障害を考慮した薬物療法の実際

チェックリスト 臓器障害を考慮した薬物療法 ……………………………… 170

5. コンプライアンス不良例の薬物療法　　　枇榔貞利　171
1 薬物療法の考え方／2 薬物療法の進め方／3 薬物療法の注意点

チェックリスト コンプライアンス不良例への対応 ……………………………… 174

5 ● 臓器障害の治療

1. 脳血管障害の治療　　　青木志郎，大槻俊輔，松本昌泰　176
1 治療の考え方／2 脳梗塞／3 脳出血

チェックリスト 脳梗塞の治療，脳出血の治療 ……………………………… 184

2. 心血管疾患の治療　　　堅田明美，長谷川洋，小室一成　185
1 治療の考え方／2 治療の実際／3 治療を行う際の注意点

チェックリスト 心血管疾患における降圧のポイント ……………………………… 192

3. 腎機能障害の治療　　　　　　　　　　　　　向山政志　**193**

1 治療の考え方／2 治療の実際／3 治療を行う際の注意点

チェックリスト　CKDと降圧療法 ………………………………… 199

4. 動脈瘤の治療　　　　　　　　　　　　山田浩之, 松原弘明　**202**

1 治療の考え方／2 治療の実際／3 治療を行う際の注意点

チェックリスト　動脈瘤の治療チェックリスト ………………… 206

5. 閉塞性動脈硬化症（末梢動脈疾患）の治療　冨山博史　**207**

1 診療にあたって／2 重症度評価と合併症検索／3 治療

チェックリスト　PADの診療 …………………………………… 212

6 ● さまざまな患者さんの治療

1. 他疾患を合併している例　　　　　　勝谷友宏, 楽木宏実　**213**

1 脂質異常症／2 糖尿病／3 呼吸器疾患, 睡眠時無呼吸症候群／4 高尿酸血症, 痛風／5 大動脈瘤, 閉塞性動脈硬化症／6 その他, 注意の必要な他疾患

チェックリスト　他疾患を合併したときの治療のポイント ……… 220

2. メタボリックシンドロームを合併している例
　　　　　　　　　　　　　　　　　　　脇野　修, 伊藤　裕　**223**

1 患者さんにあった治療の考え方／2 治療の実際／3 治療を行う際の注意点

チェックリスト　MetS合併例での治療のポイント ……………… 228

3. 特に基礎疾患のない高齢者の降圧目標と薬剤選択
　　　　　　　　　　　　　　　　　　　大石　充, 楽木宏実　**230**

1 患者さんにあった治療の考え方／2 治療の実際

チェックリスト　高齢者の降圧のポイント ……………………… 234

4. 若年者　　　　　　　　　　　　　　　　　　内山　聖　**235**

1 若年者の高血圧の診断／2 若年者の高血圧の治療

チェックリスト　若年者の高血圧のチェックポイント …………… 240

5. 二次性高血圧　　　　　　　　　　　神出　計, 河野雄平　**242**

1 腎性高血圧の治療／2 主な内分泌性高血圧の治療

チェックリスト　二次性高血圧の治療にあたって ……………… 248

6. 妊娠高血圧　　　　　　　　　　　　　　　　　　　　　林　晃一　**250**

1 妊娠高血圧の診断方法／2 妊娠高血圧症候群の重症度分類／3 妊娠高血圧症候群の薬剤治療開始／4 降圧治療薬／5 治療を行う際の注意点／6 非薬物治療／7 EVIDENCE

チェックリスト 妊娠高血圧の治療のポイント …………………… 255

- **略語一覧** ………………………………………………………… 256
- **索引** …………………………………………………………… 259

Step up! ADVICE

高血圧診療における血管雑音の聴診	65
高血圧重症度の進展	78
家庭で使用すべき血圧計の種類	90
自己管理の動機付け	97
患者さんのモチベーションを維持する工夫	105
食塩摂取量の評価	117
運動療法前の運動負荷検査の適応	128
歩行時の運動強度は速度と傾斜で決まる	141
使い慣れた降圧薬をもつ	153
少量の利尿薬を上手に使う	156
睡眠時無呼吸症候群と心血管系疾患発症リスク	162
脳血管障害の初期診療	183
降圧薬の副作用	191
PADの診断の注意点	211
漢方薬	220
減量の指導と薬の併用	227
乏血症状	233
本態性・二次性高血圧の鑑別のポイント	240
RASに対するPTRA適応の決定法	245

EVIDENCE

眼底の微小動脈変化とMRIで検出される無症候性脳梗塞	66
大迫研究におけるリスク分類（CBPとHBP）	91
DASH食による降圧効果	97
運動療法による冠動脈病変の進行抑制（JAMA.1998）	132
HOT	146
EUROPA	146
CAMELOT	146
VALUE	147
LIFE	148
ASCOT-BPLA	149
ACCOMPLISH	149
Jikei Heart Study	163
降圧療法による脳卒中の再発予防効果（PROGRESS試験）	170
コンプライアンスの改善手段の有用性に関する無作為比較試験の系統的レビュー	173
J-ACT	183
CAPRICORN試験	186
CHARM試験	189
COOPERATE試験	199
ONTARGET試験	199
ACE阻害薬と腹部大動脈瘤破裂の関連性－大規模ケースコントロール研究の結果より	204
HPS試験	210
シロスタゾールのメタ解析	211
CASE-J 研究（Candesartan Antihypertensive Survival Evaluation in Japan）	227
HYVET（HYpertension in the Very Elderly Trial）試験	231
降圧薬の効果	240
粥状動脈硬化性腎動脈狭窄による高血圧に対する血管形成術治療（PTRA）の有用性－薬物治療との比較検討	244

Color Graphics（巻頭カラー）

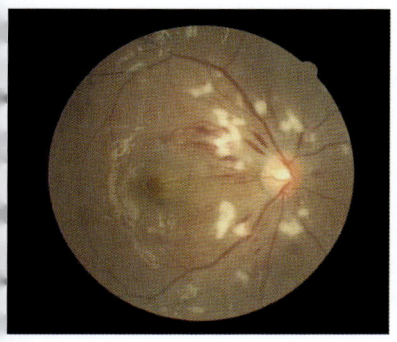

❶ 加速型高血圧（Keith-Wagener Ⅲ群）の眼底所見の一例

（p.64, 図1参照）
綿花様白斑（軟性白斑）と線状出血を認める

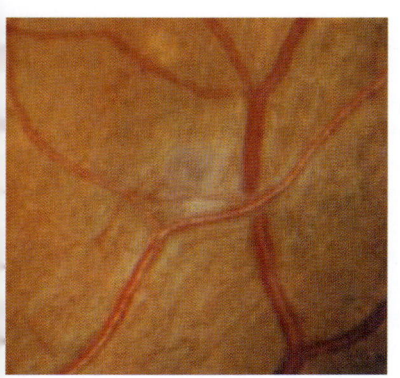

❷ 眼底所見

（p.75, 図1参照）
眼底所見（動脈狭細, 交叉現象など）は細小動脈の肥厚のよい指標となる. 本症例は55歳男性で, 中等症高血圧を有し, ABPMで基底血圧上昇（120/94 mmHg）がみられた

■ 執筆者一覧

■ 編　集 ■

浦　　信行　　手稲渓仁会病院 総合内科

■ 執筆者（掲載順）■

浦　　信行	手稲渓仁会病院 総合内科	
神山　隆治	東京医科歯科大学 医学部 分子内分泌内科学	
平田結喜緒	東京医科歯科大学 医学部 分子内分泌内科学	
駒井　則夫	川崎医科大学 内科学（腎）	
柏原　直樹	川崎医科大学 内科学（腎）	
田村　功一	横浜市立大学 医学部 病態制御内科学	
成瀬　光栄	国立病院機構京都医療センター 内分泌代謝センター	
松浦　秀夫	済生会呉病院 内科	
福冨　基城	下関市立角島診療所	
松井　芳夫	自治医科大学 医学部 循環器内科学	
苅尾　七臣	自治医科大学 医学部 循環器内科学	
福澤　　純	旭川医科大学 内科学講座 循環・呼吸・神経病態内科学部門	
長谷部直幸	旭川医科大学 内科学講座 循環・呼吸・神経病態内科学部門	
實吉　　拓	熊本大学 大学院 医学薬学研究部 腎臓内科学	
冨田　公夫	熊本大学 大学院 医学薬学研究部 腎臓内科学	
平田　恭信	東京大学 大学院 医学系研究科 循環器内科	
崎間　　敦	琉球大学 医学部 病態解析医科学 循環系総合内科学分野	
大屋　祐輔	琉球大学 医学部 病態解析医科学 循環系総合内科学分野	
小原　克彦	愛媛大学 大学院 加齢制御内科	
松村　　潔	九州大学 大学院 病態機能内科学	
阿部　　功	日本海員掖済会門司病院	
大村　昌夫	横浜労災病院 健康診断部	
西川　哲男	横浜労災病院 内分泌代謝科	
杤久保　修	横浜市立大学 大学院 情報システム予防医学	
中坊　麻利	近畿大学 医学部 高血圧・老年内科	
有馬　秀二	近畿大学 医学部 高血圧・老年内科	
今井　　潤	東北大学 大学院 薬学・医学系（併）研究科 臨床薬学分野	
河原崎宏雄	東京大学 腎臓内分泌内科	
安東　克之	東京大学 腎臓内分泌内科	

北　　俊弘	宮崎大学 医学部 内科学講座 循環体液制御学分野
北村　和雄	宮崎大学 医学部 内科学講座 循環体液制御学分野
上竹勇三郎	東京大学 大学院 医学系研究科 腎臓内分泌内科
下澤　達雄	東京大学 医学部附属病院 検査部
土橋　卓也	国立病院機構 九州医療センター
浦田　秀則	福岡大学筑紫病院 循環器科
土肥　　薫	三重大学 大学院 医学系研究科 循環器内科学
伊藤　正明	三重大学 大学院 医学系研究科 循環器内科学
成田　和穂	日本体育大学 スポーツ医学
河野　雅和	香川大学 医学部 循環器・腎臓・脳卒中内科
土橋　和文	札幌医科大学 医学部 第二内科
齊藤　郁夫	慶應義塾大学 保健管理センター
保嶋　　実	弘前大学 大学院 医学研究科 臨床検査医学
名越　智古	東京慈恵会医科大学 循環器内科
吉村　道博	東京慈恵会医科大学 循環器内科
斎藤　重幸	札幌医科大学 第二内科
枕榔　貞利	Tsukasa Health Care Hospital
青木　志郎	広島大学 大学院 病態探究医科学講座 脳神経内科学
大槻　俊輔	広島大学 大学院 病態探究医科学講座 脳神経内科学
松本　昌泰	広島大学 大学院 病態探究医科学講座 脳神経内科学
堅田　明美	千葉大学 大学院 医学研究院 循環病態医科学
長谷川　洋	千葉大学 大学院 医学研究院 循環病態医科学
小室　一成	千葉大学 大学院 医学研究院 循環病態医科学
向山　政志	京都大学 大学院 医学研究科 内分泌代謝内科
山田　浩之	京都府立医科大学 循環器・腎臓内科
松原　弘明	京都府立医科大学 循環器・腎臓内科
冨山　博史	東京医科大学 第二内科
勝谷　友宏	大阪大学 大学院 医学系研究科 臨床遺伝子治療学
楽木　宏実	大阪大学 大学院 医学系研究科 老年・腎臓内科学
脇野　　修	慶應義塾大学 医学部 内科
伊藤　　裕	慶應義塾大学 医学部 内科
大石　　充	大阪大学 大学院 医学系研究科 老年・腎臓内科学
内山　　聖	新潟大学 小児科
神出　　計	大阪大学 大学院 医学系研究科 老年・腎臓内科学
河野　雄平	国立循環器病センター 内科高血圧腎臓部門
林　　晃一	慶應義塾大学 医学部 内科

本書の特徴

■ フローチャート　　　　　　　　　　　　　　　　　　　　p.16〜

1人1人の患者さんに合った薬物療法を行うための，薬剤の選び方・薬物治療の進め方をフローチャートにまとめています．

■ 本文解説　　　　　　　　　　　　　　　　　　　　　　　　p.42〜

実際の診療の流れに沿って，具体的な診断・治療方法，注意点やコツなどを箇条書きで簡潔に解説しています．

<本文中のコーナー>

Point

診療を行ううえで必ず押さえたいポイントを，項目のはじめに提示しています．

診療に役立つエビデンスやデータを簡潔にまとめ，論文とともに紹介しています．

☑チェックリスト

実際の診療で忘れずに確認すべきことをリストアップしています．自己評価にも活用できます．

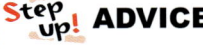

経験から得られた，より良い診療を行うためのアドバイスを掲載しています．

診療フローチャート

1. 高血圧診療の流れ　　　　　　　　　16
2. 高血圧の鑑別診断　　　　　　　　　18
3. 二次性高血圧の確定診断
   - a 腎実質性高血圧　　　　　　　　20
   - b 腎血管性高血圧　　　　　　　　22
   - c 内分泌性高血圧　　　　　　　　24
   - d 低カリウム血症を示す高血圧　　26
   - e 薬剤誘発性高血圧　　　　　　　28
4. 高血圧の重症度診断　　　　　　　　30
5. 高血圧性臓器障害の評価　　　　　　32
6. 治療法の選択　　　　　　　　　　　34
7. 降圧薬の選択　　　　　　　　　　　36
8. 高血圧緊急症の対応　　　　　　　　38

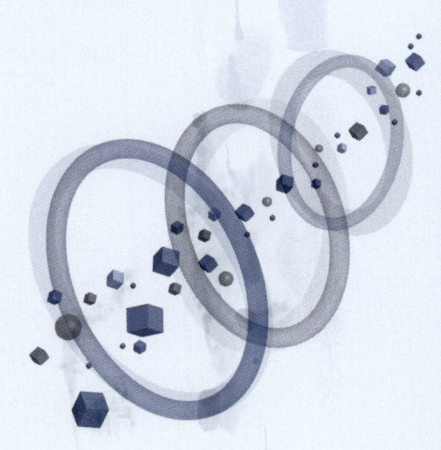

1 高血圧診療の流れ

● 患者さんに合った高血圧診療を行うためのポイント

- [ ] 血圧値, 病歴, 身体所見, 検査所見を評価して, 二次性高血圧の除外と高血圧のグレードを判定する
- [ ] 危険因子, 臓器障害, 心血管疾患, 合併症を評価して血圧にもとづいた脳心血管リスクを判定する

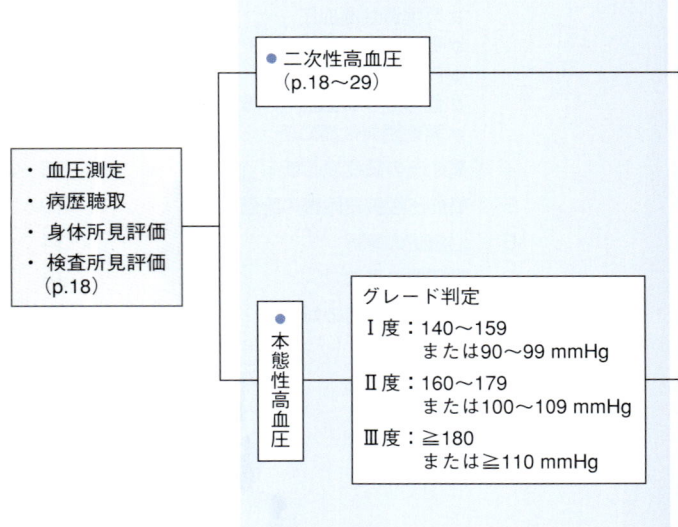

| 患者さんの症状・状態 診察・検査 | 鑑別診断とグレード判定 |

- 血圧測定
- 病歴聴取
- 身体所見評価
- 検査所見評価
 (p.18)

● 二次性高血圧 (p.18〜29)

● 本態性高血圧

グレード判定
Ⅰ度：140〜159
　　　または90〜99 mmHg
Ⅱ度：160〜179
　　　または100〜109 mmHg
Ⅲ度：≧180
　　　または≧110 mmHg

→ p.18〜39, 42

☐ 生活習慣の修正を指導するとともに，リスクに対応した薬物治療計画と薬剤の選択を行う

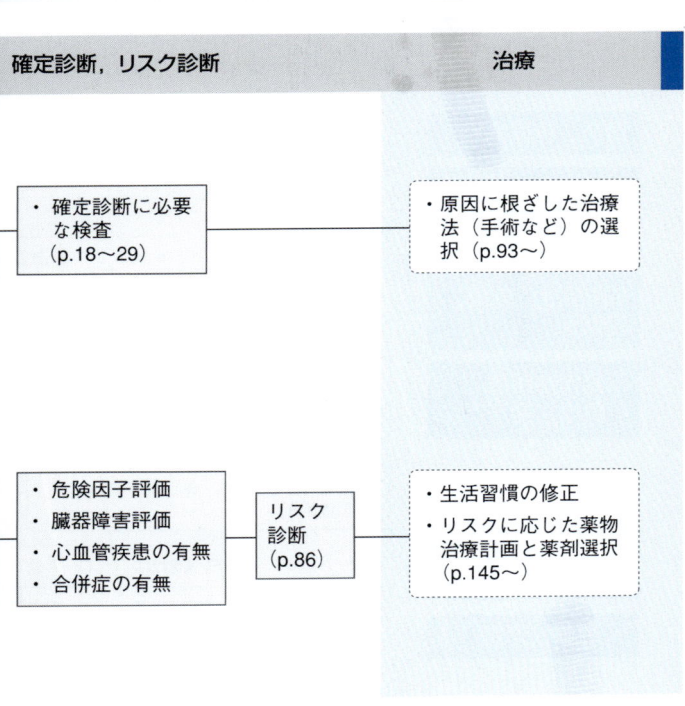

<浦　信行>

2 高血圧の鑑別診断

● 患者さんに合った高血圧診療を行うためのポイント

- [ ] 二次性高血圧を疑わせる特徴的な症状の有無を確認する
- [ ] ホルモン異常による特有な徴候を認めたら、内分泌スクリーニング検査を行う

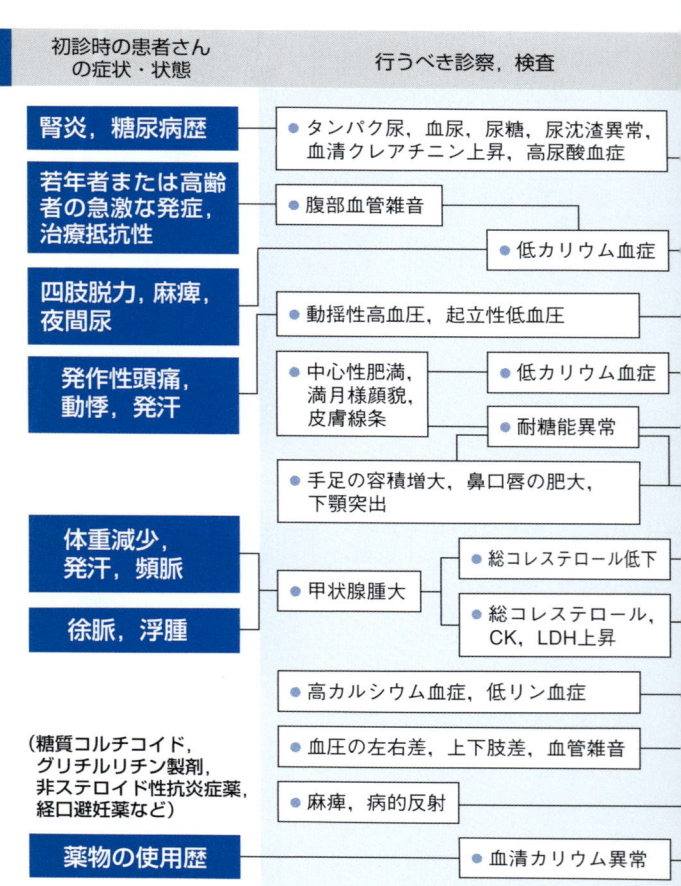

初診時の患者さんの症状・状態	行うべき診察，検査
腎炎，糖尿病歴	タンパク尿，血尿，尿糖，尿沈渣異常，血清クレアチニン上昇，高尿酸血症
若年者または高齢者の急激な発症，治療抵抗性	腹部血管雑音
	低カリウム血症
四肢脱力，麻痺，夜間尿	動揺性高血圧，起立性低血圧
発作性頭痛，動悸，発汗	中心性肥満，満月様顔貌，皮膚線条 / 低カリウム血症 / 耐糖能異常
	手足の容積増大，鼻口唇の肥大，下顎突出
体重減少，発汗，頻脈	甲状腺腫大 / 総コレステロール低下
徐脈，浮腫	甲状腺腫大 / 総コレステロール，CK，LDH上昇
	高カルシウム血症，低リン血症
	血圧の左右差，上下肢差，血管雑音
（糖質コルチコイド，グリチルリチン製剤，非ステロイド性抗炎症薬，経口避妊薬など）	麻痺，病的反射
薬物の使用歴	血清カリウム異常

→ p.20～29, 42

- 若年者や高齢者の急激な発症，腹部血管雑音を認めたら，腎血管性高血圧を疑う
- 血圧上昇作用のある薬剤の服用の有無を確認する

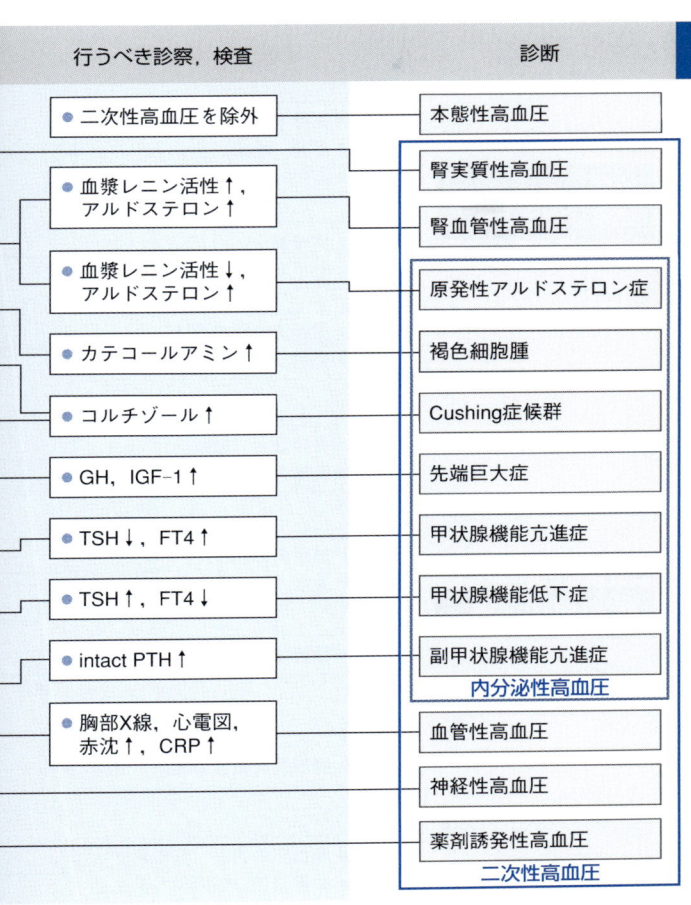

<神山隆治，平田結喜緒>

3 二次性高血圧の確定診断

● 患者さんに合った高血圧診療を行うためのポイント

- [ ] 腎実質性高血圧は二次性高血圧全体の5％と最も頻度が高く，放置すると腎不全に進展することから，診断治療することは非常に重要である
- [ ] 原因となる疾患は，慢性糸球体腎炎，多発性嚢胞腎，糖尿病性腎症，慢性腎盂腎炎などであり，さらに急性発症する疾患として，急性糸球体腎炎，妊娠高血圧症候群などがある

患者さんの状態	患者さんの症状
頭痛，急激な血圧上昇	● 先行する感冒症状 ● 浮腫，乏尿 ● 肉眼的血尿
	● 体重減少 ● 心不全，脳神経症状
緩徐な血圧上昇	● 尿路感染症の既往 ● 発熱，多尿
	● 腎の腫大（触診上） ● 腎障害の家族歴
	● 糖尿病の病歴 ● 浮腫，胸水の有無
	● 腎機能障害の有無 （有／無）
	● 腹部血管雑音の聴取の確認
	● 高血圧の病歴（若年発症） ● 体重変化，筋の脱力感など

a 腎実質性高血圧　　　→p.68

- [ ] 病態は、①ナトリウム，水の排泄障害，②レニン-アンジオテンシン系の活性化，③交感神経活性の亢進などがある
- [ ] 病歴の聴取，検尿所見で腎炎所見の有無の確認などを詳細に行う

行うべき診察と検査	診断
・検尿検査：血尿，タンパク尿，多彩な円柱 ・ASO↑，ASK↑，補体価↓ ・胸部X線：心肥大，胸水の有無	急性糸球体腎炎に伴う高血圧 （腎実質性高血圧）
・腎機能：急激な腎機能低下 ・眼底検査：乳頭浮腫など ・拡張期血圧：120mmHg以上	悪性高血圧
・検尿検査：膿尿，細菌尿など ・超音波，CTなど：腎杯拡張	慢性腎盂腎炎に伴う高血圧 （腎実質性高血圧）
・超音波，CTなどの画像検査：両腎に多発性の囊胞 ・検尿検査：軽度タンパク尿のみで腎炎所見を認めることは少ない	多発性囊胞腎に伴う高血圧 （腎実質性高血圧）
・末梢神経障害 ・眼底検査：糖尿病性網膜病変	糖尿病性腎症に伴う高血圧 （腎実質性高血圧）
・検尿検査：血尿，タンパク尿，円柱など検尿異常	有→腎生検などで原疾患の確定診断→腎実質性高血圧 無→本態性高血圧
・レニン活性，アルドステロン濃度 ・腹部エコーで腎の左右差 ・ドプラエコー，MRA，CT angio, 血管造影：腎動脈狭窄	腎血管性高血圧 →p.22へ
・内分泌学的検査：TSH・FT₄・ACTH↓，コルチゾール↑，アルドステロン濃度↑など ・画像検査：副腎腫大など	内分泌異常に伴う高血圧 →p.24へ

<駒井則夫，柏原直樹>

3 二次性高血圧の確定診断

● 患者さんに合った高血圧診療を行うためのポイント

- [ ] 原因としては，若年者に多い線維筋性異形成，中年以降に多い動脈硬化性狭窄，若年女性に多い大動脈炎症候群が代表的である
- [ ] 高齢者慢性腎臓病（CKD）患者の5～22％に腎動脈狭窄が合併しており，これが，治療困難な高血圧やレニン-アンジオテンシン系阻害薬による急激な腎機能障害進行の原因となっている

患者さんの病態（診断結果）

- 30歳以下または50歳以上で発症の高血圧
- 家族歴のない高血圧
- 病歴が短い，あるいは最近増悪傾向を呈する高血圧，腎機能障害
- 重症高血圧，治療抵抗性高血圧
- 他の部位に血管疾患の症状または所見を呈する高血圧，腎機能障害
- ACE阻害薬またはARB開始後の急激な血圧低下や腎機能障害の増悪（血清クレアチニン値の上昇）を呈する高血圧
- 腹部の血管雑音を呈する高血圧，腎機能障害
- 腎サイズの左右差（>1.5cm）を呈する高血圧，腎機能障害
- 低カリウム血症を呈する高血圧
- 説明しがたい腎不全，うっ血性心不全，肺水腫

これらの病歴や徴候はすべての患者さんに認められるわけではないが，複数存在する場合にはその可能性が大きくなる

非侵襲的検査

① 機能的診断
- 安静時血漿レニン活性（PRA）↑ [*1]
- カプトプリル負荷（PRA↑）[*2]
- 腎シンチグラフィーでの腎血流の左右差 [*3]

② 形態的診断
- 超音波腎血流ドプラ検査（腎動脈狭窄の有無）[*4]
- 造影CT血管造影，磁気共鳴血管造影（狭窄評価）[*5]

b 腎血管性高血圧 → p.68, 242

☐ 治療, 特にPTRAの適応決定のためには形態的・機能的検査を組合わせて行い, 治療効果が期待できる症例にのみ大動脈造影検査, 選択的腎動脈造影検査を施行するのが望ましい

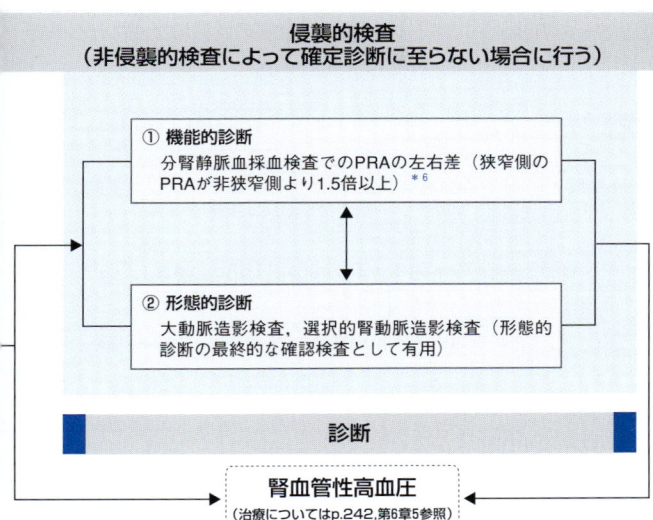

侵襲的検査
（非侵襲的検査によって確定診断に至らない場合に行う）

① 機能的診断
分腎静脈血採血検査でのPRAの左右差（狭窄側のPRAが非狭窄側より1.5倍以上）*6

② 形態的診断
大動脈造影検査, 選択的腎動脈造影検査（形態的診断の最終的な確認検査として有用）

診断

腎血管性高血圧
（治療についてはp.242, 第6章5参照）

---

* 1：片側性腎動脈狭窄では上昇することが多いが, 臨床経過の長い場合や両側性狭窄では正常値のことが多い. 降圧薬の影響も受ける.
* 2：カプトプリル25mg投与前後（投与前および投与60分後）でのPRA測定を行うと, 負荷後PRAが過剰に上昇する.
* 3：カプトプリル負荷（カプトプリル25mg投与60分後にRI注射）の条件下にて行うと, 狭窄側と非狭窄側との差がより明確になる.
* 4：腎内の区域動脈, 葉間動脈の血流を評価し, 腎動脈狭窄の有無を診断. 腎内血流パターンから求められる抵抗係数は, 経皮的腎動脈形成術（PTRA）の効果予測の指標となる可能性が示唆されている. ただし, 肥満者などではpoor studyとなる.
* 5：造影狭窄評価の有用性は高いが, 造影剤の使用については, 腎機能低下例では適応の慎重な検討が必要. 特に, MRAについては, 慢性腎臓病ステージ4〜5ではnephrogenic systemic fibrosis（腎性全身性線維症）の危険性からガドリニウムの使用は禁忌とされている. この場合, 感度, 特異度とも低下するが, 単純MRAを行う
* 6：狭窄側のPRAが非狭窄側より1.5倍以上高ければ狭窄側の腎からのレニン過剰分泌ありと判断する. カプトプリル25mg投与前後（投与前および投与30分後）でのPRA測定を行うと, 狭窄側と非狭窄側との差がより明確になり, 1.5倍以上となることが多い.

＜田村功一＞

3 二次性高血圧の確定診断

● 患者さんに合った高血圧診療を行うためのポイント

- [ ] 診断に有用な特徴的身体所見を見逃さないようにする
- [ ] 治療抵抗性・低カリウム血症，糖代謝異常，副腎偶発腫瘍の合併に注目する

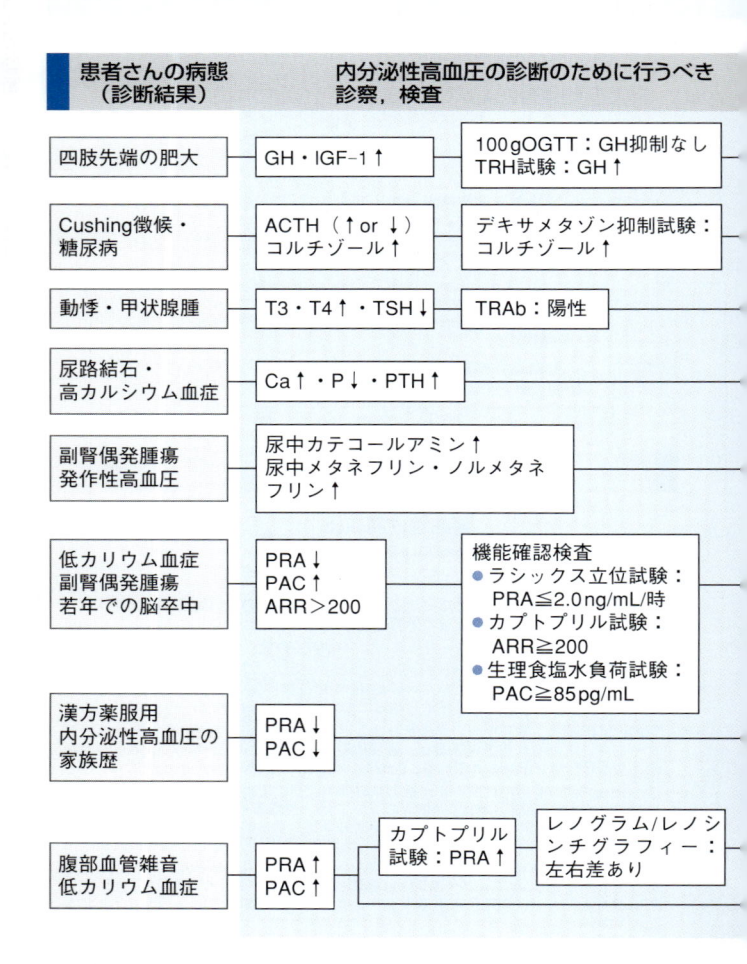

患者さんの病態 （診断結果）	内分泌性高血圧の診断のために行うべき診察，検査		
四肢先端の肥大	GH・IGF-1↑	100gOGTT：GH抑制なし TRH試験：GH↑	
Cushing徴候・糖尿病	ACTH（↑or↓） コルチゾール↑	デキサメタゾン抑制試験： コルチゾール↑	
動悸・甲状腺腫	T3・T4↑・TSH↓	TRAb：陽性	
尿路結石・ 高カルシウム血症	Ca↑・P↓・PTH↑		
副腎偶発腫瘍 発作性高血圧	尿中カテコールアミン↑ 尿中メタネフリン・ノルメタネフリン↑		
低カリウム血症 副腎偶発腫瘍 若年での脳卒中	PRA↓ PAC↑ ARR＞200	機能確認検査 ● ラシックス立位試験： 　PRA≦2.0ng/mL/時 ● カプトプリル試験： 　ARR≧200 ● 生理食塩水負荷試験： 　PAC≧85pg/mL	
漢方薬服用 内分泌性高血圧の家族歴	PRA↓ PAC↓		
腹部血管雑音 低カリウム血症	PRA↑ PAC↑	カプトプリル試験：PRA↑	レノグラム/レノシンチグラフィー： 左右差あり

C 内分泌性高血圧　→ p.68, 242

- [ ] レニン活性とアルドステロンの血中濃度は鑑別診断に有用である

内分泌性高血圧の診断

検査所見	疾患
下垂体MRI：腫瘍あり	先端巨大症
下垂体MRI・副腎CT：腫瘍あり	Cushing症候群
頸部エコー：血流増加	Basedow病
頸部エコー・MIBIシンチグラフィー：腫瘍あり	副甲状腺機能亢進症
副腎CT・MRI・MIBGシンチグラフィー：腫瘍あり	褐色細胞腫
副腎CT：腫瘍あり 副腎静脈サンプリング：副腎静脈血中アルドステロン高値	原発性アルドステロン症 ・アルドステロン産生腺腫 ・特発性アルドステロン症 ・糖質コルチコイド反応性アルドステロン症
	他のミネラルコルチコイド過剰症 ・11β-ヒドロキシラーゼ欠損症 ・17α-ヒドロキシラーゼ欠損症 ・甘草服用・DOC産性腫瘍 ・Liddle症候群 ・AME症候群
3DCT・MRA：血管狭窄あり	腎血管性高血圧
腎CT・MRI：腫瘍あり	傍糸球体細胞腫

＜成瀬光栄＞

3 二次性高血圧の確定診断

● 患者さんに合った高血圧診療を行うためのポイント

- [ ] 低カリウム血症の原因が摂取低下か排泄過剰かを確認する
- [ ] 排泄過剰であれば，血漿レニン活性（plasma renin activity：PRA），血漿アルドステロン濃度（plasma aldosterone concentration：PAC）を評価する

症状		カリウムの摂取・排泄		ホルモン検査
高血圧(+)低カリウム血症(+)	カリウムの排泄量(UKV)排泄率(FEK)	高値であればPRA測定		高値
			低値であればPAC測定	高値
				正〜低値
	カリウムの摂取量評価	低値であれば本態性高血圧		
	利尿薬使用の有無	使用中であれば中止，またはカリウム補給		

d 低カリウム血症を示す高血圧 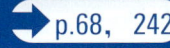 p.68, 242

- [ ] 続発性および原発性アルドステロン症が否定されたら，服薬内容の確認，他の鉱質コルチコイド測定，スピロノラクトンおよびトリアムテレンのチャレンジテスト，遺伝子診断を考慮する

診断	確定診断に必要な検査
悪性高血圧	血圧の重症度，合併症評価
腎血管性高血圧	腹部血管雑音（＋），腹部画像診断で腎の大きさに左右差，レノグラムで左右差（＋）
レニン産生腫瘍	腹部画像診断で腎腫瘍の有無
原発性アルドステロン症 — 腺腫癌	画像診断で副腎腫瘍確認
原発性アルドステロン症 — 特発性	上記で腫瘍（－）を確認
原発性アルドステロン症 — グルココルチコイド奏効性	デキサメタゾン負荷試験で軽快
偽性アルドステロン症	甘草，グリチルリチン酸の服薬確認
デオキシコルチコステロン（DOC）産生腫瘍	DOC測定にて高値，画像にて副腎腫瘍確認
コルチコステロン（B）産生腫瘍	B測定にて高値，画像にて副腎腫瘍確認
11β-ヒドロオキシラーゼ欠損	DOC高値，B低値
17α-ヒドロオキシラーゼ欠損	DOC，B高値
偽性鉱質コルチコイド過剰症候群（AME）	スピロノラクトン有効，遺伝子診断（11-βHSD）
Liddle症候群	トリアムテレン有効，遺伝子診断（ENaC），スピロノラクトン無効

＜浦　信行＞

3 二次性高血圧の確定診断

● 患者さんに合った高血圧診療を行うためのポイント

- [ ] 血圧のコントロールが困難な患者さんでは二次性高血圧の可能性を考える
- [ ] 合併症を有している場合には，自院，他院を含めた服用中の治療薬を確認する

| 患者さんの症状・状態 | 行うべき診察と検査 |

- ● 病歴・治療歴の聴取

- 腰痛・関節痛など整形外科的症状
- 肝機能障害・肝炎
- 消化器系症状
- 喘息・アレルギー症状
- 慢性関節リウマチ
- 人工透析
- 臓器移植・骨髄移植後
- 避妊・ホルモン補充療法
- うつ・パーキンソン症状

- ● 投薬内容の確認

- ● 健康食品使用の確認

- ● 上の3項目が明らかな場合，特に検査が必要となることは少ない

e 薬剤誘発性高血圧

- [ ] 特に高齢者では，多くの薬剤を服用している可能性が高い

診断

確認すべき薬剤
- 非ステロイド性抗炎症薬
- 甘草（グリチルリチン）製剤
- グルココルチコイド → 内分泌性高血圧の項（p.24）を参照
- シクロスポリン・タクロリムス
- エリスロポエチン
- エストロゲン製剤
- 三環系抗うつ薬・四環系抗うつ薬

→ 薬剤誘発性高血圧

検査※
- 血清電解質：低カリウム血症 → 低カリウム血症を示す高血圧の項（p.26）を参照
- 内分泌学的検査：低レニン血症
- 腎機能検査：腎機能障害

※ 検査のみで高血圧の原因となる薬剤を特定できるわけではない

＜松浦秀夫＞

4 高血圧の重症度診断

● 患者さんに合った高血圧診療を行うためのポイント

□ 診察室血圧に加え，家庭血圧，ABPMも合わせて評価する

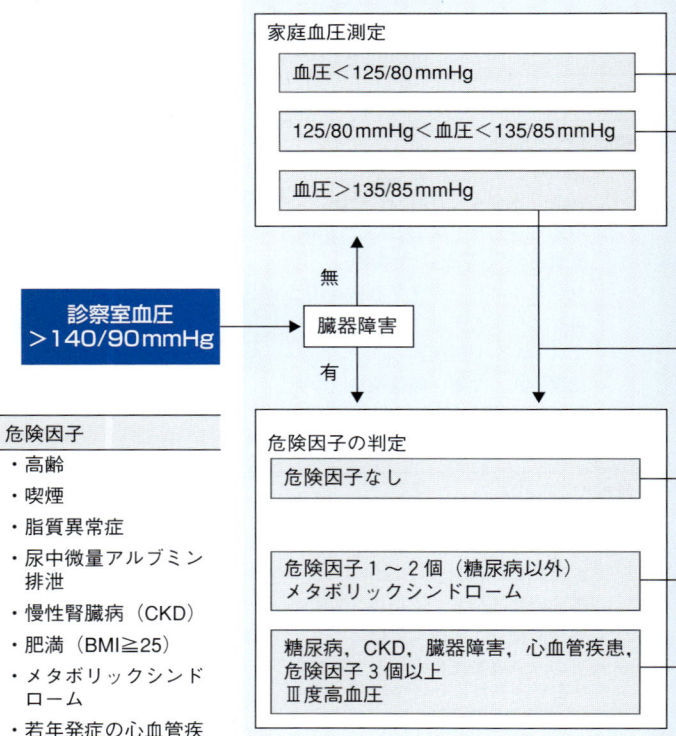

→ p.74

4 高血圧の重症度診断

☐ 合併する危険因子や臓器障害を評価することでリスクの層別化を行う

重症度診断

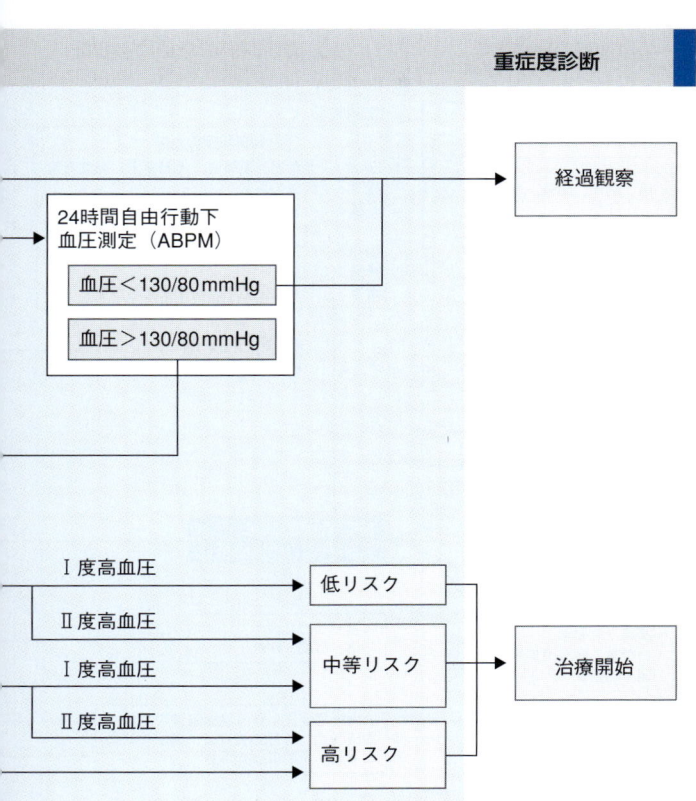

```
                              ┌─────────┐
                          ──→ │ 経過観察 │
                              └─────────┘
    ┌─────────────────────┐
    │ 24時間自由行動下      │
    │ 血圧測定（ABPM）     │
    │  ┌──────────────┐   │
    │  │血圧＜130/80mmHg│──┘
    │  └──────────────┘
    │  ┌──────────────┐
    │  │血圧＞130/80mmHg│
    │  └──────────────┘
    └─────────────────────┘

  Ⅰ度高血圧 ──┐        ┌─────────┐
              ├──────→ │ 低リスク │──┐
  Ⅱ度高血圧 ──┘        └─────────┘   │    ┌─────────┐
                       ┌─────────┐   ├──→ │ 治療開始 │
              ──────→ │ 中等リスク│──┤    └─────────┘
  Ⅰ度高血圧 ──┐        └─────────┘   │
              ├──────→ ┌─────────┐   │
  Ⅱ度高血圧 ──┘        │ 高リスク │──┘
                       └─────────┘
```

Ⅰ度高血圧：診察室血圧140〜159/90〜99mmHg
Ⅱ度高血圧：診察室血圧160〜179/100〜109mmHg
Ⅲ度高血圧：診察室血圧≧180/≧110mmHg

＜福冨基城，松井芳夫，苅尾七臣＞

5 高血圧性臓器障害の評価

● 患者さんに合った高血圧診療を行うためのポイント

- [ ] 高血圧治療の最終目標は，臓器障害（脳，心臓，腎臓）の予防にあることを常に意識する
- [ ] 高血圧患者の標的臓器障害と末梢動脈疾患の診断により，無症候の場合でも疾患発症のリスクを推定できる

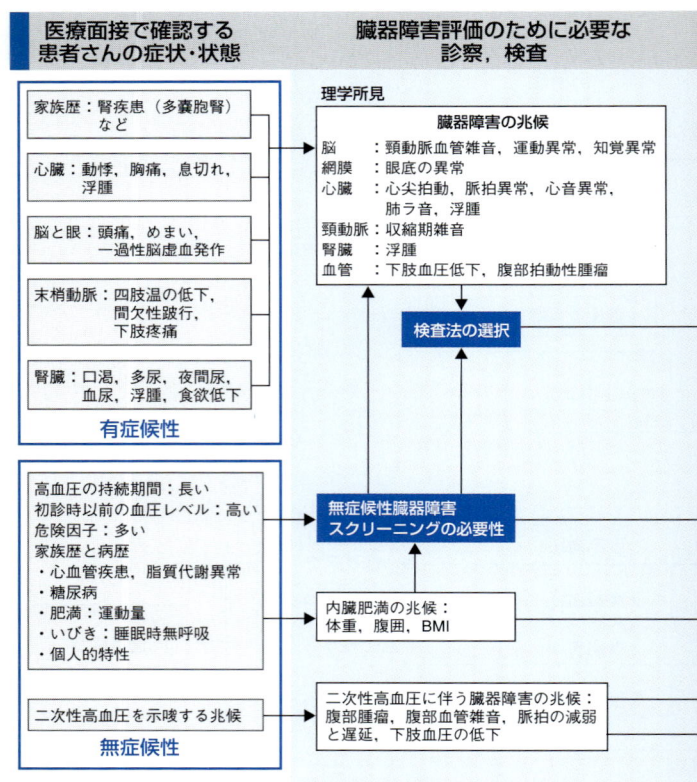

医療面接で確認する患者さんの症状・状態

有症候性

- 家族歴：腎疾患（多嚢胞腎）など
- 心臓：動悸，胸痛，息切れ，浮腫
- 脳と眼：頭痛，めまい，一過性脳虚血発作
- 末梢動脈：四肢温の低下，間欠性跛行，下肢疼痛
- 腎臓：口渇，多尿，夜間尿，血尿，浮腫，食欲低下

無症候性

- 高血圧の持続期間：長い
- 初診時以前の血圧レベル：高い
- 危険因子：多い
- 家族歴と病歴
  ・心血管疾患，脂質代謝異常
  ・糖尿病
  ・肥満：運動量
  ・いびき：睡眠時無呼吸
  ・個人的特性
- 二次性高血圧を示唆する兆候

臓器障害評価のために必要な診察，検査

理学所見

臓器障害の兆候
- 脳：頸動脈血管雑音，運動異常，知覚異常
- 網膜：眼底の異常
- 心臓：心尖拍動，脈拍異常，心音異常，肺ラ音，浮腫
- 頸動脈：収縮期雑音
- 腎臓：浮腫
- 血管：下肢血圧低下，腹部拍動性腫瘤

検査法の選択

無症候性臓器障害スクリーニングの必要性

内臓肥満の兆候：体重，腹囲，BMI

二次性高血圧に伴う臓器障害の兆候：腹部腫瘤，腹部血管雑音，脈拍の減弱と遅延，下肢血圧の低下

→ p.74

- [ ] 予後予測能，有用性とコストを意識した検査・評価を念頭において診療を心がける
- [ ] 初診時だけではなく，治療開始後も臓器障害の存在と新たな発生に注意する

臓器障害の評価

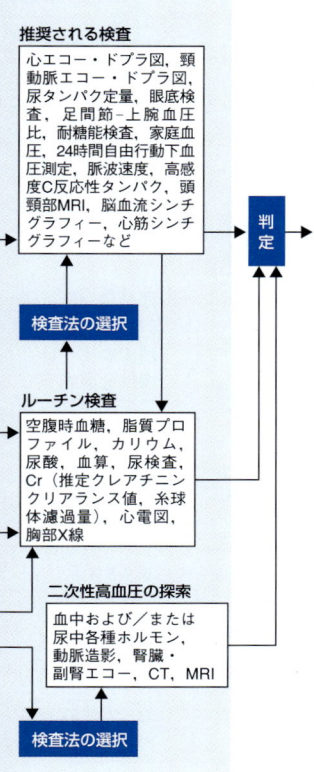

臓器障害評価

	機能不全なし	機能不全あり
脳血管障害	ラクナ，虚血病変 脳主幹動脈狭窄	脳梗塞，出血
心臓障害	LVH E/A比の低下	左室壁運動低下（LVEF低下）
腎臓障害	腎血流低下 微量アルブミン尿	血清Cr値上昇 尿タンパク，尿沈渣異常
末梢動脈・大動脈障害	IMT肥厚，プラーク	内頸動脈高度狭窄 大動脈瘤 大動脈解離

＜福澤　純，長谷部直幸＞

6 治療法の選択

● 患者さんに合った高血圧診療を行うためのポイント

- [ ] 患者さんの生活習慣を把握し、修正項目があればその修正をまず行い降圧をはかる
- [ ] そのうえで高血圧のレベル、危険因子、合併症によるリスクの層別化を行い、治療計画を設定し、降圧薬の投与を検討する

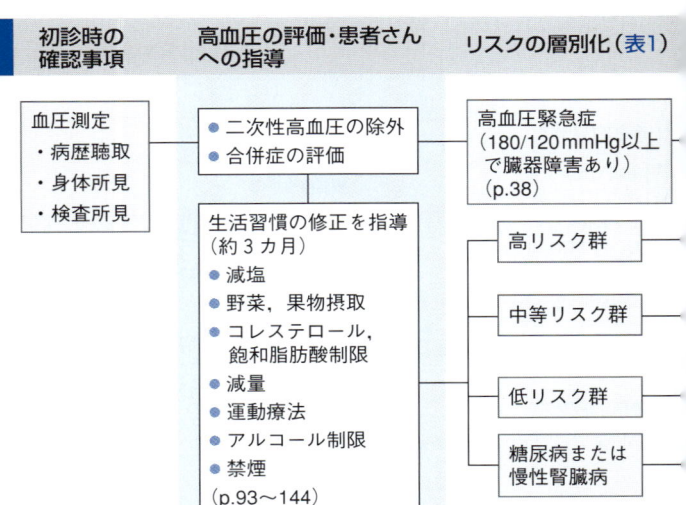

表1 高血圧患者のリスク層別化

リスク層 血圧以外のリスク要因	血圧分類 正常高値 130〜139/ 85〜89 mmHg	Ⅰ度高血圧 140〜150/ 90〜99 mmHg	Ⅱ度高血圧 160〜179/ 100〜109 mmHg	Ⅲ度高血圧 ≧180/ ≧110 mmHg
リスク第一層 危険因子がない	付加リスクなし	低リスク	中等リスク	高リスク
リスク第二層 糖尿病以外の1〜2個の危険因子、メタボリックシンドロームがある	中等リスク	中等リスク	高リスク	高リスク
リスク第三層 糖尿病、CKD、臓器障害/心血管病、3個以上の危険因子のいずれかがある	高リスク	高リスク	高リスク	高リスク

※ 表1、2は「高血圧治療ガイドライン2009」(日本高血圧学会高血圧治療ガイドライン作成委員会 編)、日本高血圧学会、2009より引用

→ p.93〜175

6 治療法の選択

☐ 高リスク高血圧では生活習慣の修正と並行して降圧薬の投与を行う．糖尿病，腎障害患者では130/80 mmHg以上なら降圧薬を投与する

降圧薬開始の基準（p.36, 145）　　　難治性の場合の対応

- 直ちに降圧薬を開始 ─ 高血圧による急速な臓器障害を認める場合には経静脈的に降圧をはかる

- 生活習慣修正開始と同時に降圧薬開始
- 1カ月後に140/90 mmHg以上なら降圧薬開始
- 3カ月後に140/90 mmHg以上なら降圧薬開始 ─ 3薬以上の降圧薬で目標血圧が得られない場合，難治性の原因を検索，または専門医へ紹介
- 130/80 mmHg以上なら降圧薬開始

表2　高血圧管理計画のためのリスク層別化に用いる予後影響因子

A. 心血管病の危険因子	B. 臓器障害/心血管病	
高齢（65歳以上） **喫煙** **収縮期血圧，拡張期血圧レベル** **脂質異常症** 　低HDLコレステロール血症（＜40 mg/dL） 　高LDLコレステロール血症（≧140 mg/dL） 　高トリグリセライド血症（≧150 mg/dL） **肥満**（BMI≧25）（特に腹部肥満） 　メタボリックシンドローム **若年**（50歳未満）発症の心血管病の家族歴 **糖尿病** 　空腹時血糖≧126 mg/dL 　あるいは 　負荷後血糖　2時間値≧200 mg/dL	脳	脳出血・脳梗塞 無症候性脳血管障害 一過性脳虚血発作
	心臓	左室肥大（心電図，心エコー） 狭心症・心筋梗塞・冠動脈再建 心不全
	腎臓	蛋白尿（尿微量アルブミン排泄を含む） 低いeGFR（＜60 mL/分1.73 m^2） 慢性腎臓病（CKD）・確立された腎疾患 （糖尿病性腎症・腎不全など）
	血管	動脈硬化性プラーク 頸動脈内膜・中膜壁厚＞1.0 mm 大血管疾患 閉塞性動脈疾患（低い足関節上腕血圧比：ABI＜0.9）
	眼底	高血圧性網膜症

＜實吉　拓，冨田公夫＞

7 降圧薬の選択

● 患者さんに合った高血圧診療を行うためのポイント

- [ ] 基本的には薬剤の種類より到達血圧が重要である
- [ ] 障害臓器に適した薬剤の選択も重要である
- [ ] 副作用を極力起こさないことが慢性疾患の治療には大切である

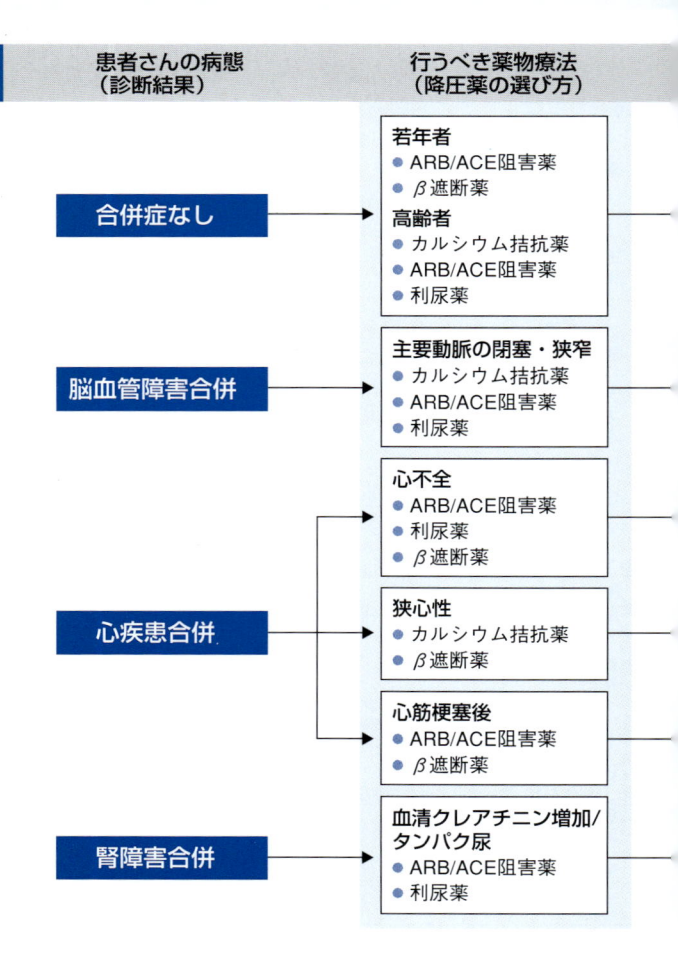

患者さんの病態 (診断結果)	行うべき薬物療法 (降圧薬の選び方)
合併症なし	**若年者** ● ARB/ACE阻害薬 ● β遮断薬 **高齢者** ● カルシウム拮抗薬 ● ARB/ACE阻害薬 ● 利尿薬
脳血管障害合併	**主要動脈の閉塞・狭窄** ● カルシウム拮抗薬 ● ARB/ACE阻害薬 ● 利尿薬
心疾患合併	**心不全** ● ARB/ACE阻害薬 ● 利尿薬 ● β遮断薬 **狭心性** ● カルシウム拮抗薬 ● β遮断薬 **心筋梗塞後** ● ARB/ACE阻害薬 ● β遮断薬
腎障害合併	**血清クレアチニン増加/タンパク尿** ● ARB/ACE阻害薬 ● 利尿薬

→ p.153

経過観察・検討

- ・血圧，脈拍数測定
- ・家庭血圧
- ・一般検査 1～2 回/年

左記薬剤より選び少量より漸増

- ・過度の降圧に注意
- ・糖尿病・心房細動例にはARB/ACE阻害薬を選択

- ・降圧不十分ならカルシウム拮抗薬，抗アルドステロン薬を追加．β遮断薬は少量より漸増

- ・降圧不十分ならARB/ACE阻害薬を追加
- ・冠攣縮性狭心症にはβ遮断薬は不適切

- ・降圧不十分ならカルシウム拮抗薬，利尿薬を追加

- ・降圧不十分ならカルシウム拮抗薬を追加
- ・GFR 30mL/分以下ではループ利尿薬を選択

＜平田恭信＞

8 高血圧緊急症の対応

● 患者さんに合った高血圧診療を行うためのポイント

- [ ] 高血圧緊急症は，急激な血圧上昇による急速進行性の臓器障害を発症している緊急状態で，直ちに降圧療法が必要である
- [ ] 高血圧性脳症，急性肺水腫，解離性大動脈瘤，急性冠症候群，褐色細胞腫クリーゼ，子癇などの病態があり，鑑別診断が重要である

患者さんの症状・状態

- **脳血管**
  - 意識障害・痙攣
  - 頭痛・神経徴候
  - 視力障害

- **心・大血管**
  - 胸痛
  - 背部痛
  - 呼吸苦
  - 動悸
  - 浮腫

- **腎**
  - 乏尿・無尿
  - 血尿
  - 浮腫

- 子癇
- 二次性高血圧
- 重症熱傷
- 重症鼻出血
- 周術期
- 膠原病・血液疾患

行うべき診察・検査

- **病歴聴取**
  - 高血圧の有無
  - 治療歴および薬歴
  - 合併症
- **身体所見**
  - 血圧（左右，上下肢）
  - 脈拍，呼吸，体温
  - 体液量の評価
  - 意識・神経徴候
  - 眼底
  - 頸部・胸部・腹部聴診
  - 四肢
- **緊急検査**
  - 検尿，血算，血液生化学（BUN, Cr, K, BS, GOT, LDH, CPKなど），血液ガス分析，心電図，胸部X線

※検査は必要最小限とし，治療を優先する．

→ 血圧高値だが高血圧緊急症・切迫症のいずれでもない

※**高血圧緊急症と高血圧切迫症の違いについて**

高血圧緊急症は単に血圧が異常に高いだけの状態ではなく，急性あるいは進行性の標的臓器障害が併発している病態である．迅速に診断し，緊急降圧をはじめなければならない．なお，緊急症かどうかは血圧のレベルだけで判断すべきではない．高血圧性脳症や大動脈解離などでは，血圧が異常高値でなくても緊急降圧の対象となる．

一方，高度の高血圧だが臓器障害の急速な進行がない場合は切迫症として扱う．切迫症では緊急降圧による予後の改善のエビデンスはない．

高血圧診療ハンドブック

→ p.54

- [ ] 高血圧緊急症は入院治療が必要である．治療開始2，3時間で〜25％の血圧低下を目標とする

行うべき対応

※検査に時間をかけすぎ治療が遅れないように注意する

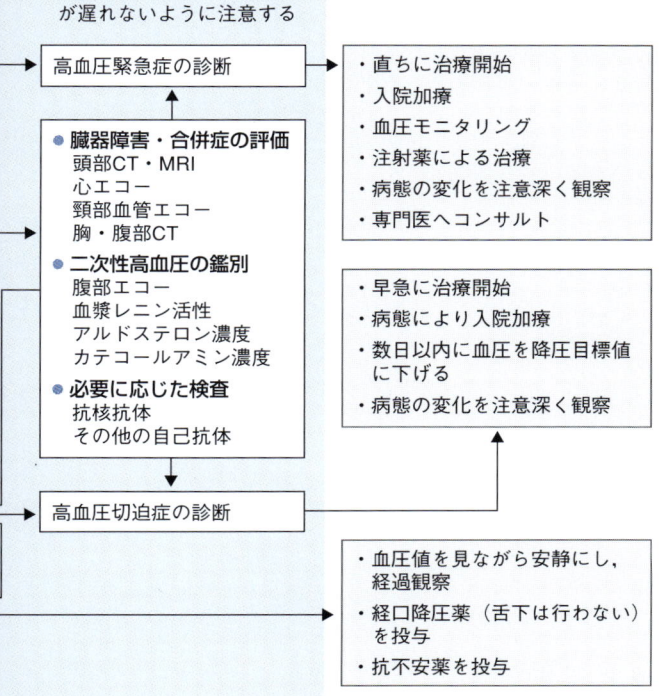

→ 高血圧緊急症の診断

- ●臓器障害・合併症の評価
  頭部CT・MRI
  心エコー
  頸部血管エコー
  胸・腹部CT
- ●二次性高血圧の鑑別
  腹部エコー
  血漿レニン活性
  アルドステロン濃度
  カテコールアミン濃度
- ●必要に応じた検査
  抗核抗体
  その他の自己抗体

高血圧切迫症の診断

- ・直ちに治療開始
- ・入院加療
- ・血圧モニタリング
- ・注射薬による治療
- ・病態の変化を注意深く観察
- ・専門医へコンサルト

- ・早急に治療開始
- ・病態により入院加療
- ・数日以内に血圧を降圧目標値に下げる
- ・病態の変化を注意深く観察

- ・血圧値を見ながら安静にし，経過観察
- ・経口降圧薬（舌下は行わない）を投与
- ・抗不安薬を投与

＜崎間　敦，大屋祐輔＞

高血圧
診療ハンドブック

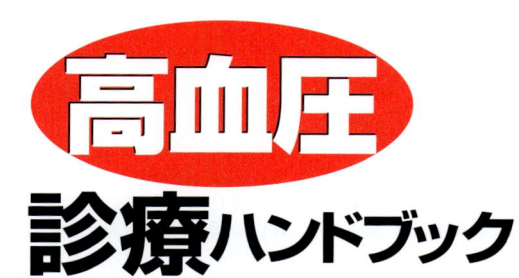

- 1 ● 診断から治療へのプロセス　　42
- 2 ● 食事療法の指導　　93
- 3 ● 運動療法の指導　　119
- 4 ● 薬物療法　　145
- 5 ● 臓器障害の治療　　176
- 6 ● さまざまな患者さんの治療　　213

略語一覧　　256

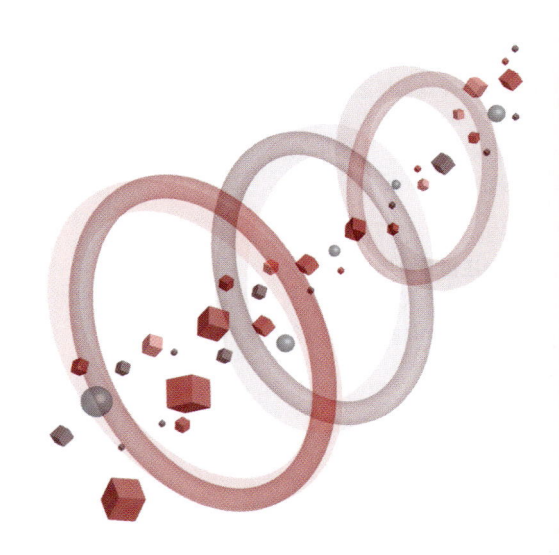

1 ● 診断から治療へのプロセス

1 総論 — ① 診断・治療の鉄則

Point

→ p.16〜19　フローチャート1, 2 参照

1. 高血圧患者の診断では，まず本態性高血圧か二次性高血圧かを診断する．
2. 高血圧自体の重症度，心血管リスク因子，心血管疾患の合併や臓器障害を評価して，脳心血管リスク分類を行う．
3. 高血圧の治療では，生活習慣の修正はどのような例でも必須であり，他のリスク要因の管理も併せて行う．
4. 薬物療法は，使用禁忌を避け，可能であれば積極的適応[*1]を参考に薬剤を選択する．

1 診断

1）本態性高血圧か二次性高血圧かを診断

高血圧はその原因により，本態性高血圧と二次性高血圧に分けられる．

二次性高血圧は高血圧をきたす原因が明らかなもので，頻度は少なくなく，適切な治療により治癒が期待できる場合がある．したがってその診断は重要であり，**高血圧患者の評価においては，高血圧の原因についても考慮すべきである**．詳細は他項（p.68）を参照されたい．

多くの高血圧患者では，血圧上昇を惹起した原疾患を見出せない．このような一群を本態性高血圧と呼ぶが，その発症には遺伝素因が関与し，これに食習慣などの種々の環境因子がさまざまな程度に影響を及ぼす．

2）血圧値の分類と危険因子の評価

① 血圧値の分類

血圧値と心血管疾患発症のリスクには正相関が認められるが，140/90 mmHg以上を高血圧とすることはいずれのガイドラインでも共通である．

※1 積極的適応

提示された合併症，臓器障害，対象の高血圧に対しては，大規模治療介入試験などにより，その降圧薬治療の有用性が確認されている．したがって，そのような薬剤を積極的に使用することが推奨されている．

● 表1　血圧レベルの分類

血圧	血圧（mmHg）
至適	＜120/80
正常	＜130/85
正常高値	＜140/90
Ⅰ度	140〜159または90〜99
Ⅱ度	160〜179または100〜109
Ⅲ度	≧180または≧110

　本邦の久山町研究[1]においても，収縮期血圧が120 mmHg未満，拡張期血圧が80 mmHg未満の心血管疾患の累積死亡率が最も低く，収縮期血圧140 mmHg以上は120 mmHg未満に比し，また拡張期血圧90 mmHg以上は80 mmHg未満に比して，心血管疾患のリスクが有意に高いと報告されている．また，北海道における端野・壮瞥町研究においても，収縮期血圧140 mmHg以上あるいは拡張期血圧90 mmHg以上は心血管疾患死および総死亡の有意な危険因子となると報告されている．さらにNIPPON DATA 80[2]においても同様に140/90 mmHg以上での全循環器病死亡率の上昇を認めている．

a）JSH 2009

　これまで日本高血圧学会（The Japanease Society of Hypertension：JSH）高血圧治療ガイドラインでは血圧レベルの分類を軽症，中等症，重症としていたが，軽症高血圧でも高リスク高血圧である場合がある．このため，混乱を避けるために，JSH2009では軽症をⅠ度に，中等症をⅡ度に，重症をⅢ度と置き換えた（表1）．JSH2009においてもⅠ度高血圧以上の高血圧の基準は従来通り140/90 mmHg以上としている（p.74）．

　一方，疫学データを含めた観察研究から得た100万人規模のデータをメタ分析した結果によると，血圧は110〜115/70〜75 mmHgより上で直線的に心血管疾患のリスクの増大が認められている．正常高値血圧レベルは正常あるいは至適血圧を有する対象に比して，心血管疾患の発症率が高いことは本邦の研究成果からも示されている．JSH2009では120/80 mmHg未満を至適血圧とすることから，120〜129/80〜84 mmHgの正常血圧はすでに至適血圧を超えている事実を示唆している．正常，正常高値血圧の対象では生涯のうちに高血圧へ移行する確率の高いことが明らかにされている．

これらの血圧値の分類は観察研究にもとづく診断の基準であり，必ずしも降圧薬開始血圧レベルや降圧目標レベルを意味するものではない．外来血圧による血圧分類は，降圧薬非服用下で初診時以後に複数回来院し，各来院時に測定した複数回の血圧値の平均値で決定される．収縮期血圧と拡張期血圧はそれぞれ独立したリスクであるので，収縮期血圧と拡張期血圧が異なる分類に属する場合には高い方の分類に組み入れる．

② 心血管疾患の危険因子

高血圧は脳卒中の最も重要な危険因子であるが，心血管疾患全体にとっては危険因子の1つに過ぎない．よって高血圧患者の予後は高血圧の他に，❶ 高血圧以外の危険因子および❷ 高血圧にもとづく臓器障害の程度ならびに❸ 心血管疾患合併の有無が深く関与する（表2）．

高血圧の診療においては，本態性高血圧か二次性高血圧かの鑑別診断とともに，血圧レベル，心血管疾患の危険因子と臓器障害/心血管疾患の有無を必ず評価する．

③ 臨床検査（表3）

高血圧の検査は，個人の心血管疾患発症のリスクの総合評価と二次性高血圧の診断につながる検査を費用対効果を考慮して行う．

a）一般検査

高血圧患者の初診時と降圧療法中に少なくとも年に1回は実施すべき一般的検査として，「表3-1．一般検査」を行う．

b）糖代謝・炎症リスク評価

HbA_{1c}を適宜（高血圧単独では保険適応外），「空腹時血糖>100 mg/dL」の場合には糖尿病や耐糖能障害の診断のため75g経口ブドウ糖負荷試験を実施するのが望ましい．欧米人に比較して，日本人の血中高感度C反応性タンパク（CRP）は低レベルではあるが，頸動脈硬化の進展や無症候性脳梗塞に関連し，将来の脳卒中のリスクとなるので，評価が望ましい．

c）臓器障害の評価

種々の検査（表3-2，3-3）により高血圧患者の臓器障害が診断され，無症候の場合でも将来の心血管疾患発症のリスクを推定し，降圧治療に活かすことが可能となった（表4）．**これらの臓器障害の評価は，高血圧患者に加えて，血圧値が正常高値血圧のハイリスク患者（糖尿病，心血管イベントの既往など）を対象に行うことが望ましい．**

● 表2　高血圧患者の予後影響因子

A. 心血管疾患の危険因子

高齢
喫煙
収縮期血圧, 拡張期血圧レベル
脂質異常症
　・低HDLコレステロール血症（＜40mg）
　・高LDLコレステロール血症（≧140mg）
　・高トリグリセリド血症（≧150mg）
尿微量アルブミン排泄
慢性腎臓病（CKD）
肥満（BMI≧25）（特に腹部肥満）
メタボリックシンドローム[*1]
若年発症の心血管疾患の家族歴

糖尿病
　空腹時血糖≧126mg/dL
　あるいは
　血糖負荷2時間値≧200mg/dL

B. 臓器障害／心血管疾患

脳　　脳出血・脳梗塞
　　　無症候性脳血管障害
　　　一過性脳虚血発作
　　　認知機能障害

心臓　左室肥大（心電図, 心エコー）
　　　心房細動
　　　狭心症・心筋梗塞・冠動脈再建
　　　心不全

腎臓　タンパク尿
　　　尿微量アルブミン排泄
　　　低いeGFR[*2]（＜60mL/分/1.73m^2）
　　　慢性腎臓病（CKD）・確立された腎疾患（糖尿病性腎症・腎不全など）

血管[*3]　動脈硬化性プラーク
　　　　頸動脈内膜一中膜壁厚（＞0.9mm）
　　　　大血管疾患
　　　　閉塞性動脈疾患（低い足首上腕血圧比：ABI＜0.9）

眼底　高血圧性網膜症

[*1] メタボリックシンドローム：正常高値以上の血圧レベルと腹部肥満（男性85cm, 女性90cm）に加え, 血糖値異常（空腹時血糖異常, かつ／または糖尿病に至らない耐糖能異常）, あるいは脂質代謝異常のどちらか, あるいは両者を有するもの
[*2] eGFR（推算糸球体濾過量）は日本人のための推算式.
　eGFR＝194×Cr$^{-1.094}$×年齢$^{-0.287}$（×0.739：女性の場合）
　より得る
[*3] 動脈硬化指標として脈波伝搬速度（PWV）や増幅係数（AI）, 中心血圧も血管障害を反映するが, 本邦ではまだ検査法も診断基準も確立していない

● 表3 臨床検査

1. 一般検査
（初診時は必須，降圧治療中には少なくとも年に1回程度）

血液検査	血算，ヘモグロビン，ヘマトクリット，尿素窒素（BUN），クレアチニン，尿酸，Na，K，Cl，空腹時血糖，総コレステロール，トリグリセリド，HDLコレステロール，LDLコレステロール，総ビリルビン，GOT，GPT，γGTP，eGFR
一般尿検査	タンパク尿（−，＋，＋＋，＋＋＋），血尿，円柱
胸部X線検査	心胸郭化
心電図	左室肥大，ST-T変化，心房細動などの不整脈

家庭血圧測定（可能なかぎり毎日）

2. 推奨特殊検査（初診時・降圧治療中ともに適宜）

高血圧性臓器障害評価

- 眼底検査（糖尿病を合併する場合は必須）
- 脳　　　　　：認知機能テスト，抑うつ状態評価，頭部MRI（T1，T2，T2*，FLAIR），MRアンジオグラフィ
- 腎臓　　　　：微量アルブミン排泄量〔尿中アルブミン濃度（mg/g クレアチニン補正）〕
- 心臓　　　　：心臓エコー
- 血管　　　　：頸動脈エコー，ABI，PWV，AI
- 糖代謝・炎症：HbA_{1C}，高感度CRP，75g経口ブドウ糖負荷試験（空腹時血糖＞100mg/dLの場合）

24時間自由行動下血圧測定・夜間家庭血圧測定

二次性高血圧スクリーニング
血漿レニン活性，血中アルドステロン，コルチゾール，カテコールアミン3分画（早期安静時採血），随時尿中メタネフリン分画（Cr），24時間蓄尿中カテコールアミン，夜間経皮酸素分圧測定，腹部エコー（腎臓，副腎）

3. 専門医が行う特殊検査

二次性高血圧診断
副腎CT（造影を含む），腎血流エコー，腎血流シンチグラフィ，副腎シンチグラフィ，腹腎静脈サンプリング，睡眠ポリグラフィ

＊高血圧単独病名では保険適応外の検査（血糖値，脂質値）を含む

● 表4　臓器障害の検査方法と疾患の指標

1. 脳	頭部MRI（T1, T2, T2*, FLAIR）●●	無症候性脳梗塞，深部白質病変，微小脳出血
	MRアンジオグラフィ	主幹脳動脈・頸動脈の狭窄，脳動脈瘤
	認知機能テスト	軽度認知症（MMSE）スコア≦26点，長谷川式簡易認知機能検査スコア≦25点
	抑うつ状態評価試験	（軽度）抑うつ状態（GDSスコア≧10点：BDI≧10点）
2. 心臓	心電図●	左室肥大（Sokolow-Lyon基準，Cornel voltage基準，Cornel Product，ストレイン型），QT時間の延長，QT dispersionの増大，異常Q波，心房細動
	心臓エコー●●	左室心筋重量係数，左室相対的壁肥厚，左室駆出分画，左室拡張能，心房径
	冠動脈MDCT	石灰化病変，冠動脈狭窄，プラーク評価
	心臓MRI	左室肥大，左房肥大
3. 腎臓	推算糸球体濾過量［eGFR（mL/分/1.73m²）］●	$< 60 mL/分/1.73m^2$
	タンパク尿●	$> 0.3 g/g$ クレアチニン
	尿中アルブミン排泄量［尿中アルブミン濃度（mg/gクレアチニン補正）］*1●	微量アルブミン尿（スポット尿）$> 30 mg/g$ クレアチニン
4. 血管	頸動脈エコー●●	内膜・中膜肥厚（IMT），Max IMT（異常：> 0.9mm），プラーク，狭窄病変
	ABI●	末梢動脈疾患（ABI < 0.9）
	PWV	頸動脈・大腿動脈（cf）-PWV，上腕・足首（ba）-PWV
	AI	頸動脈AI，橈骨動脈AI
	内皮機能検査	血流依存性血管拡張反応
5. 自律神経	起立試験●	起立性低血圧，起立性高血圧
	24時間血圧モニタリング（ABPM）●●	夜間血圧下降減弱（non-dipper型），夜間血圧上昇（riser型）

●は一般診療所，●●専門医療機関で推奨される検査
*1 尿中アルブミン排泄量は高血圧単独病名では保険適応外

以上の血圧分類と血圧以外のリスク要因を勘案して，予後評価のためのリスクの層別化を行うが，詳細は他項（p.86，第1章2-⑥）に譲る．

2 治療

高血圧治療の対象はすべての高血圧患者（血圧140/90 mmHg以上）であるが，**糖尿病や慢性腎臓病（CKD），心筋梗塞後症例では130/80 mmHg以上であれば治療の対象となる**．一般的な降圧目標は140/90 mmHg未満であるが，若年・中年者では正常高値血圧以下（130/85 mmHg未満）が好ましい．また，**糖尿病やCKD，心筋梗塞後症例では130/80 mmHg未満**とするが，75齢以上で収縮期血圧160 mmHg以上の場合は，150/90 mmHg未満を中間目標とする．高齢者では140/90 mmHg未満とする．いずれも，緊急症や切迫症でなく，かつ高リスク群でなければ，緩徐な降圧を心掛ける．

降圧治療は生活習慣の修正（第1段階）と降圧薬治療（第2段階）である．降圧薬治療の開始時期は個々の患者の血圧レベル，心血管疾患に対する危険因子の有無，高血圧にもとづく臓器障害の有無ならびに心血管疾患の有無から決定する（p.34）．

1）生活習慣の修正

まず，生活習慣の修正は，食塩摂取量の制限，肥満であれば体重減量，運動療法，アルコール摂取量の制限，果物や野菜の摂取の促進，飽和脂肪酸や総脂肪量摂取の制限，禁煙などである．

2）降圧薬治療

降圧薬の使用上の原則は，使用禁忌を避け，積極的適応を考慮することである．服薬コンプライアンスを考慮して1日1回投与の薬物で，低用量から開始する．増量時には1日2回の投与法も考慮する．また，副作用の発現を抑え降圧効果を増強するためには，適切な降圧薬の組合わせ（併用療法）がよい．Ⅱ度以上の高血圧では，初期から併用療法を考慮する．

治療に際しては疫学や臨床試験の成績，患者さんの臨床的背景，降圧薬の薬理作用などを考慮し，担当医が最終的に決定する．

なお，**白衣高血圧（診察室高血圧）患者は治療しない場合も定期的（3〜6カ月ごと）に血圧の経過と合併症の有無・程度を観察する**．

✓チェックリスト

高血圧の分類

□ 高血圧の病型は，本態性高血圧（このなかには白衣高血圧も含まれる）と二次性高血圧に分類される．二次性高血圧は問診，身体所見，一般臨床検査所見により疑い，必要に応じて診断のための特殊検査を行う

□ 血圧の分類は，至適血圧，正常血圧，正常高値血圧，Ⅰ度高血圧，Ⅱ度高血圧，Ⅲ度高血圧に分類し判断する

□ 血圧値の他に，血圧以外の危険因子，高血圧性臓器障害，心血管疾患の有無により高血圧患者を低リスク，中等リスク，高リスクの3群に層別化する．なかでも糖尿病，慢性腎臓病の存在はリスクを高める．正常高値血圧を含めたメタボリックシンドロームの存在にも注意する

□ リスクの層別化に応じた治療計画を立て，生活習慣病の修正をすべての患者さんに徹底させながら，降圧目標達成のために必要に応じて降圧薬治療を開始する

◆ 文献
1) Arima, H. et al.：Validity of the JNC VI recommendations for the managemeent of hypertension in a general population of japanese elderly：the Hisayama study. Arch. Intern. Med., 163：361-366, 2003
2) 浦　信行：わが国のメタボリックシンドロームの診断基準：血圧.「メタボリックシンドロームと生活習慣病」（島本和明編），pp25-31，診断と治療社，2007

<浦　信行>

1 ● 診断から治療へのプロセス
1 総論 — ② 降圧目標

Point

1. JSH2009による一般的降圧目標は若年・中年者と含めて130/85mmHg未満
2. 高齢者における降圧目標は140/90mmHg未満
3. 合併症のある場合は，それぞれ降圧目標が異なる

1 降圧目標

JSH2009における降圧目標は，JSH2004やESH-ESC 2007のガイドラインと同様，一般的には若年・中年者も含めて130/85mmHg未満としている．ただし合併症のある場合は，異なる降圧目標となる．JSH2009の降圧目標をまとめる．

2 脳血管障害

1）急性期

脳血管障害超急性期（発症3時間以内）から急性期（発症1～2週間以内）では，臨床病型により降圧対象，降圧目標が異なる．**脳梗塞超急性期で血栓溶解療法予定患者では185/110mmHg以下**にコントロールする．

血栓溶解療法の適応とならない脳梗塞では，収縮期血圧＞220mmHg，または拡張期血圧120mmHgの場合，脳出血では，収縮期血圧＞180mmHgまたは平均血圧＞130mmHgの場合に降圧対象となる．降圧の程度は，**脳梗塞では前値の85～90％，脳出血では前値の80％**を目安とする．

2）慢性期

脳血管障害慢性期（発症1カ月以降）では，降圧最終目標（治療開始1～3カ月）は**140/90mmHg未満**とする．**緩徐な降圧がきわめて重要**であり，臨床病型（脳出血，ラクナ梗塞など），脳主幹動脈狭窄・閉塞の有無，脳循環不全症状の有無に留意する．両側頸動脈高度狭窄，脳主幹動脈閉塞の場合は，特に**下げすぎに注意**する必要がある．**ラクナ梗塞や脳出血では140/90mmHg未満よりさらに低い降圧目標**が推奨される．

3 心疾患

1）冠動脈疾患
　冠動脈疾患では注意深く十分降圧することが重要であり，原則として**140/90 mmHg未満**を降圧目標とする．

2）心筋梗塞
　心筋梗塞後の患者ではβ遮断薬，レニン-アンジオテンシン系阻害薬（RA阻害薬：ACE阻害薬，ARB），アルドステロン拮抗薬が死亡率を減少させ，予後を改善する．慎重に**130/80 mmHg未満**まで降圧することが望ましい．

3）心不全
　心不全における降圧薬の使用は必ずしも降圧が目的ではなく，心不全患者のQOLや予後を改善することに主眼がおかれる．
　心不全を合併する高血圧症では，十分な降圧治療が重要．

4）心肥大
　どの降圧薬でも，持続的かつ十分な降圧により肥大を退縮させることができる．特にRA系阻害薬，長時間作用型カルシウム拮抗薬は肥大退縮効果に優れている．

5）心房細動
　高血圧症例，特に左室肥大や左房拡大を伴う症例では，心房細動の予防の観点からRA系阻害薬を中心とした十分な降圧がすすめられる．

4 腎疾患

1）腎疾患
降圧療法の3原則は，
　① 降圧目標の達成
　② レニン-アンジオテンシン系の抑制
　③ 尿アルブミン，尿タンパクの減少・正常化

である．降圧目標は**130/80 mmHg未満，尿タンパクが1 g/日以上なら125/75 mmHg未満**とする．投与直後から過剰な降圧（収縮期血圧で30 mmHg以上）がみられたときには，その原因を考察し専門医への紹介も考慮する．

2）透析患者

　血液透析患者では血圧と生命予後との関係にU字型現象がみられ，収縮期血圧が120〜160mmHgで死亡率は最も低いと報告されている．しかし，透析患者の血圧管理については，十分なエビデンスは得られていない．1日3回測定した家庭血圧の1週間の平均値は，透析前または透析後の血圧と比較して生命予後をよく反映し，血圧管理目標として収縮期血圧125〜145mmHgが適切であると報告されている．透析による血圧の変動を少なくするために透析性がない薬剤を選択する．

5　血管疾患

1）大動脈解離

① 急性期

　高血圧性緊急症の1つであり，迅速な降圧と鎮痛および絶対安静を必要とする．明確なエビデンスはないが，β遮断薬を含む降圧薬の持続注入により**収縮期血圧を100〜120mmHg**に維持することが望ましい．

② 慢性期

　エビデンスは少ないものの，再解離および破裂の予防を目的として引き続き厳格な血圧のコントロールが望まれる．

2）大動脈瘤

　胸部大動脈瘤に対する厳格な降圧治療は重要であり，**収縮期血圧を105〜120mmHg**に維持することが望まれるが，降圧目標値についての確立したエビデンスはない．一方，腹部大動脈瘤に対する降圧療法の有用性に関するエビデンスはない．

3）動脈硬化性末梢動脈閉塞症（ASO）

　厳格な降圧は禁煙をはじめとする危険因子の除去とともに，脳・心血管イベントの発症を予防するうえにおいて重要である．

6　その他の疾患

1）糖尿病

　糖尿病合併高血圧患者では，**130/80mmHg未満**を降圧目標とす

る．糖尿病性腎症合併例では，特に降圧を厳格にすべきで，**尿タンパク1g/日以上の対象では125/75mmHg未満を降圧目標とする**．

2）脂質異常症

　高コレステロール血症患者における降圧目標に関するエビデンスとして，J-LIT（Japan Lipid Intervention Trial）のサブ解析において，スタチン投与下で総コレステロール220mg/dL以上の高コレステロール血症群では130/80mmHgを越えると心血管疾患が有意に高くなり，正常コレステロール値に管理された群の140/90mmHg以上より，より低い血圧値で危険因子となっていたことが示されている．

3）メタボリックシンドローム

　糖尿病の有無とリスクの層別化で降圧目標は変わる．

　糖尿病のないリスク2層のメタボリックシンドロームでは，1カ月以内の指導で，140/90mmHg以上なら降圧薬治療となり，130～139/85～89mmHgでは，生活習慣の改善のみとなる．降圧目標は130/85mmHg未満となる．糖尿病のない場合も，フルセットメタボリックシンドロームでは，リスク3層になる．

　糖尿病がある場合には，130/80mmHg以上は降圧薬療法となり，降圧目標は**130/80mmHg未満**である．

4）睡眠時無呼吸症候群

　降圧目標レベルは，具体的な目標値の記載はないが，胸部大動脈や心臓への睡眠時胸腔内陰圧負荷の増大を加味して，特に夜間血圧を含めた，より厳格な降圧療法を行う．

5）高齢者高血圧

　高齢者においては高血圧基準である**140/90mmHg未満**を目標として積極的に降圧する．後期高齢者（75歳以降）で収縮期血圧160mmHg以上のⅡ度，Ⅲ度高血圧では，**140/90mmHg未満**を最終降圧目標とするものの，**150/90mmHg未満**を中間降圧目標として慎重に降圧する．

6）白衣高血圧

　基本的には，白衣高血圧には薬物治療を行わず，生活習慣の改善を指導する．家庭血圧の自己測定を推奨する．

　診察室以外の血圧レベルが比較的高い群や，心血管系疾患や臓器障害，糖尿病やメタボリックシンドロームなどを合併するハイ

1　診断から治療へのプロセス

リスク白衣高血圧では，降圧薬投与が必要となることもある．

7）仮面高血圧

仮面高血圧の降圧治療の要点は，**24時間にわたり正常血圧レベルに降圧すること**である．まず，早朝血圧にもとづく降圧療法を行い**135/85 mmHg未満**にコントロールする．

8）早朝高血圧

降圧目標は**早朝血圧135/85 mmHg未満**であり，糖尿病や慢性腎臓病を合併する高リスク高血圧群においては，さらに低いレベル（**常時130/80 mmHg未満**）へのコントロールが望まれる．

9）高血圧緊急症

① 高血圧緊急症

血圧の高度の上昇（多くは180/120 mmHg以上）によって，脳，心，腎，大血管などの標的臓器に急性の障害が生じ進行している病態であり，直ちに降圧治療をはじめなければならない．入院治療が原則であり，経静脈的に降圧を図る．観血的に血圧をモニターすることが望ましい．

必要以上の急速で過剰な降圧は，臓器灌流圧の低下により脳梗塞，皮質黒内障，心筋梗塞，腎機能障害の進行などの虚血性障害を引き起こす可能性が高いため，一般的な降圧目標は，**はじめの1時間以内では平均血圧で25％以上は降圧させず，次の2〜6時間では160/100〜110 mmHg**を目標とする．初期降圧目標に達したら内服薬を開始し，注射薬の用量を漸減しながら注射薬を中止する．

② 高血圧切迫症

高度の高血圧であるが，臓器障害の急速な進行がない場合は切迫症として扱う．降圧治療は診断後数時間以内には開始すべきであるが，臓器血流の自動調節能の下限が高いことが想定されるため，その後24時間から48時間かけて**比較的緩徐に160/100 mmHg程度**まで降圧を図る．

7 最後に

疾患別の血圧の降圧目標値を表にまとめる．

● 表 疾患別降圧目標値

疾患名	降圧目標 (mmHg)	注意点
【脳血管障害】		
1) 急性期		
・脳梗塞		
血栓溶解療法予定患者	185/110 mmHg以下	
血栓溶解療法非適応患者	前値の85〜90%	適応：p.50参照
・脳出血	前値の80%	適応：p.50参照
2) 慢性期	140/90 mmHg未満	緩徐な降圧
【心疾患】		
1) 冠動脈疾患	140/90 mmHg未満	
2) 心筋梗塞	130/80 mmHg未満	
3) 心不全		QOLや予後の改善に主眼をおく
4) 心肥大	140/90 mmHg未満	
5) 心房細動		予防の観点からRA系阻害薬を中心とする
【腎疾患】		
1) 腎疾患	130/80 mmHg未満	尿タンパク1 g/日以上の場合は125/75未満
2) 透析患者		透析性がない薬剤を選択する
【血管疾患】		
1) 大動脈解離		
・急性期	収縮期：100〜120 mmHg	明確なエビデンス無し
・慢性期	収縮期：130〜135 mmHg	エビデンスは少ない
2) 大動脈瘤 (胸部)	収縮期：105〜120 mmHg	腹部ではエビデンス無し
3) ASO		厳格な降圧が重要
【その他】		
1) 糖尿病	130/80 mmHg未満	糖尿病性腎症の合併では、尿タンパク1 g/日以上の場合は125/75 mmHg未満
2) 脂質異常症		脂質代謝に悪影響のない降圧薬
3) メタボリックシンドローム		
・糖尿病無し	130/85 mmHg未満	適応：p.53参照
・糖尿病あり	130/80 mmHg未満	
4) 睡眠時無呼吸症候群		夜間血圧を含め、厳格に管理
5) 高齢者高血圧	140/90 mmHg未満	
6) 白衣高血圧		ハイリスク例で降圧薬が適応
7) 仮面高血圧	135/85 mmHg未満	
8) 早期高血圧	135/85 mmHg未満	ハイリスク例では130/80 mmHg未満
9) 高血圧性緊急症	160/100〜110 mmHg	高血圧切迫症では160/100 mmHg

☑チェックリスト

降圧目標

☐ 一般的な降圧目標は若年・中年者130/85 mmHg未満，高齢者140/90 mmHg未満

☐ 脳血管障害慢性期，冠動脈疾患，心肥大では140/90 mmHg未満

☐ 心筋梗塞後，腎疾患，糖尿病合併高血圧では130/80 mmHg未満

☐ 糖尿病，腎疾患で尿タンパク1 g/日以上の場合，125/75 mmHg未満

<小原克彦>

1 ● 診断から治療へのプロセス

2 薬物療法を開始する前に
― ① 医療面接で確かめておくべき点

Point

1. 血圧自体の問診を厳密に行い，高血圧の診断と重症度の診断を行う．
2. 本態性高血圧と二次性高血圧の鑑別を念頭に問診を行う．
3. 家族歴や既往歴の問診は必須であるが，関連する自覚症状や他覚所見があれば経過を把握する．
4. 血圧以外のリスクを問診し，併せて関連する生活習慣も評価する．
5. 高血圧の治療歴がある場合はその詳細も問診で明らかにしておく．

1 血圧の評価

1）問診の注意点

高血圧を指摘された時期とその状況を詳細に問診する（表）．測定条件により高血圧の診断基準が異なるので，外来血圧なのか自己測定による家庭血圧なのかを確認する．また，健診での血圧測定も病院での血圧測定も，医師による測定とコメディカルによる測定では測定環境が異なるため，この点も問診で確認し，外来血圧と家庭血圧の差も考慮して白衣高血圧の可能性を評価する．

2）家庭血圧の評価

家庭血圧では測定条件も問題になる．①いつの時間帯であるか，②どのようなタイミングであるか，③何回測定しているかは詳細に問診する．血圧の生理的な日内変動では，覚醒前から徐々に上昇し，朝にピークをつくる．したがって，高血圧自体の重症度評価や，合併症，臓器障害の発症・進展のリスクを厳密に評価するためには，少なくともピークを形成する起床後の血圧を測定してもらい，その値を問診する．

降圧薬で治療中の症例では降圧効果の持続性も評価する必要があることから，起床後に加えて夕刻の血圧も測定してもらい，問診で確認し，評価の一助とする．測定のタイミングも血圧値の評価には必須である．食後，入浴後，飲酒後，運動後などは，血流の分布の関係で本来の血圧値より低く測定され，また，ストレス環境では高く測定されるので，測定のタイミングも問診で明らかにする．

● 表　問診で確認すべき高血圧に関する情報

① 血圧の評価

- 測定環境：外来，家庭，職場
- 外来血圧測定者：医師，コメディカル
- 家庭血圧測定条件：時間帯，血圧に影響しうる日常動作と測定のタイミング，測定回数

② 高血圧自体の評価

- 罹病期間，程度：発症年代，罹病期間と臓器障害の程度，二次性高血圧の可能性
- 経過：変動性の大小，比較的急激な上昇，急激な薬物コントロールの悪化

③ 生活習慣の確認，他の合併症の有無

- 食習慣：食塩，カロリー，摂食パターン
- 運動習慣：内容，頻度，強度
- 睡眠習慣：時間，質
- 他の生活習慣：飲酒，喫煙
- 性格と精神心理状態
- ストレス：身体ストレス，精神ストレス，職場・家庭環境，仕事上のノルマ，裁量権
- 合併症：メタボリックシンドローム，糖尿病，脂質異常症，高尿酸血症，肥満

④ 二次性高血圧を考慮した問診

- 高血圧の評価：経過，変動性，重症度
- 視診でわかる身体所見：Cushing症候群，甲状腺機能亢進症，腎実質性高血圧など
- 各病態に関連する自・他覚所見：浮腫，動悸，多尿，乏尿など

⑤ 治療内容の問診

- 投薬歴：投薬期間，投薬内容
- 有効性・副作用：有効性にもとづく病因・病態診断的応用，将来の治療計画立案への応用

3）血圧値の決定

　外来血圧の評価においては，複数回測定し，測定間の差が5mmHg以内となったときの2回の血圧の平均値を血圧値とする．家庭血圧ではそのような測定条件の詳細は規定されておらず，測定間の差は外来血圧よりは少ないが，症例によっては差の大きいことがあり，測定回数とおのおのの値，時刻のおおよその違いを問診で確認しておく．

2 期間，程度，経過

初診時には，高血圧の発症と経過を詳細に問診する．**どの年代での発症であるのかは重要であり**，若年期からの発症であれば二次性高血圧の確率が増すので，これを念頭に置いた問診を行う．

また，高血圧の程度と持続期間は，心肥大などの臓器障害の程度に反映されるので，これも詳細に問診で明らかにし，推定した臓器障害の程度と，実際の検査で判定した臓器障害の程度が矛盾していないかを検討する．また，矛盾があった場合は，さらに詳細な診察・検査で原因を特定する．例えば，原発性アルドステロン症などは血圧の重症度の割に脳卒中などの臓器障害が強い．

また，血圧の経過上，変動性の有無と急激な血圧の上昇を問診で確認する．変動性が大きく，比較的臓器障害が強い場合は褐色細胞腫の可能性を考慮する．また，**比較的短期間（数カ月）に急激な高血圧が発症，もしくは高血圧で血圧コントロールが困難となった場合は腎血管性高血圧の発症・合併を疑う．数日もしくは数時間での高血圧の発症や増悪を認めた場合は，脳血管障害の発症や合併を疑う．**

3 生活習慣の確認，他の合併症の有無

1）生活習慣の確認

生活習慣に関しては，
① 運動習慣（運動内容，頻度，強度），
② 睡眠習慣（睡眠時間，睡眠の質），
③ 食習慣（食事内容や塩分や甘いものなどの嗜好と，摂食の回数や時間帯），
④ 飲酒・清涼飲料水ならびに喫煙（量，頻度，期間），
⑤ 性格と精神心理状態（不安感や抑うつ傾向），ストレス度（職場，家庭）

を聴取し，生活習慣の全体像を把握する．

① 運動習慣（p.119，第 3 章参照）

運動は分類上有酸素運動であっても，競技性が高ければ強度過剰やストレスを招くことがある．自分のペースでできているかを確認する．

② 睡眠習慣

睡眠は十分な時間が得られているか，睡眠に集中できる環境にあるかが重要であり，シフトワーカーであると睡眠の質に影響を与えるので，この点も問診で確認する．

③ 食習慣（p.93，第2章参照）

食習慣は他の生活習慣病とも関連するので，まず過食の有無を確認する．過食があれば，食事内容がカロリーの高い脂肪や，単糖類や二糖類が多くないかを問診で明らかにする．

本邦において高血圧の食事療法で問題が大きいのは塩分摂取である．全国平均でも10gを超える摂取量であり，地域によってはさらに多いことがある．よって塩分含量の多い調理品が主体となっていないかどうか具体的に問診する．

野菜や果実はカリウム含量が多いことから推奨されている．ただし，腎機能障害や糖尿病を合併している症例では，高カリウム血症やカロリー過多をきたしうるため，適切な摂取量を把握しているかを問診で確認する．

④ 飲酒・清涼飲料水ならびに喫煙

飲酒も清涼飲料水も頻度と量が問題である．具体的に種類と量を確認し，摂取アルコール量と摂取カロリー量を類推する．

喫煙は動脈硬化の直接の危険因子であるだけでなく，喫煙自体が昇圧をきたすことも報告[1]されているため，問診で喫煙習慣が確認できたら禁煙を勧め，うまく禁煙を続けるための具体策を提示する．

⑤ 性格と精神心理状態，ストレス度

ストレスは性格や精神心理状態に大きく影響される．絶対的な尺度は無いが，職場のストレスは人間関係や仕事の強度，ノルマの存在，もしくは裁量権の有無で異なるため，可能ならこれらの点も問診で明らかにする．また，職場のストレスが大きくても家庭でのストレスが少なければ影響が少ないとも報告[1]されているため，家庭でのストレスの有無，解消の可能性を確認する．

2）他の合併症の有無

高血圧の重症度は血圧値に加え，他のリスクや合併症，臓器障害の有無により決定され，管理区分が決まるので，これらの有無と程度，経過を詳細に問診する．また，家族歴として，高血圧，糖尿病，心血管疾患の発症の有無と発症年齢に加え，高血圧リスクにつながる生下時低体重や幼少時期の体重増加ならびに妊娠歴

がある女性では妊娠時の高血圧，糖尿病，タンパク尿を指摘されたことがないかを聴取する．

4 二次性高血圧を考慮した問診

高血圧患者は通常，無症状ではあるが，問診では必ず二次性高血圧や高血圧合併症，臓器障害の存在を疑わせる特異的症状の有無を確認する．

二次性高血圧を示唆する徴候としては，これまでの体重増加の経過や他のメタボリックシンドローム関連危険因子（糖尿病や脂質代謝異常）に加え，夜間頻尿や夜間呼吸困難，早朝の頭痛，昼間の眠気，抑うつ状態，集中力の低下などの自覚症状，さらにいびきや無呼吸を家族から指摘されたことがないかなどの睡眠時無呼吸症候群を疑う徴候を確認する．

また，これまでの血尿，タンパク尿，夜間頻尿などの腎臓病や，非ステロイド系消炎鎮痛薬，漢方薬，経口避妊薬などの薬剤使用状況などを確認する．

さらに，臓器障害や心血管疾患の病歴を聴取し，下記の症状の有無を確認する．

- ・脳血管障害　　：一過性脳虚血発作，筋力低下，めまい，頭痛，視力障害
- ・心臓疾患　　　：呼吸困難（労作性・夜間発作），体重増加，下肢浮腫，動悸，胸痛
- ・腎臓病　　　　：多尿，夜間尿，血尿，タンパク尿
- ・末梢動脈疾患：間欠性跛行や下肢冷感

5 高血圧の治療歴がある場合の降圧薬の種類と有効性・副作用の確認

治療薬の内容・経過は高血圧の鑑別診断や，降圧薬治療の組立てを行ううえで大いに参考となる．この際は問診による聞き取り内容だけではなく，薬手帳が重要な手がかりとなる．

一般的に二次性高血圧は治療抵抗性である．しかし，腎血管性高血圧はレニン-アンジオテンシン系阻害薬が著効を示し，ときに過剰降圧を示すことから，そのようなエピソードの有無と治療薬の内容もできるだけ確認する．

また，原発性アルドステロン症であれば鉱質コルチコイド受容体拮抗薬やカルシウム拮抗薬が降圧に有効である．

　低カリウム血症を呈するが鉱質コルチコイド受容体拮抗薬が無効で，上皮型ナトリウムチャネル阻害薬のトリアムテレンが効いていることが問診で確認できれば，Liddle症候群の可能性を考慮する．

　先行使用の薬剤の内容が問診で明らかになれば各薬剤の有効性と副作用が確認できるため，治療内容の早期の決定に利用できる．

✓チェックリスト

医療面接のポイント

☐ 血圧測定の環境（外来，家庭，職場），血圧測定の条件（時間帯，測定回数，食事や入浴との関係など）を問診で明らかにする．

☐ 高血圧の発症時期（若年か否か），経過（緩徐か急激か），変動性（動揺性，発作性など）を問診で明らかにする．

☐ 生活環境（社会環境や家庭環境）や生活習慣（食習慣，運動習慣，睡眠習慣，趣味や嗜好）を問診で明らかにする．

☐ 各種二次性高血圧を念頭に置いて，各々に特徴的な所見の有無を問診で明らかにする．

☐ 高血圧の治療歴のある場合，他疾患の服薬がある場合，健康食品を継続使用している場合，これらの内容を問診で明らかにする．

◆ 文献
1) Tobe, S. W. : The impact of job strain and marital cohesion on ambulatory blood pressure during 1 year : the double exposure study. Am. J. Hypertens. 20 (2) : 148-153, 2007

<浦　信行>

1 ● 診断から治療へのプロセス
2 薬物療法を開始する前に
— ② 診察で留意するポイント

Point

1. 高血圧の診断は測定した血圧値にもとづいて行うが,血圧値は測定方法や条件により大きく変動することに留意する.
2. 高血圧の重症度は血圧値のみではなく,臓器障害や心血管疾患の進展の程度にも注意を払う.重症度・緊急性の判定には眼底所見が有用である.
3. 中心性肥満,血圧の左右差や上下肢差,腹部血管雑音などがあれば,二次性高血圧の診断の契機となる.

1 血圧の測定法

- 正しく血圧を測定するためには,適切なサイズのカフを選択する.上腕周囲が小さい場合(27 cm未満)は小児用カフを,大きい場合(34 cm以上)は成人用大型カフを用いる.
- カフを心臓の高さに保ち,安静座位の状態で測定する.足を組むと血圧が上昇するため,足は組まずに測定する.
- 初診時には上腕左右で測定し,左右差の有無を確認する.
- 1〜2分の間隔をおいて複数回測定し,安定した値(測定値の差が5 mmHg未満)を示した2回の平均値を血圧値とする.また,高血圧の診断は少なくとも2回以上の異なる機会における血圧値にもとづいて行う.
- 糖尿病や高齢者など起立性低血圧の可能性がある病態では,立位1分および3分の血圧測定と同時に,脈拍数の測定を行う.自律神経障害がある場合には,起立時に脈拍数の増加が十分でなく,血圧が低下する.
- **診察室の血圧は日常生活での血圧を正確に反映していないことがあるので,自由行動下血圧や家庭血圧を測定することにより,白衣高血圧や仮面高血圧の有無を確認する.**

2 肥満度の評価

- 肥満は血圧を上昇させる要因になるばかりでなく,特に腹部肥

満はメタボリックシンドロームの診断基準の1つとなっている.
- 身長と体重を測定し, BMI〔body mass index:体重(kg)/身長(m)^2〕を算出し, 全身性肥満の指標とする.
- 腹囲(臍周囲, 立位測定)を測定し, 腹部肥満の程度を評価する.

3 高血圧重症度・合併症の評価

- **眼底所見は高血圧の重症度・緊急性を判断するために有用**であり, 高血圧性眼底所見[*1](動静脈交叉現象, 出血, 白斑, 乳頭浮腫など)を確認する.
- **頸動脈狭窄病変の検出のために頸動脈血管雑音の聴取**を, また心不全の所見としての頸静脈怒張の有無の観察を行う.
- **胸部では心尖拍動とスリルの触知, 心雑音, Ⅲ音, Ⅳ音, 不整脈, および肺野のラ音の聴診**を行う.
- **下肢動脈(大腿動脈, 膝窩動脈, 足背動脈)を触知**し, 拍動が

※1 高血圧性眼底所見

高血圧性眼底所見の分類では, Keith-Wagener分類(0群〜Ⅳ群)が用いられることが多い. 大まかな分類の目安としては, 0群は所見なし, Ⅰ群は動脈の狭小化・硬化軽度, Ⅱa群は動静脈交叉現象, Ⅱb群は出血, Ⅲ群は軟性白斑, Ⅳ群は乳頭浮腫を伴うものである. Ⅲ群は加速型高血圧, Ⅳ群は悪性高血圧として, 緊急症に準じた取り扱いが求められる(図1). 一方, 診察室の血圧のみ高値を示す白衣高血圧では眼底の高血圧性変化に乏しいので, 持続性高血圧との鑑別に有用である.

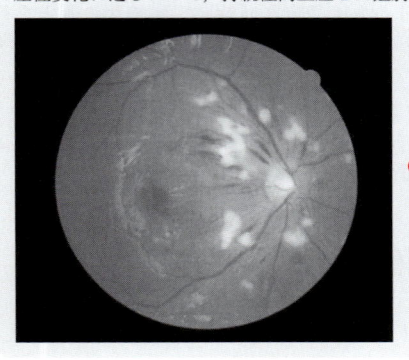

● 図1 加速型高血圧(Keith-Wagener Ⅲ群)の眼底所見の一例
(Color Graphics ❶)
綿花様白斑(軟性白斑)と線状出血を認める

- 微弱か触知しない場合には，閉塞性動脈硬化症や大動脈縮窄症などを考える．
- 四肢の浮腫があれば，心不全や腎不全などを疑う．
- 運動障害，感覚障害，深部腱反射亢進などがあれば脳血管障害を疑う．

4 二次性高血圧を疑う所見 (p.20参照)

- 腹壁皮膚線条や多毛があればCushing症候群を疑う．また，頸部では甲状腺腫の有無を観察する．
- 腹部の血管雑音とその放散方向を確認し，血管雑音があれば腎血管性高血圧を疑う．
- 血圧の左右差があれば大動脈炎症候群による鎖骨下動脈の狭窄病変などを，また血圧に上下肢差があれば大動脈縮窄症などを疑う．
- 多発性嚢胞腎では腫大した腎臓を触知する．

Step up! ADVICE

高血圧診療における血管雑音の聴診

血管雑音は生理的にも聴取されることがあるが，動脈の狭窄病変があれば体表の種々の部位で高頻度に聴取される．腹部血管雑音は，本態性高血圧では9％に，腎血管性高血圧では46％に聴取されたとの報告もある[2]．

典型的な腎動脈狭窄に伴う血管雑音は，収縮期から拡張期に及ぶ高調性連続性雑音である（腎臓は血管抵抗が低く拡張期にもかなりの血流があるので，狭窄病変により拡張期にも血管雑音が生じうる）．また，大動脈炎症候群などで鎖骨下動脈に狭窄があれば，該当する部位で血管雑音が聴取される．頸部に血管雑音を聴取すれば頸動脈の狭窄病変を強く疑い，降圧治療を行う際には注意を要する．全身で血管雑音を聴診する習慣を身につけたい．

EVIDENCE 眼底の微小動脈変化とMRIで検出される無症候性脳梗塞

目的：眼底の微小動脈の変化は血圧上昇による小血管傷害を反映しているため、眼底の微小動脈変化が無症候性脳血管変化を反映している可能性がある．本研究では、この両者の関係を検討した．

対象：脳血管障害の既往がない55〜74歳の米国の一般住民1,684名を対象とした．

方法：眼底は、写真撮影を行い、動脈の狭小化、出血、軟性白斑、微小動脈瘤、動静脈径比などの所見によりグレード化した．また、脳MRIを撮影し、3mm以上の無症候性脳梗塞病変を有意病変と判断した．

結果：MRIにて183の脳梗塞病変が検出された．年齢、性、6年間の血圧値など種々の因子で補正しても、無症候性脳梗塞病変は眼底の微小動脈変化と有意な関係を示した．眼底の微小動脈変化を検索することにより、無症候性脳梗塞病変の存在がある程度予測できるかもしれない．

文献：1

✓チェックリスト

初診時の高血圧患者の診察にあたって （表）

☐ カフのサイズや測定体位など、血圧測定方法や条件が適切か？

☐ 血圧は上腕左右で測定したか？

☐ 血圧が高値で高血圧の重症度・緊急性を判定する場合、眼底所見を確認したか？

☐ 脳、心臓、腎臓、血管に高血圧性臓器合併症を示唆する所見は認められないか？

☐ 腹部をはじめとして、血管雑音を聴診したか？

☐ 二次性高血圧を疑う所見は認めないか？

● 表 身体所見の要点

① 血圧・脈拍
安静座位(初診時は血圧左右差と,血圧と脈拍の起立性変動)

② 全身と肥満度
- 身長・体重
- BMI〔body mass index:体重(kg)／身長(m)^2〕
  肥満 BMI≧25kg/m^2
- 腹囲(臍周囲,立位測定)
  腹部肥満 男性>85cm 女性>90cm
- 皮膚所見
  腹壁皮膚線条,多毛(クッシング症候群)

③ 顔面・頸部
- 貧血,黄疸
- 眼底所見
- 甲状腺腫
- 頸動脈血管雑音
- 頸静脈怒張

④ 胸部
- 心臓:心尖拍動とスリルの触知(最強点と触知範囲),心雑音,Ⅲ音,Ⅳ音,脈不整の聴診
- 肺野:ラ音

⑤ 腹部
血管雑音とその放散方向,肝腫大と叩打痛,腎臓腫大(多発性嚢胞腎)

⑥ 四肢
動脈拍動(橈骨動脈,足背動脈,後脛骨動脈,大腿動脈)の触知(消失,減弱,左右差),冷感,虚血性潰瘍,浮腫

⑦ 神経
四肢の運動障害,感覚障害,腱反射亢進

(文献3より引用)

◆ 文献

1) Cooper, L. S. et al.:Retinal microvascular abnormalities and MRI-defined subclinical cerebral infarction. The Atherosclerosis Risk in Communities Study. Stroke, 37:82-86, 2006
2) Simon, N. et al.:Clinical characteristics of renovascular hypertension. JAMA, 220:1209-1218, 1972
3) 「高血圧治療ガイドライン2009」(日本高血圧学会高血圧治療ガイドライン作成委員会 編),日本高血圧学会,2009

<松村 潔,阿部 功>

1 ● 診断から治療へのプロセス

2 薬物療法を開始する前に
― ③ 二次性高血圧との鑑別

Point → p.20〜29 フローチャート3 参照

1. 適切な診断と治療で高血圧の治癒が期待できる二次性高血圧の頻度は初発の高血圧の10％前後である．
2. 二次性高血圧は臓器障害を起こしやすく，難治性高血圧ともなるため，本態性高血圧の診断前に必ず除外する必要がある．
3. 二次性高血圧は疾患特異的な所見に乏しいため，特に初診時のスクリーニング検査が重要である．

1 新たな二次性高血圧の考え方とその鑑別の重要性

二次性高血圧の原因疾患は表1に示すような各種疾患が知られている[1]．二次性高血圧は高血圧全体に占める頻度がきわめて低いこと，その大多数は腎機能障害が進行して生じる腎実質性高血圧であり治癒が期待できないこと，しかし疾患特異的所見を示すため診断は容易である，と考えられ二次性高血圧診断の重要性は認識されなかった．

しかし近年，
❶ 原発性アルドステロン症に代表されるような，的確な診断と治療で高血圧の治癒が期待できる二次性高血圧が初発高血圧

● 表1　二次性高血圧の各種原因疾患

① 腎実質性高血圧	
② 腎血管性高血圧	⎫ 的確な診断と治療で治癒が期待できる疾患
③ 内分泌性高血圧 原発性アルドステロン症，Cushing症候群，褐色細胞腫，甲状腺疾患，副甲状腺機能亢進症，先端肥大症	⎬ ホルモン測定値に異常を示す疾患
④ 血管性高血圧　大動脈炎症候群　大動脈縮窄症	
⑤ 薬剤誘発性高血圧	
⑥ 睡眠時無呼吸症候群	
⑦ 脳・中枢神経疾患による高血圧	

（文献1より改変）

の約10%を占めること（図1）[2]
❷ 二次性高血圧は本態性高血圧と比較し心血管障害，脳血管障害，腎臓障害などの臓器障害を起こしやすいこと
❸ おのおのの原因疾患に特異的な臨床所見を呈する頻度が少なく非常に診断が困難なこと

が明らかとなってきた．

したがって従来の診断法では，二次性高血圧の大多数は診断されないまま「本態性高血圧」として治療され，治癒の機会を逃すだけではなく，重大な臓器障害を伴った難治性高血圧の状態ではじめて診断されることになる．このため，**二次性高血圧は「きわめて稀で治癒することがないが，診断は容易」という従来の考え方から，「頻度が高く治癒が期待できるが，診断がきわめて難しい」という新たな視点にたち診断を行って行くことが重要である**．

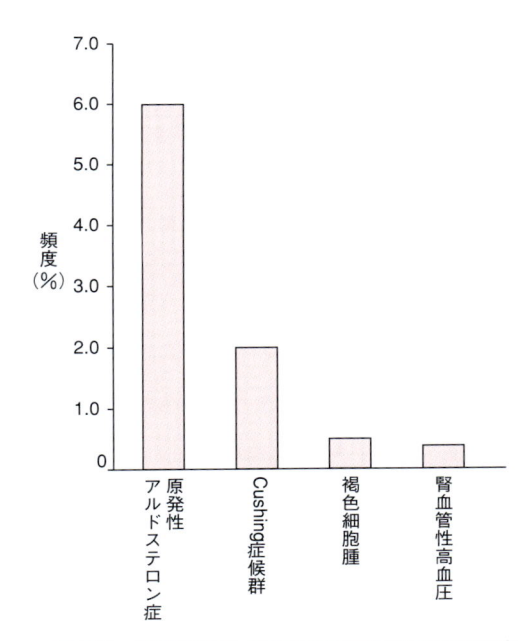

● 図1　初診高血圧1,020例での二次性高血圧の頻度
（文献2より作図）

2 二次性高血圧の特徴

二次性高血圧に特徴とされる症状を表2に示す．高血圧初発時に疾患特異的所見を示すことは少なく，このような典型的な症状を示す症例は，経過が長くすでに臓器障害を合併している場合が多い．

一方，二次性高血圧の原因疾患の多くは，高血圧初発時から各種のホルモン測定値に異常所見を認める場合が多い．腎血管性高血圧，腎実質性高血圧と原発性アルドステロン症はアルドステロンとレニン活性に，Cushing症候群はコルチゾール値に異常が出現する．そして副腎性Cushing症候群と褐色細胞腫は超音波検査でも発見が可能な径3cm以上の副腎腫瘍が原因となることが多い[2]．

1）二次性高血圧の診断の考え方

疾患特異的な症状（原発性アルドステロン症での低カリウム血症，Cushing症候群での中心性肥満，腎血管性高血圧での腹部血管雑音，甲状腺機能亢進症での甲状腺腫や頻脈など）を示す症例では積極的に疑われる疾患の精密検査を行う．それ以外の高血

● 表2　二次性高血圧の疾患特異的臨床所見

症状	疑われる原因疾患
若年者（5％），高血圧の家族歴なし（39％），重症高血圧（26％）	二次性高血圧全般
四肢脱力，麻痺，低カリウム血症（25％），夜間頻尿	原発性アルドステロン症
発作性高血圧，頭痛，動悸，発汗など（33％）	褐色細胞腫
満月様顔貌，中心性肥満，皮膚線条などのCushing徴候（33％）	Cushing症候群
頻脈，発汗，体重減少	甲状腺機能亢進症
徐脈，浮腫，総コレステロール増加	甲状腺機能低下症
高身長，先端巨大症顔貌	先端巨大症
高カルシウム血症	副甲状腺機能亢進症
血圧左右差	大動脈炎症候群
腹部血管雑音（0％）	腎血管性高血圧
腎障害	腎実質性高血圧

（　）内は初診時に二次性高血圧と診断された症例にみられた症状の頻度[2]

圧，特に初発の高血圧では可能な限り二次性高血圧のスクリーニング検査を行う．また降圧薬を3剤以上使用しても**血圧コントロールが困難な症例でも二次性高血圧の可能性を考える**ことが重要である．

3 高血圧初発時の二次性高血圧スクリーニング法

高血圧初発時の二次性高血圧スクリーニング法をフローチャートで示す（図2）．

疾患特異的な症状を示す症例では，症状から疑われる疾患の検査を行う（p.18）．疾患特異的な症状がない症例では，少なくともアルドステロンとレニン活性（またはレニン濃度）を安静臥床または安静座位で測定する．また腹部超音波検査を行う機会に副腎の観察も併せて行う．

- アルドステロン≧12.0 ng/dLかつレニン活性≦1.0 ng/mL/時あるいはアルドステロン/レニン活性比≧20かつアルドステロン≧12.0 ng/dLの場合，原発性アルドステロン症が疑われる．
- アルドステロン≧12.0 ng/dLかつレニン活性≧3.0 ng/mL/時の場合は腎血管性高血圧や腎実質性高血圧が疑われる．
- コルチゾール≧20 μg/dLの場合Cushing症候群を疑う．
- 腹部超音波検査で副腎腫瘍が疑われた場合，褐色細胞腫，副腎性Cushing症候群またはpre（sub）clinical Cushing症候群，アルドステロン産生腺腫，非機能性副腎腫瘍などが疑われる[2]．

4 二次性高血圧スクリーニングでの注意点

二次性高血圧のスクリーニングではホルモン測定が行われるが，アルドステロン，コルチゾール，レニン活性，カテコールアミンなどのホルモンは測定条件により変動をきたす場合がある．特に緊張，ストレス，痛み，歩行ではホルモン値が増加し，偽陽性症例を増やすこととなる．またアルドステロンやコルチゾールは午後低下する．このため二次性高血圧スクリーニングのためのホルモン検査は午前中，少なくとも15分安静を保った後に採血することが望ましい．

1 診断から治療へのプロセス

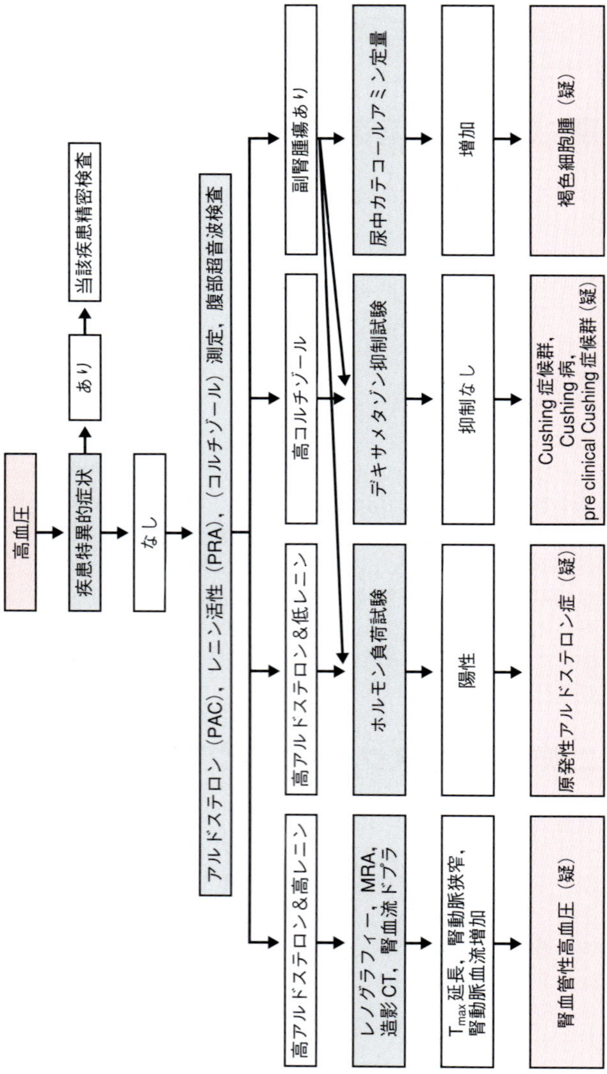

```
高血圧 → 疾患特異的症状 → あり → 当該疾患精密検査
                    ↓
                    なし
                    ↓
アルドステロン (PAC), レニン活性 (PRA), (コルチゾール) 測定, 腹部超音波検査
```

高アルドステロン&高レニン	高アルドステロン&低レニン	高コルチゾール	副腎腫瘍あり
レノグラフィー, MRA, 造影CT, 腎血流ドプラ	ホルモン負荷試験	デキサメタゾン抑制試験	尿中カテコールアミン定量
T_{max}延長, 腎動脈狭窄, 腎動脈血流増加	陽性	抑制なし	増加
腎血管性高血圧（疑）	原発性アルドステロン症（疑）	Cushing症候群, Cushing病, pre clinical Cushing症候群（疑）	褐色細胞腫（疑）

● 図2 二次性高血圧スクリーニング法

また，すでに高血圧治療のため降圧薬を服用している場合も多いが，利尿薬や抗アルドステロン薬以外の降圧薬であれば，ホルモン異常が顕著な例では先に述べた陽性所見が得られる可能性が高いので，一度はホルモン測定を行ってみる．

5 結 語

二次性高血圧は決して稀な疾患ではなく，的確な診断・治療で治癒が期待できることが多い．このような二次性高血圧を1例でも多く診断し，生涯にわたる降圧薬治療や臓器障害から患者さんを解放することが重要である．

☑チェックリスト

二次性高血圧を見逃がさないチェックポイント

☐ アルドステロン，レニン活性測定などで二次性高血圧のスクリーニングを行ったか？

☐ 二次性高血圧を除外したうえで薬物治療を行っているか？

☐ 血圧コントロールに降圧薬が3種類以上必要か？

☐ 画像検査で副腎腫瘍はないか？

◆ 文献
1)「高血圧治療ガイドライン2009」(日本高血圧学会高血圧治療ガイドライン作成委員会 編)，日本高血圧学会，2009
2) Omura, M. et al.: Prospective study on the prevalence of secondary hypertension among hypertensive patients visiting a general outpatient clinic in Japan. Hypertens. Res., 27: 193-202, 2004

<大村昌夫，西川哲男>

1 ● 診断から治療へのプロセス
2 薬物療法を開始する前に
― ④ 重症度診断（臓器障害の把握）

→ p.30〜33　フローチャート4，5 参照

Point

1. 高血圧重症度には，高血圧そのものによる重症度と粥状動脈硬化症の合併による重症度がある．
2. 高血圧による重症度は圧負荷による重症度である．
3. 粥状動脈硬化は高血圧や脂質異常症などの他の危険因子の合併で増悪する．
4. 臓器障害は高血圧と粥状動脈硬化の病態の増悪により標的臓器（心，腎，脳，大動脈など）に障害が顕在したものである．

1　高血圧そのものによる重症度

1）高血圧の原因と進行

　高血圧重症度は高血圧症そのものによる重症度と粥状動脈硬化症合併による重症度[1]があり，そのうちで高血圧は，心拍出量（体液量）増加と末梢血管抵抗（細動脈肥厚：細動脈硬化症）の2つの原因で発症するが，前者は本態性高血圧症ではむしろ低下していることが多く，主因は後者の細動脈硬化症によるものといえる．この細動脈硬化症があると，生体は血流を維持するために血圧を上昇させるが，その圧負荷はさらに細動脈硬化症を増悪させるという悪循環をもたらす．
　したがって高血圧の重症度は血圧の平均値の高さが規定している．

2）血圧値による重症度診断

　現在では至適血圧は収縮期血圧（systolic blood pressure：SBP）で120 mmHg未満，拡張期血圧（diastolic blood pressure：DPB）で80 mmHg未満とされ，それ以上は細動脈硬化症進展のリスクとなり，血圧は高ければ高いほど重症度は高いということになる．JSH2009[2]をはじめとする多くの報告では，正常高値血圧は130〜139/85〜89，Ⅰ度は140〜159/90〜99，Ⅱ度は160〜179/100〜109，Ⅲ度は180/110 mmHg以上とされているが，血圧値は変動が大きいので，多くの血圧測定値の平均で判定すべきである．また白衣高血圧などの鑑別には，家庭血圧の平均値も参考とすべきである．

3）血圧値以外での重症度診断

細動脈硬化症の正確な重症度診断法はないが，臨床的には眼底所見が参考になる（図1）．

末梢血管抵抗（TPR）[*1]は細動脈硬化症の程度と比例関係にあるが，TPRは睡眠時基底血圧と高い相関関係にあるため，24時間自由行動下血圧測定（ambulatory blood pressure monitoring：ABPM）で夜間睡眠時の基底血圧値を測定することが評価に役立つ[3]．

また心エコー法による心肥大（左室心筋重量系数）もTPRと相関が高いので，弁膜症などの心病変の無い高血圧ではTPR増加の指標となる[3]．

また，必ずしも正確ではないが，体脂肪量補正心電図の左室負荷所見は心エコーの心肥大と高い相関関係がある[4]．尿中微量アルブミン排泄量も腎硬化症や血圧の高さを反映する[5]．

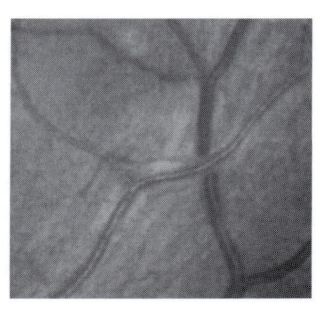

● 図1　眼底所見
（Color Graphics ❷）
眼底所見（動脈狭細，交叉現象など）は細小動脈の肥厚のよい指標となる．本症例は55歳男性で，Ⅱ度高血圧を有し，ABPMで基底血圧上昇（120/94 mmHg）がみられた

2 粥状動脈硬化による重症度

高血圧に脂質異常症，糖尿病のメタボリックシンドロームなど

※1 末梢血管抵抗（TPR）

末梢血管抵抗（total peripheral vascular resistance）は臨床的には平均血圧（mean blood pressure：MBP）を心拍出量（cardiac output：CO）で割って求めるが，心係数（cardiac index，CI：心拍出量を体表面積で補正）をMBPで割って求めるTPR-Indexが血行動態の比較に用いられている．

末梢では血流（Q）と流圧（P）でTPR＝（P/Q）×13.6×980（dynes・秒/cm^5）の式で求める．

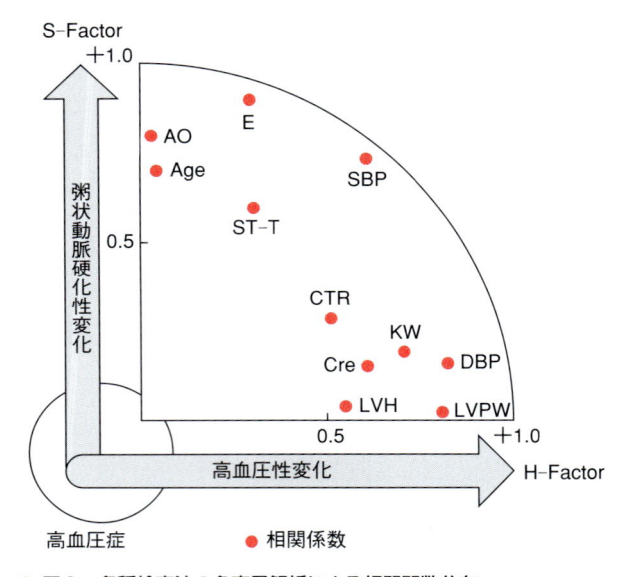

● **図2 各種検査法の多変量解析による相関数分布**

高血圧重症度診断には高血圧性変化（X軸），粥状動脈硬化性変化（Y軸）と臓器障害（Z軸）の3者を評価する．Age（年齢），AO（動脈硬化），E（動脈エコー法による動脈弾性率），ST-T（心電図によるST-T変化），SBP（収縮期血圧），CTR（心胸比），Cre（血中クレアチニン濃度），KW（Keith-Wagenerの眼底細小動脈所見），LVH（心電図による左室肥大），LVPW（心エコー法による左心後壁厚），DBP（拡張期血圧），の多変量解析による相関数分布[1]．

主成分分析による第1成分（H-Factor）は高血圧性変化を表し，DBP，LVPWなどが関与，第2成分（S-Factor）は粥状動脈硬化性変化を表し，AOやEが主に関与している

の合併例では粥状動脈硬化症が急速に進展する．粥状動脈硬化症の診断は，局所的には頸動脈エコー法で内膜～中膜壁厚（0.9 mm以上）や，プラークを検出することが行われている．

また動脈径（D）に対する脈圧による径変化（ΔD）から行う動脈弾性率（$E = \Delta D/D$）測定[1]や，脈波伝播速度，四肢による血圧差や比の測定，橈骨動脈における圧脈波波形分析なども粥状動脈硬化症の診断に用いられているが，これらの測定値には血圧

上昇に伴う機能的異常が器質異常に加算されていることで，動脈硬化症の重症度を過大評価してしまう場合があるため注意をすべきである．

最近ではMRIやCTの三次元（3D）表示により，非観血的に動脈硬化の器質的な変化の診断が容易となっている．

高血圧の重症度には，これら高血圧そのものを主因とする重症度（X軸），粥状動脈硬化症の進展に伴う重症度（Y軸）（図2），さらに臓器障害が顕在化した状態（脳卒中や心筋梗塞など）（Z軸）の3者がある[1]．

高血圧や粥状動脈硬化症が進行すると，急な血圧上昇による動脈閉塞（梗塞病変）やラクーネ（粥腫）の破裂などにより標的臓器障害が顕在化する（図3）

3 標的臓器障害

脳病変は，一過性脳虚血発作や認知機能障害の程度は問診で，脳出血や脳梗塞，無症候性脳血管障害はCTやMRIの検査で評価する．

心臓では，狭心症や心筋梗塞，心不全の検査は心電図，シンチグラフィー，冠動脈造影法，心房性利尿ホルモンなどで評価する．

腎臓では，尿タンパク，腎障害を血清クレアチニン（Cre）（男性1.3，女性1.2 mg/dL以上）や推定GFR（eGFR）（男性194×$Cre^{-1.094}$×年齢$^{-0.287}$，女性=194×$Cre^{-1.094}$×年齢$^{-0.287}$×0.739）などで評価する[6]．

その他大動脈病変（大動脈瘤や大動脈解離，閉塞性動脈疾患）はエコー法やCT，MRIなどで行い，高血圧網膜症（出血や白斑）は眼底検査などで行う．

4 高血圧の重症度判定

図2の検査値をもとにH-FactorとS-Factorを点数化してX軸とY軸にプロットして各患者の高血圧重症度を判定[1]する（図4）ことは高血圧の病態の理解に役立つ．両者は平行して増悪する（軽，中，重症）とは限らず，その臓器障害の種類も異なる．

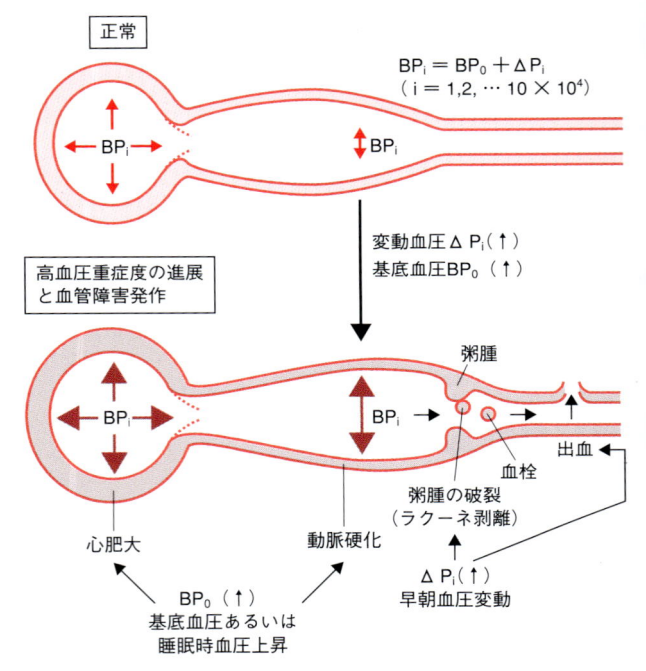

● 図3　高血圧重症度の進展

1日の血圧（BP_i）は睡眠時基底血圧（BP_0）と血圧変動（ΔP_i）より成り立ち（$BP_i = BP_0 + \Delta P_i$），BP_0は心肥大，細小動脈抵抗に，粥状動脈硬化には持続するBP_0の上昇と他の危険因子に影響される[3]．ΔP_iは梗塞病変の引き金（trigger）として重要である

Step up! ADVICE

高血圧重症度の進展

　高血圧症の主因は細動脈硬化（肥厚）や腎硬化症であり，細動脈肥厚により末梢血管抵抗が高くなり血圧が上昇するが，持続的血圧上昇はさらに細動脈肥厚を増悪し，さらに血圧を上昇させる悪循環を形成する．したがって，高血圧重症度の進展予防には早期診断と早期降圧が最も重要である．

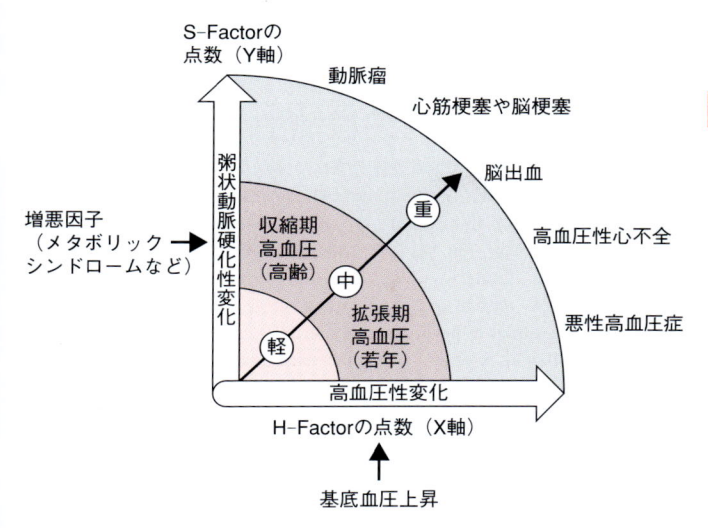

図の内容:
- S-Factorの点数（Y軸）
- 粥状動脈硬化性変化
- 動脈瘤
- 心筋梗塞や脳梗塞
- 脳出血
- 高血圧性心不全
- 悪性高血圧症
- 収縮期高血圧（高齢）
- 拡張期高血圧（若年）
- 軽／中／重
- 増悪因子（メタボリックシンドロームなど）
- 高血圧性変化
- H-Factorの点数（X軸）
- 基底血圧上昇

● 図4　高血圧重症度の判定[1]

1-2 薬物療法を開始する前に ④ 重症度診断（臓器障害の把握）

☑チェックリスト

高血圧重症度診断

☐ 家庭血圧やABPMで血圧値を正しく評価したか？

☐ 高血圧そのものの重症度評価（眼底変化や心肥大）をしたか？

☐ 粥状動脈硬化症の評価（危険因子やエコー検査など）はしたか？

☐ 脳，心，腎，大動脈などの標的臓器障害の診断を十分行ったか？

◆ 文献

1) Tochikubo, O. et al.：Variability of arterial blood pressure and classification of essential hypertension by multivariate statistical analysis. Jpn. Circ. J., 45：781-799, 1981
2)「高血圧治療ガイドライン2009」(日本高血圧学会高血圧治療ガイドライン作成委員会 編), 日本高血圧学会, 2009
3) Tochikubo, O. et al.：Statistical base value of 24-hour blood pressure distribution in patients with essential hypertension. Hypertension, 32 (3)：430-436, 1998
4) Tochikubo, O. et al.：Relation between body fat-corrected ECG voltage and ambulatory blood pressure in patients with essential hypertension. Hypertension, 5：1159-1163, 1999
5) Hishiki, S. et al.：Circadian variation of urinary microalbumin excretion and ambulatory blood pressure in patients with essential hypertension. J. Hypertens., 16 (12 Pt 2)：2101-2108, 1998
6)「CKD診療ガイド」(日本腎臓病学会 編), p52, 東京医学社, 2007

<栃久保 修>

1 ● 診断から治療へのプロセス
2 薬物治療を開始する前に
― ⑤ 合併症のチェック

Point

1. 高血圧治療の目的は，高血圧により起こる臓器や血管の障害・進展を予防することである．
2. 高血圧の治療を行うにあたり，臓器障害や合併症に関して把握しておくべきである．
3. 合併症が複数存在する可能性や，二次性高血圧が潜在している可能性もあることに注意する．

1 合併症とは[1]

- 高血圧の予後には高血圧そのもののみならず，高血圧による臓器障害の程度や心血管疾患およびその危険因子の有無が深く関与している．また他疾患を合併するとさらに生活の質（quality of life：QOL）が低下するとともに，脳・心血管疾患の発症頻度が増加し予後が悪化する．

- したがって，高血圧の持続により惹起される脳・心・腎・血管の障害を防ぎ，それらによる死亡を防ぐことが高血圧治療の目的となる．

- そのため，**臓器障害と合併症の有無や程度を把握することは重要**であり，総合的に評価して個々の患者に応じた治療を行う必要性がある．

- **糖尿病（メタボリックシンドロームを含む）・脂質異常症・高尿酸血症・慢性腎臓病・脳血管障害・心疾患は，心血管イベントのリスクを増加させる**ため，正確に診断し治療する必要がある．

2 合併症とその診断

1）糖尿病

糖尿病は，3大合併症と呼ばれる腎症・網膜症・神経障害という細小血管障害と，脳血管障害や虚血性心疾患，閉塞性動脈硬化症（arteriosclerosis obliterans：ASO）といった大血管障害を合併し，いずれもQOLと予後を悪化させる．

① 診断

- 糖尿病の診断は，図1の通りである[2]．

糖尿病は次のように診断基準が設けられている．

① 早朝空腹時血糖126mg/dL以上
② 75g OGTTでの2時間値200mg/dL以上
③ 随時血糖値200mg/dL以上

のいずれかであれば「糖尿病型」と診断され，別の日に行った検査で再度「糖尿病型」と確認されれば糖尿病と診断される．また，

① 糖尿病の典型的な症状があるとき
② 同時に測定したHbA$_{1c}$（hemoglobin A$_{1c}$，グリコヘモグロビン）が6.5％以上の場合
③ 確実な糖尿病性網膜症が認められる場合
④ 過去に糖尿病型を示した資料（検査データ）がある場合

のいずれかの場合は，1回の検査が糖尿病型であれば糖尿病と診断してよい，となっている．ただし，HbA$_{1c}$は正常型から糖尿病型の間のオーバーラップが大きく，HbA$_{1c}$が6.5％未満であっても糖尿病は否定できないことに注意する．

● 図1 糖尿病の診断基準

- 75g OGTTは，図1の診断基準に必ずしも含まれているものではないが，インスリン分泌指数やインスリン抵抗性を把握することができ，今後の糖尿病の発症を予測することもできる．

② 合併症の精査

- 腎症・網膜症・神経障害はもちろんであるが，大血管障害も調べる必要がある．脳血管障害や虚血性心疾患に関しては後述を参照とし，末梢血管であるASOに関しては，ABI（ankle-brachial systolic pressure index：足関節上腕収縮期血圧比）が有用であり，疑われるようであればエコーや造影CT，MRAなどで精査を進める．
- 高血圧合併糖尿病患者において，Schellong試験[※1]で起立性低血圧の有無を把握しておくことは高血圧治療のうえで重要である．
- 高血圧に耐糖能障害や糖尿病を合併する場合には，Cushing症候群などの内分泌疾患が潜在していることがある．そのため，これらの疾患では原疾患を治療することにより病状の軽快や治癒が望めるため，臨床所見などで疑われるなら内分泌学的検査を施行するべきである．

2）メタボリックシンドローム・脂質異常症・高尿酸血症

- メタボリックシンドロームとは，腹部肥満を主として血圧高値・耐糖能異常・脂質代謝異常のうち2つ以上を含む疾患と定義されている．
- 脂質異常（LDL-コレステロール≧140 mg/dL，HDL-コレステロール＜40 mg/dL，トリグリセライド≧150 mg/dL）や尿酸に関しては血液検査で調べることができる．

3）慢性腎臓病（chronic kidney disease, CKD）[3]

- 腎疾患は高血圧と密接な関係を有する．すなわち高血圧が腎機能障害を悪化させ，腎機能障害の進展が血圧を上昇させるという悪循環が形成される病態であり，また腎機能障害自体が心血管疾患の危険因子である点からも，腎障害の進展阻止は重要である．
- 原疾患の診断には腎生検が必要となる場合もあるが，①既往歴，②血液，③尿検査，④画像検査から鑑別できることも多い．
  ① 既往歴としては，糖尿病の罹患歴や血尿・タンパク尿の指摘の既往，血圧が高値であればいつからどの程度かを聴取する．
  ② 血液検査でBUN（blood urea nitrogen：血清尿素窒素）とCre（creatinine：クレアチニン）から腎機能を調べ，尿定性・沈査でのタンパクの有無と程度，潜血・糖・円柱の有無から原疾患を推察し，さらに必要と考えられる血液検査を行い，診断もしくはその糸口とすることができる．
  血清Cre・年齢・性別から推定GFR（estimated gromeruler filtration ratio, eGFR）を計算することで，より正確に腎機能を評価できる．

※1 Schellong試験

起立性低血圧の診断のための検査である．10分間安静臥床させ，脈拍数・血圧を測定しその後起立させる．起立直後から立位のまま1分ごとに10分まで脈拍数・血圧を測定し，検査中に立ちくらみ・嘔気・ふらつき・眼前暗黒感などの症状の有無について問診する．日本自律神経学会の基準としては，①起立時に収縮期血圧が30 mmHg以上もしくは拡張期血圧が15 mmHg以上下降する場合，②起立時に持続的に収縮期血圧が20 mmHg以上もしくは拡張期血圧が10 mmHg以上下降する場合に，起立性低血圧と診断される．

③ 尿タンパク排泄量の減少がCKDの予後を改善し、心血管事故が減少するといわれているため、それを減らす治療を行うことが重要である.
④ 画像検査においては、腹部エコー・CT・MRIで形態学的異常の有無、腎動脈狭窄や走行異常を調べることができる.

- 評価として蓄尿検査でタンパクもしくはAlb（アルブミン）の1日排泄量を測定することが望まれるが、随時尿でのAlb/CreやTP/Cre（TP：total protain, 総タンパク）がそれぞれの1日の排泄量のマーカーとなるため、外来でも評価が可能である.
- 正常ではタンパク排泄量が100〜200 mg/日以下、Alb排泄量は10〜20 mg/日以下であるが、24時間以内の過度な運動・過労・発熱・感染・心不全・尿路系異常・妊娠でも増加するため、評価の際には注意が必要である.

4) 心疾患

- 心電図（ホルター心電図を含む）・心エコー・トレッドミル・心筋シンチグラフィーなどで心疾患の病態把握を行うことができるが、それぞれの特異性があることから、適合性を考慮して行う.
- 心電図では不整脈の有無のみならず、虚血性心疾患や心肥大・拡大の有無を推察することができ、簡便な検査であることから定期的にフォローすることができる.
- 心エコーでは弁膜症の有無や、心機能・壁運動・壁自体の異常を調べることができる.

5) 脳血管障害

- 脳血管障害の危険因子として高血圧が最重要である. また、脳血管障害のなかでも無症候性脳血管障害は脳卒中発症のリスクが大きく、加齢も脳血管障害の危険因子として重要である.
- 無症候性脳血管障害の存在や進展は、脳卒中の発症のみならず認知機能低下も独立した危険因子である.
- 脳卒中の予防において降圧治療は重要である. そのためには頸動脈エコーや頭部CT・MRI・MRAなどで脳血管障害の有無と程度を調べ、適正な降圧を図るべきである.

6）気管支喘息およびCOPD（chronic obstructive pulmonary disease：慢性閉塞性肺疾患）

- 気管支喘息やCOPD患者に薬物療法を行う際に，降圧薬として望ましくない薬剤が含まれていることがある．疑われる場合には合併の有無を把握しておくべきである．
- 検査としては，呼吸機能検査・気道可逆性検査・胸部X線やCT・動脈血液ガス分析などがあげられる．
- 近年，SAS（sleep apnea syndrome：睡眠時無呼吸症候群）が，高血圧や心血管疾患と関連があり注目されている．
- 特にSAS患者では血圧コントロールが困難なことも多いため，症状よりSASが疑われれば精査を行うべきである．

7）肝疾患

- 血液・尿検査，CT・MRI・エコーなどの画像検査で肝疾患の有無を調べることができる．肝疾患を有する場合には腎排泄性の薬剤の選択を考慮し，定期的に肝機能をチェックすることで，薬剤性肝障害にも注意する．

☑チェックリスト

高血圧の合併症への対策

□ 合併症のチェックはなぜ重要なのか？

□ どういう合併症をチェックするべきなのか？

□ 検査結果から推測される合併症はないか？

□ 推測される合併症を確かめるための検査を行ったか？

□ 合併症への対応で注意点はおさえているか？

◆ 文献
1）「高血圧治療ガイドライン2009」（日本高血圧学会高血圧治療ガイドライン作成委員会 編），日本高血圧学会，2009
2）「糖尿病治療ガイド2008-2009」（日本糖尿病学会編），文光堂，2008
3）「CKD診療ガイド」（日本腎臓学会編），東京医学社，2007

<中坊麻利，有馬秀二>

1 ● 診断から治療へのプロセス
2 薬物療法を開始する前に — ⑥リスクの層別化と治療計画

Point

1. 高血圧の診断は，血圧測定値による．
2. 高血圧診断と治療の目的は，脳心血管疾患の一次・二次予防にある．
3. 高血圧の予後は，血圧レベルのみによって決定されるものではない．
4. 高血圧の治療は，血圧レベルとリスク因子，合併症，臓器障害の組合わせによる層別化（リスク分類）にもとづいて個別に行う．
5. 正常高値血圧でも，糖尿病，慢性腎臓病，臓器障害，脳心血管疾患の合併，3個以上のリスク因子が併存する場合は，降圧薬治療を含めた対応を考慮する．

1 リスク層別化にあたって

- 血圧値は，高血圧診療の最も基本的・本質的な評価項目であり，その測定は高血圧診療において最も基本的手技である．
- 高血圧の診断は血圧レベルに依存するが，予後は血圧レベルのみによって決定されるものではない．心血管疾患のリスク因子，合併症，臓器障害と血圧の組合わせ（層別化）により，その予後は左右される．

2 リスク層別化の基本

1）血圧測定

- 診察室血圧（clinic blood pressure：CBP）測定は高血圧診療のゴールドスタンダードである．
- JSH2009においては，標準的なCBP測定が強く勧められている．しかし，高血圧診療ではCBP測定の標準化はきわめて難しい．このため，"標準化されたCBP測定"に代わるべき信頼性の高い血圧情報を獲得する方法が求められる．

- JSH2009では，自由行動下血圧（ambulatory blood pressure：ABP）と家庭血圧（home blood pressure：HBP）の重要性が強調されており，本邦においては既に3,000万台以上のHBP測定装置が普及している（表1，2）．
- HBPは，
  ① 薬効・薬効の持続の評価に優れている
  ② **早朝高血圧，仮面高血圧，職場高血圧などを同定できる**
  ③ 患者さんの服薬・受診コンプライアンスを改善させる
  ④ **白衣高血圧（白衣現象）**[※1]**，仮面高血圧**[※2]**を診断できる**
  ことから，その治療への応用はきわめて高い医療費用効果を有する．
- **家庭高血圧は135/85 mmHg以上，家庭正常血圧は125/80 mmHg未満とガイドラインで規定されている．**

2）リスク層別化（図1）

- 高血圧診療においては予後評価のために，血圧値の他に血圧以外のリスク因子，合併症，臓器障害を評価せねばならない．
- JSH2009においては高血圧患者を図1のように血圧分類，主要な危険因子（糖尿病およびその他の危険因子），高血圧性臓器障害，心血管疾患の有無により低リスク，中等リスク，高リスクの3群に層別化する．また，本ガイドラインの特徴を以下に述べる．

※1 白衣高血圧（白衣現象）

医療環境下（外来など）で測定した血圧は常に高血圧で，非医療環境下で測定した血圧（HBP, ABPM）は常に正常である状態をいう．したがって，白衣高血圧・白衣現象の診断にHBP測定，ABP測定は不可欠である．白衣高血圧は未治療者における定義である．診察室血圧と家庭血圧の差は治療中の対象でも認められる．この現象を白衣現象（効果）と呼ぶ．

※2 仮面高血圧

診察所血圧は正常であり，非医療環境下の血圧値が高血圧状態にあるものを呼ぶ．治療者，未治療者を問わず認められる．診察室血圧では遮蔽された高血圧という意味で仮面高血圧（masked hypertension）と呼ばれる．これには朝の血圧上昇や，降圧薬の薬効持続が不十分で，次回服用前の血圧が高血圧レベルに上昇してしまった結果の朝の高血圧が関係する．

1 診断から治療へのプロセス

● 表1　各血圧測定法の特性

	診察室血圧	自由行動下血圧	家庭血圧
測定頻度	低	高	高
測定標準化	困難	不要	可
短期変動性の評価	不可	可	不可
概日変動性の評価 （夜間血圧の評価）*	不可	可	可*
薬効評価	可	適	最適
薬効持続時間の評価	不可	可	最良
長期変動性の評価	不可	不可	可
再現性	不良	良	最良
白衣現象	有	無	無

＊現在，夜間就眠時の血圧が測定可能な家庭血圧計が入手可能である

● 表2　異なった測定法における高血圧定義のための血圧閾値（mmHg）

	収縮期血圧	拡張期血圧
診察室血圧	140	90
家庭血圧	135	85
自由行動下血圧		
24時間	130	80
昼間	135	85
夜間	120	70

① 心血管疾患の危険因子の1つに，本邦の診断基準にもとづいたメタボリックシンドローム（MetS）が加わった．
② 完成した糖尿病は，独立した強い危険因子である．
③ メタボリックシンドロームは正常高値以上の血圧レベルと肥満（特に腹部肥満）を有することを前提とし，「空腹時血糖異常」または「糖尿病に至らない耐糖能異常，あるいは脂質異常症のどちらか」を有するものと定義されている．
④ 予後影響因子として，慢性腎臓病（CKD）が新たに加わった．

■ 血圧が正常高値といえども，糖尿病，CKD，3個以上の危険因子，臓器障害あるいは心血管疾患を有する場合は，JSHガイドラインでは高リスクと判断し，治療を考慮する．

■ 高血圧診療では集団管理戦略とともに高リスク管理戦略もきわめて有効と考えられる．

血圧分類 リスク層 血圧以外の リスク要因	正常高値 130〜139/ 85〜89 mmHg	Ⅰ度高血圧 140〜150/ 90〜99 mmHg	Ⅱ度高血圧 160〜179/ 100〜109 mmHg	Ⅲ度高血圧 ≧180/ ≧110 mmHg
リスク第一層 危険因子がない	付加リスクなし	低リスク	中等リスク	高リスク
リスク第二層 糖尿病以外の1〜2個の危険因子，メタボリックシンドローム※がある	中等リスク	中等リスク	高リスク	高リスク
リスク第三層 糖尿病，CKD，臓器障害/心血管病，3個以上の危険因子のいずれかがある	高リスク	高リスク	高リスク	高リスク

※リスク第二層のメタボリックシンドロームは，予防的な観点から以下のように定義する．正常高値以上の血圧レベルと腹部肥満（男性85cm以上，女性90cm以上）に加え，血糖値異常（空腹時血糖110〜125mg/dL，かつ/または糖尿病に至らない耐糖能異常），あるいは脂質代謝異常のどちらかを有するもの．両者を有する場合はリスク第三層とする．他の危険因子がなく腹部肥満と脂質代謝異常があれば血圧レベル以外の危険因子は2個であり，メタボリックシンドロームとあわせて危険因子3個とは数えない

● 図1 （診察室）血圧にもとづいた脳心血管リスク分類
（文献2，p16より引用）

3）治療計画

- HBPの測定を指導し，白衣高血圧，白衣現象，仮面高血圧の有無をチェックする．
- 臓器障害，合併する心血管疾患の危険因子の有無，程度を検索し，心血管疾患発症のリスクを評価する．
- 生活習慣の修正はすべての患者さんに徹底されなくてはならない．
- 糖尿病，CKD，MetSを伴う場合には，厳格かつ継続的な生活習慣の修正の徹底が求められる．
- リスクの層別化を行い（図2），それぞれのリスクに準拠した治療計画を策定，実施する．
- 糖尿病，CKD，心血管の臓器障害や心血管疾患を合併する患者さんについては，例え血圧が140/90mmHg未満であっても，高リスクと評価される（図1）．生活習慣の指導とともに，それ

```
┌─────────────────────────────────────┐
│ 血圧測定,病歴聴取,身体所見,検査所見 │
└─────────────────────────────────────┘
                  ↓
┌─────────────────────────────────────┐
│         二次性高血圧を除外           │
└─────────────────────────────────────┘
                  ↓
┌─────────────────────────────────────┐
│ 危険因子,臓器障害,心血管病,合併症を評価 │
└─────────────────────────────────────┘
                  ↓
┌─────────────────────────────────────┐
│         生活習慣の修正を指導         │
└─────────────────────────────────────┘
        ↓           ↓           ↓
    低リスク群   中等リスク群   高リスク群
        ↓           ↓           ↓
  一定期間(1〜3  一定期間(1カ月
  カ月以内)の指導 以内)の指導で   直ちに降圧薬治療
  で140/90mmHg以 140/90mmHg以上
  上なら降圧薬治療 なら降圧薬治療
```

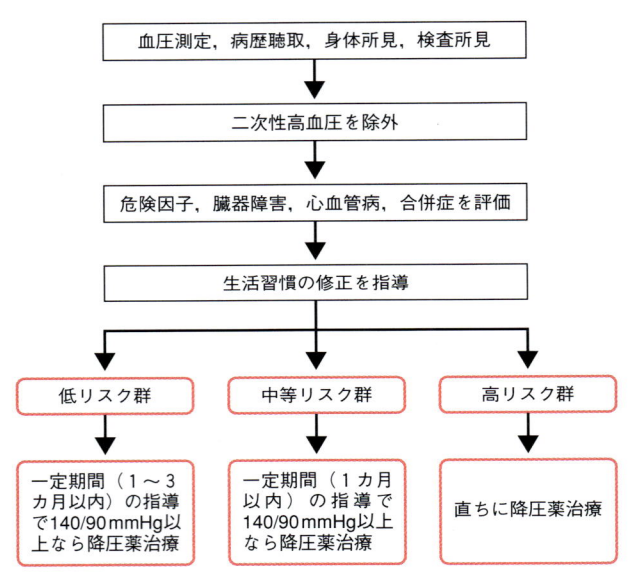

● 図2　初診時の高血圧管理計画
(文献2, p25より改変)

ぞれの病態に適合した降圧薬による,厳格な降圧治療を考慮すべきである.

■ MetSを伴う患者さんで,血圧値が正常高値(130〜139/84〜89 mmHg)で,かつ空腹時血糖値が110〜125 mg/dLあるいは糖尿病に至らない耐糖能異常を有し,臓器障害を合併しない場合は,まず厳重な生活習慣修正の指導を行う.

Step up! ADVICE

家庭で使用すべき血圧計の種類

　家庭血圧の測定は,高血圧の重症度を最も適切に判断し,臓器障害や合併症の発症を反映することから,今日では高血圧診療で家庭血圧を測定させることは不可欠である.その際,JSH2009では家庭血圧測定に上腕血圧計の使用を勧めている.

　手首血圧計は,その使用が簡便であるが精度の保障がなく,標準的な家庭血圧の測定には勧められない.

大迫研究におけるリスク分類（CBPとHBP）

目的：大迫研究において，JSH 2004のリスク分類を非高血圧の集団にまで拡大した場合の初発脳卒中発症リスクを評価し，血圧情報として，CBP，HBPのいずれが優れているかを比較した．

対象：岩手県花巻市大迫町民のうち，35歳以上で朝の家庭血圧を3日以上測定した2,368名．

方法：JSH 2004に準拠してCBPとHBPを，それぞれ個別に至適〜III度高血圧までの6段階に分類し，血圧レベルごとのリスクを算出．
JSH 2004のリスク分類を非高血圧者にも拡大し，各群の絶対リスクならびに他の危険因子の有無・個数に応じて，正常群・低リスク群・中リスク群・高リスク群の，計4群に分類し，正常群を基準としたハザード比を算出した．

結果：至適血圧を基準とした場合の脳卒中の発症リスクは，HBP，CBPいずれにもとづいた場合でも血圧段階の上昇に伴って直線的に増加した．
HBPにもとづいた場合は，正常高値血圧者も至適血圧者に比べ有意なリスク上昇を示した．
対象を4群に分類した場合，CBP，HBPいずれに基づいても低リスク群は正常群に比べて有意に高い脳卒中発症リスクを認めた．
対象の脳卒中の発症リスクは，リスク群の程度の上昇に伴って直線的に増加した．

結論：CBP，HBPともに脳卒中発症を予測したが，HBPによる予測能がより高かった．ことに正常高値者において他のリスク要因による層別化の結果，高いリスクが認められた．

文献：1

✓チェックリスト

リスクの層別化のポイント

□ 診察室血圧測定は,標準的方法に則っているか?

□ 家庭血圧測定を指導し測定させているか?

□ 心血管疾患リスク因子をチェックしたか?

□ 心血管疾患の存在をチェックしたか?

□ 臓器障害はチェックしたか?

□ 血圧レベルとリスク要因で患者さんをリスク層別化したか?

◆ 文献
1) Asayama, K. et al:Proposal of a Risk-Stratification System for the Japanese Population Based on Blood Pressure Levels:The Ohasama Study. Hypertens. Res., 31:1315-1322, 2008
2)「高血圧治療ガイドライン2009」(日本高血圧学会高血圧治療ガイドライン作成委員会 編),日本高血圧学会,2009

<今井 潤>

2 食事療法の指導
1 食事療法の基本的な考え方

Point

1. 高血圧リスクの層別化を行い，直ちに薬物による降圧療法の適応か，もしくはまず非薬物療法による治療の適応かを判断する．
2. 心血管疾患の他のリスク因子（糖尿病，脂質異常症，肥満などのメタボリック因子）や臓器障害（特に腎障害）を評価したうえで，注意して食事療法を進める．
3. 食事療法が可能な環境にあるかどうかの評価も必要で，そのような環境が整っていない場合には各個人に合わせた形の，実際的な食事指導が望ましい．

1 1人1人の患者さんにあった食事療法の基本的な考え方

心血管疾患あるいはその危険因子の薬物およびその他の治療は格段の進歩を成し遂げているが，それでも食事を中心としたライフスタイルの改善は心血管疾患あるいはその危険因子の抑制に重要である．そのなかで，高血圧は心血管合併症の大きなリスク因子であるため，食事療法による血圧管理は心血管合併症の予防・治療が最大の目標であり，**心血管合併症のリスク因子を総合的に改善することが重要である**．

2 食事療法の基本的な進め方

2001年，SacksらによってDASH（dietary approaches to stop hypertension）という低脂肪乳製品（飽和脂肪酸とコレステロールが少なく，カルシウムが多い）ならびに野菜・果実の多い（カリウム・マグネシウム・食物繊維の多い）食事摂取の臨床試験が行われ，中等度の高血圧患者で有意の降圧が報告された[1]．DASH食とINTERMAP[※1]に示されている日本人の代表的食事の栄養成分を比較すると（表1），日本食は欧米の食事に比べて脂肪摂取が全体として少なく炭水化物が多い．さらに食物繊維・カリウム・マグネシウム・カルシウムもDASH食よりは少ないものの欧米の食事よりは多く，DASH食に近い．しかし，コレステロール摂取は欧米よりも多い．したがって，わが国においてはコレステロールの多い食品を控え，低脂肪乳製品を補うことにより

2 食事療法の指導 93

● 表1　DASH食と日本人の食事（INTERMAP）の比較[*2]

項目	欧米の代表的食事[2)]	果実-野菜食[2)]	DASH食[2)]	日本の代表的食事[*1] 男性	女性
脂肪（% of total kcal）	37	37	27	23.7	26.1
飽和脂肪酸	16	16	6	6.1	7.1
単価不飽和脂肪酸	13	13	13	8.6	9.4
多価不飽和脂肪酸	8	8	8	6.2	6.6
炭水化物（%）	48	48	55	52.3	56.2
タンパク質（%）	15	15	18	15.8	16.1
コレステロール（mg/d）	300	300	150	446	359
食物繊維（g/d）	9	31	31	15.5	15.8
カリウム（mg/d）	1,700	4,700	4,700	1,920	1,891
マグネシウム（mg/d）	165	500	500	288	250
カルシウム（mg/d）	450	450	1,240	605	607
ナトリウム（mg/d）	3,000	3,000	3,000	4,843	4,278

[*1] 文献3，45〜56歳男女が対象．
[*2] エネルギーレベルはDASH食では2,100kcalでまとめられているが，INTERMAP調査ではエネルギー摂取量が男性2,278kcal，女性1,798kcalと異なっており，そのうえでの計算である．

DASH食に近い食事が達成できるものと考えられる

　さらにDASH-SodiumのようにDASH食に減塩を追加することによってその降圧効果は増強し，非高血圧患者も降圧を得られたが，血圧のより高い患者さんほど効果が大きかった．食塩による血圧上昇の程度（食塩感受性）には個人差があるが，食塩過剰摂取は血圧の変化とは無関係に心・腎・脳血管障害などを引き起こすので，**高血圧患者は一律に減塩が推奨される**．

※1 INTERMAP

　INTERMAP（international study of macro-and micronutrients and blood pressure）は米国，イギリス，中国，日本の4カ国17集団の4,680例において，栄養と血圧との関連を検討した国際共同研究である．

※2 INTERSALT

　INTERSALT研究は，世界32カ国の52集団について，24時間蓄尿により尿中ナトリウム・カリウム排泄と血圧との関連について検討した国際共同研究である．

1）塩分制限

　食塩摂取の世界的疫学調査であるINTERSALT研究[※2]などから，食塩摂取と血圧の関係は以前より知られている．つまり低食塩摂取地域では血圧が低い傾向が認められた．またDASH-Sodium（p.97，EVIDENCE参照）などの大規模臨床試験で**6 g/日前後の食塩制限にて有意な降圧**を認めたことを根拠に，6 g/日未満の減塩が推奨されている．わが国でもこれらのガイドラインに準拠し，6 g/日未満の減塩を推奨している（表2）．またDASH食は血圧のみならず脂質代謝，体重，ウェスト径をも改善させたことも注目に値する．

● 表2　生活習慣の修正項目

① 食塩制限 6 g/日未満
② 野菜・果物の積極的摂取*
　 コレステロールや飽和脂肪酸の摂取を控える
③ 適正体重の維持：BMI〔体重（kg）÷［身長（m）]^2〕が25を超えない
④ 運動療法：心血管疾患のない高血圧患者が対象で，有酸素運動を毎日30分以上を目標に定期的に行う
⑤ アルコール制限：エタノールで男性20～30 mL/日以下，
　 女性10～20 mL/日以下
⑥ 禁煙
生活習慣の複合的な修正はより効果的である

＊ただし，野菜・果物の積極的摂取は，重篤な腎障害を伴う場合は高カリウム血症をきたす可能性があるので推奨されない．また，果物の積極的摂取は摂取カロリーの増加につながることがあるので，糖尿病患者では推奨されない

2）総摂取カロリー量

　糖尿病合併の際には軽労作で20～30 kcal/標準体重，中等度労作で30～35 kcal/標準体重，重度労作で35～kcal/標準体重を目安にカロリー制限を行い，厳格な血糖コントロールを目指す．また，肥満・メタボリックシンドロームも適切なカロリー制限にて減量を図る．減量の降圧効果は確立されており，**4～5 kgの減量で有意の降圧**をきたすことが大規模臨床試験で報告[4]されている．肥満を伴う高血圧患者ではまず減量を勧めるべきであり，非肥満患者においては適正体重を維持するよう指導する．

　欧米では積極的減量のために，薬物療法や手術療法などが進められているが，欧米ほどは肥満者が多くない本邦では，肥満治療

の原則的・根本的治療である運動・食事療法が唯一とも言える治療であり，その施行の重要性は言うまでもない．

3）脂肪酸摂取

飽和脂肪酸，トランス脂肪酸などは心血管イベントとの関連もあり，心疾患合併症を予防する意味ではその摂取に注意する必要がある．中性脂肪・LDLを下げ，HDLを上げ，心血管イベント抑制の報告もあるn-3・n-6不飽和脂肪酸を多く含む植物性油，魚類などの摂取が勧められる．

NCEP（US national cholesterol education program）食やMLC（modified low-carbohydrate）食では，飽和脂肪酸の炭水化物への変換，もしくは一価不飽和脂肪酸やタンパク質への変換によって体重減少，総コレステロール値・LDL値の減少を認めている．

また近年，INTERMAP studyからn-3不飽和脂肪酸の摂取率と血圧との間に軽度ではあるものの，負の相関を示した報告もある[5]．

このようにして弱い降圧効果の栄養素でも組合わせると，大きな降圧・心血管合併症予防効果が得られることが示唆されている．

3 食事療法の注意点

糖尿病患者においては，果物の積極的摂取は摂取カロリーの増大につながるため注意が必要である．また腎障害の患者さんに対しては，果物・野菜の過剰摂取は血清カリウム値の上昇につながりうるため注意を要する．

塩分摂取に気をつけていると答える患者さんでも1日塩分摂取量が6g未満の患者さんは少ないと言われる．塩分摂取量の評価は難しいものの，現段階では24時間蓄尿ナトリウム量による推測が一番正確と考えられ，必要に応じて患者さんへのフィードバックを含めて検討してもよいと思われる．

step up! ADVICE

自己管理の動機付け

　患者さんに高血圧の病態をしっかり説明し理解してもらうと同時に動機付けをして，正しい自己管理の方法を教育し，長期間実行できるようにすることが大切である．そのためには医療機関・地域の保険機関が患者さんをサポートしていける体制が大切になる．

　病院で行える患者サポートとしては，患者さんの1日塩分摂取量を（例：食事調査，24時間蓄尿を駆使して）フィードバックしてあげること，具体的な塩分制限指導（例：高血圧学会減塩ワーキンググループ刊行の減塩レシピの活用など）を行うこと，行動変容を意識した外来フォローをしていくことなどがあげられる．

EVIDENCE　DASH食による降圧効果

目的：一般的な米国の食事（一般食）を摂った人と，DASH食を摂った人での血圧の変動を比較する．また，2群のなかでもさらに多量，中等量，少量の食塩摂取群に振り分け，各群内での食塩制限の降圧効果を比較する．

対象：血圧が120/80 mmHgを超える412名の米国在住患者．平均年齢48歳，女性約50％，黒人種約50％，平均血圧約138/86 mmHgの患者群で，腎障害，心障害，重度糖尿病患者は除外された．

方法：全患者に一般高食塩食（約9 g/日）を摂取してもらい，その後ランダムに一般食群とDASH食群に振り分け，それぞれのグループのなかでもさらに高食塩食（約9 g/日），中等食塩食（約6 g/日），低食塩食（約3 g/日）に分けた．

結果：一般食群のなかでも食塩摂取量が少ないほど，降圧効果を認めた．さらにDASH食にすることでその効果はさらに増強された．一般高食塩食からDASH低食塩食に変更することで約6.6 mmHgの降圧を認めた．

文献：1

> ### ✓チェックリスト

> ### 食事療法の要点
>
> □ 1日食塩摂取を6g未満にする.
>
> □ 低脂肪乳製品（飽和脂肪酸とコレステロールが少なく，カルシウムが多い）ならびに野菜・果実の多い（カリウム・マグネシウム・食物繊維の多い）食事の積極的摂取を心がける．なお糖尿病，腎障害の際には注意が必要（カリウム，リン，糖分，タンパク制限など）．
>
> □ メタボリック因子のある患者さんでは，カロリーコントロールにて至適体重を目指し・維持する．
>
> □ 患者さんに自己管理の方法を教育し，動機付けをして，正しく，長期間実行できるようにする．

◆ 文献
1) Sacks, F. M. et al.：Effect on blood pressure of reduced dietary sodium and the Dietary Approaches to Stop Hypertension (DASH) diet. N. Engl. J. Med., 344：3-10, 2001
2) DASH Collaborative Research Group：A Clinical Trial of the Effects of Dietary Patterns on Blood Pressure. N. Engl. J. Med., 336：1117-1124, 1997
3) INTERMAP Research Group：Nutrient intakes of middle-aged men and women in China, Japan, United Kingdom, and United States in the late 1990s：The INTERMAP Study. J. Hum. Hypertens., 17：623-630, 2003
4) Whelton, P. K. et al.：Sodium Reduction and Weight Loss in the Treatment of Hypertension in Older Persons. A Randomized Controlled Trial of Nonpharmacologic Interventions in the Elderly (TONE). JAMA, 279：839-846, 1998
5) Ueshima, H. et al.：Food Omega-3 Fatty Acid Intake of Individuals (Total, Linolenic Acid, Long-Chain) and Their Blood Pressure：INTERMAP Study. Hypertension, 50：313-319, 2007

<河原崎宏雄，安東克之>

2 食事療法の指導

2 合併症を考慮した食事療法

Point

1. 食事療法を決定する前に，腎機能，肥満や代謝障害（糖，脂質），その他の注意すべき合併症をまず評価する．
2. カロリー，減塩，カリウム摂取目標，糖・脂質代謝を考慮して食事療法メニューを決定する．
3. 肥満がある患者さんでは，体重のコントロールが最も重要である．
4. 食事内容とともに，患者さんの自覚を促して悪い食習慣を改善することが大切である．

1 はじめに

　高血圧の食事療法の基本は減塩であり，減塩の重要性は合併症を有する高血圧患者でも何ら変わらない．減塩に加えて，野菜や果物の積極的摂取，コレステロール・飽和脂肪酸の摂取制限，節酒が推奨されているが[1]，合併症を伴う高血圧患者ではこれらの付加部分が問題となってくる．

　ここでは，特に糖尿病，脂質代謝異常，メタボリックシンドローム（肥満）などの合併症を伴う場合の食事療法に関して概説したい．

2 合併症を考慮した食事療法の考え方

1）合併症のチェック項目

　高血圧患者では，リスクの層別化を行うために各患者が有する各種危険因子，臓器障害，心血管疾患の評価を行うのが一般的である．これらのなかで治療方針決定に特に重要なのが，腎機能，糖尿病，脳血管障害や虚血性心疾患などの心血管疾患の有無である．

　加えて，脂質代謝異常を示す人の割合は徐々に増加してきており，例えば「平成16年度労働衛生のしおり」によると，健康診断有所見者のなかで脂質代謝異常の割合は29.1％とすべての異常所見のなかで最も多くなっている（高血圧は11.9％）．つまり，高血圧患者においても脂質代謝異常を有する患者さんは非常に多いと考えるべきであり，食事療法を考える場合には必ずチェックしておくべき項目である．

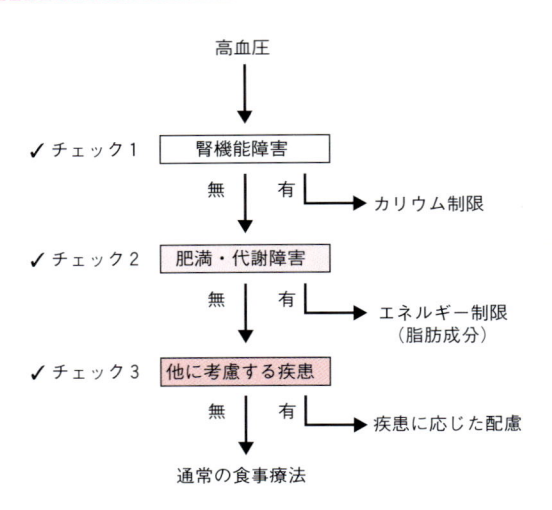

```
                       高血圧
                        ↓
✓チェック1      ┌─────────────┐
              │  腎機能障害    │
              └─────────────┘
               無 ↓  ↓ 有 ──→ カリウム制限

✓チェック2      ┌─────────────┐
              │ 肥満・代謝障害  │
              └─────────────┘
               無 ↓  ↓ 有 ──→ エネルギー制限
                                (脂肪成分)

✓チェック3      ┌─────────────┐
              │ 他に考慮する疾患 │
              └─────────────┘
               無 ↓  ↓ 有 ──→ 疾患に応じた配慮

                  通常の食事療法
```

● **図1　高血圧に対する食事療法決定の基本的な流れ**

最後に，メタボリックシンドロームの有無も含めて，肥満の評価をしておくことも大切である．

2）食事療法の指導

さて，以上の評価項目が判明した後に，どのように食事療法を決めていくかが問題となるが，おおまかには図1に示すような流れで合併症をチェックしていき，食事療法の内容を決定するのが効率的ではないかと思われる．

① 減塩・カリウム摂取指導

ごく一部の例外を除いたすべての高血圧患者に減塩指導を行うべきであり，いかなる合併症があろうとも減塩の重要性は揺るがない．生体内においてナトリウムとカリウムは拮抗関係にあり，**ナトリウム摂取を減らすとともにカリウム摂取量を増やすことは血圧低下に有効である**[2, 3]．

カリウム摂取には，生野菜や果物の積極的な摂取が推奨されており，これが高血圧食事療法の第二の柱である．

しかし，多量のカリウム摂取は，腎機能障害がある場合に高カリウム血症を引き起こす可能性があり，特に慢性腎臓病（CKD）stage 3以上（推定GFR< 60 mL/分/1.73 m^2）では積極的なカリウ

ム摂取は慎重に行わなければならない．加えて，腎障害を有する患者さんでは，ARBやACE阻害薬などのレニン-アンジオテンシン系阻害薬が使用されることが多く，高カリウム血症を起こしやすい状態にある．

② カロリー制限

次に肥満や代謝障害の有無をチェックし，必要に応じてカロリー制限を行う．カロリー制限のためには，果物の摂取は適正量に抑えるべきであり，カリウム補給のためには生野菜の摂取を奨励する．

体重の減量は高血圧の治療として重要であり[4]，同時に糖代謝異常や脂質代謝異常を伴う患者さんの治療にも有益である．さらに，摂取カロリーのバランスも重要であり，1日摂取総エネルギー量のなかで，炭水化物55〜60％，タンパク質15〜20％，脂肪20〜25％の割合とし，脂肪摂取量を極力抑えるべきである．

ちなみに，「平成16年 国民健康・栄養調査」によると脂肪エネルギー摂取率が25％を超える人の割合は46.4％であり，30％を超える人も22.7％存在する．すなわち一般人の2人に1人は脂肪摂取量を減らす努力をした方がよいことになり，肥満者ではなおさら脂肪摂取制限が重要である．また，脂肪の内容も重要であり，コレステロールと飽和脂肪酸の少ない食事内容にする必要がある．

③ 合併症を考慮した食事指導

最後に，脳血管障害や虚血性心疾患などの心血管疾患の有無を考慮する必要がある．ただし，これらの疾患に対する食事療法は，高血圧，糖代謝・脂質代謝異常に対する食事療法と共通点が多く，あまり変更する必要はない．

一例として，虚血性心疾患の二次予防のための食事療法を表1に示すが，高血圧，脂質，糖尿病の管理が中心であり大きな相違点はなく，合併症を伴う高血圧の食事療法モデルとなるものである．違いはLDLコレステロールやHDLコレステロールなどのリスク因子の管理目標値がより低くなっていることであり，薬物療法と併わせてより厳格な管理が必要である．

他には，合併頻度の高い高尿酸血症（痛風）に対するプリン体やアルコールの摂取制限や，肝機能障害がある場合のアルコール制限など，合併する疾患に対する細やかな配慮が必要であろう．

● 表1　虚血性心疾患の二次予防のための食事療法

① 体重管理
BMIを18.5〜24.9の範囲に保つ
② 血圧管理
減塩：6 g/日未満 アルコール摂取制限：30 mL/日未満 最大酸素摂取量50％程度の運動を推奨
③ 脂質管理
脂肪摂取量：総エネルギーの25％以下 飽和脂肪酸：総エネルギーの7％以下 多価不飽和脂肪酸（特にn-3系）の摂取を増やす コレステロール摂取量：300 mg/日以下
④ 糖尿病管理
HbA_{1c} 6.5％未満を維持

（文献5より改変）

3　合併症を考慮した食事療法の実際

1）適正カロリーの設定

　ここでは，具体例として肥満（メタボリックシンドローム）を合併した高血圧患者の食事療法を紹介したい．基本は食事療法と運動療法による体重のコントロールであり，腹囲を1 cm減らす（内臓脂肪を1 kg減らす）には，7,000 kcalのエネルギーを消費（または摂取制限）しなければならない．肥満に伴う代謝異常は数kgの体重減少でも大きく改善することが多いため，目標としては2〜3 kg/月の減量を目指す．

　多くの患者さんは摂取エネルギーが消費エネルギーと均衡しているかこれを上回っているため，体重は変化しないか増加することになる．そこで，適正カロリー摂取を考えるには，1日に必要な総エネルギーを考慮する必要がある．

　1日の消費エネルギーは，基礎代謝（kcal/kg体重/日）に体重と身体活動レベルを乗じることで求められる．表2に厚生労働省よりまとめられた「2005年版 日本人の食事摂取基準」に掲載されている基礎代謝基準値を示す．普通の生活を送っている日本人の身体活動レベルは1.75であるから，40歳の男性で体重60 kgの人の場合は，22.3×60×1.75＝2,342 kcal/日となる．

● 表2　基礎代謝基準値（kcal/kg体重/日）

	男性	女性
18～29歳	24.0	23.6
30～49歳	22.3	21.7
50～69歳	21.5	20.7
70歳以上	21.5	20.7

普通の生活を送っている場合の1日の消費エネルギーは「基礎代謝基準値×体重×1.75」で求められる．ただし，70歳以上は1.50をかける

　男性の場合，多くの人が2,000 kcal/日を超えることになるので，比較的穏やかなエネルギーコントロール食1,800 kcal/日であっても，確実に体重を減らすことが可能である．例として提示した男性が1,800 kcal/日の食事を継続した場合，1日の摂取エネルギーと消費エネルギーの差は約500 kcalとなり，1カ月で2 kg程の体重減少が可能となる．生活習慣の修正は継続することが最も重要であり，**目標は実現可能な範囲に設定する**ことが肝要である．

2）減塩とカリウム摂取

　JSH2009の減塩目標は6 g/日未満であるが，初期目標としては達成可能性の高い10 g/日未満を目指す．

　肥満者は，エネルギー過剰摂取，偏食，食習慣の乱れなどにより平均値を超える大量の塩分を摂取している場合が多いので，1日3食の規則的な食事，間食の中止，摂取エネルギーの制限を行うことで，かなりの量の塩分を減らすことが可能である．

　健常者が生体のカリウム平衡を保つためには1,500 mg/日（23 mg/kg体重）程度のカリウム摂取が必要であり，高血圧の予防や治療には3,500 mg/日のカリウム摂取が推奨される．具体的には1日350 g以上の野菜，そのうち120 g以上は緑黄色野菜を摂取することが推奨される．果物にもカリウムは多く含まれているがカロリーも高いため，糖尿病の食事療法と同じく食品交換表の1単位/日程度（バナナ1本，ミカン2個など）に抑えておくべきであろう．

　なお，腎機能障害があると高カリウム血症の危険があるため，CKD stage 3以上ではカリウムの摂取は慎重に行い（大量摂取は推奨できない），CKD stage 4以上で高カリウム血症がある場合はカリウム制限（1,500 mg/日以下）を実施する．

3）脂肪摂取の制限

エネルギー制限食のなかでの栄養配分は，炭水化物55～60％，タンパク質15～20％，脂肪20～25％とし，タンパク質や脂肪は魚肉や植物性のものを多く摂るようにする．魚肉や植物性タンパク質・脂肪を多くすることは，飽和脂肪酸を減らし，多価不飽和脂肪酸の割合を高くすることになる．さらに，多価不飽和脂肪酸を多く含む魚油の摂取増加は高血圧患者さんに降圧効果をもたらすとの報告があり，JSH2009でも魚の積極的摂取を推奨している．

高コレステロール血症がある場合，虚血性心疾患がある場合などは，コレステロールを300 mg/日以下に制限する．ただし，例えば卵1個（約230 mg）と牛肉100 g（約70 mg）でコレステロール300 mgとなるので，料理内容にはかなりの工夫が必要である．

やはり，専門の栄養士による細かい指導・カウンセリングは不可欠であろう．

4）アルコール制限

アルコールは男性20～30 g/日（日本酒1合程度），女性10～20 g/日に制限する．アルコールは食欲を増進し，肥満の促進にもつながるので注意が必要である．特に，中性脂肪が高い患者さんでは，アルコール多飲が原因となっていることも多く，治療抵抗性の高トリグリセリド血症の場合，まず禁酒して中性脂肪の経過をみる必要がある．

4 合併症を考慮した食事療法の注意点

1）食生活の改善

肥満やメタボリックシンドロームの患者さんの場合，食事内容の改善とともに，悪い食習慣の是正が重要である．不規則な食事時間，特に朝食を食べない，夜遅くに食事を摂る，間食が多いといったことは肥満につながるものである．また，満腹になるまで食べないと気がすまない，イライラするとつい食べてしまう，何かをしながら食事をする，食べ物が目に入るとつい食べてしまうといった悪い癖も修正しなければならない．このためには，患者自身に自分の食習慣の現状を自覚させ，それを修正していくための調査，指導，カウンセリングが必要である．

2）必須栄養素の欠乏の回避

エネルギー制限に伴い，ビタミン，各種ミネラル（鉄など）などの必須栄養素の欠乏が起きないように注意する必要がある．比較的穏やかなエネルギー制限食であれば，総エネルギーの40％以上をタンパク質と脂肪で摂取し，タンパク量として標準体重あたり1.0〜1.2g/日を確保し，その40〜50％を動物性タンパク質とすれば，まず問題はないと考えられる．

3）患者さんへのフィードバック

食事療法を持続させ，適宜修正を加えていく工夫も非常に重要である．定期的に血圧とともに体重の変化を記録して持参させ，体重減少が停滞したり，逆に体重が増えている場合には，原因の究明と適切な指導（食事内容の再検討，運動量を増やす工夫など）を行う必要がある．また，患者さんのモチベーションを維持するためのフィードバックは欠かすことができない．

最後に，きめ細かいサポートにより患者さんの自覚と協力を促し，患者さんとともに長期間持続できる食事療法を構築していくことが重要と思われる．

Step up! ADVICE

患者さんのモチベーションを維持する工夫

食事療法を継続するには困難が多く，小さなきっかけでも挫折しかねない．まず大切なことは明確かつ達成可能な目標を立てることである．例えば，体重76kgの人であれば，2kg/月という目標よりも，きちんと説得して3カ月後に70kgを切るという目標を立てる方がよい．現状把握のために体重をグラフに記載し，体重記録グラフには目標ラインを明記しておくと効果的である．明確な目標があると達成したときの満足感が強く，次回への励みとなる．

同時に，目標達成後の称賛が重要であり，特に家族や親しい友人から称賛してもらえるようにセットアップしておくと効果が大きい．一方で，医療者は食事療法に関する不満や不安を受容的に聞き入れ，患者さんのストレス発散をはかり，患者さんが自ら前向きな気持ちを持つように誘導する．また，同じ目標を持った仲間がいると脱落しにくいので，グループ指導をうまく取り入れるべきである．

☑チェックリスト

合併症を考慮した食事療法

☐ 腎機能，肥満，糖代謝，脂質代謝，心血管疾患，その他の合併症の評価を行ったか？

☐ 目標摂取カロリーの設定は重要である．長期継続可能なものとなっているか？

☐ カリウム補給を推奨する場合，腎機能に問題はないか？

☐ 脂肪摂取量を抑制するとともに，飽和脂肪酸やコレステロールを減らす工夫はなされているか？

☐ 食習慣の乱れや悪い癖の有無をきちんとチェックし，患者自身に自覚させる工夫がなされているか？

◆ 文献
1) 「高血圧治療ガイドライン2009」（日本高血圧学会高血圧治療ガイドライン作成委員会 編），日本高血圧学会，2009
2) Sacks, F. M. et al.：Effects on blood pressure of reduced dietary sodium and the Dietary Approaches to Stop Hypertension (DASH) diet. N. Engl. J. Med., 344：3-10, 2001
3) Appel, L. J. et al.：Dietary approaches to prevent and treat hypertension：a scientific statement from the American Heart Association. Hypertension, 47：296-308, 2006
4) Neter, J. E. et al.：Influence of weight reduction on blood pressure：a meta-analysis of randomized controlled trials. Hypertension, 42：878-884, 2003
5) 日本循環器学会：「心筋梗塞二次予防に関するガイドライン」(http://www.j-circ.or.jp/guideline/pdf/JCS2006_ishikawa_d.pdf), 2006

<北　俊弘，北村和雄>

2 食事療法の指導
3 臓器障害を考慮した食事療法

Point

1. 食塩制限のみでなく，総合的な生活習慣の修正が血圧低下・臓器保護につながる
2. 病態・年齢などを考慮し，おのおのの患者さんにあった食事療法を実践すべきである
3. おのおのの食事療法のメリット・デメリットを正確に把握し，実践すべきである

1 臓器障害を考慮した食事療法の考え方

高血圧に起因する臓器障害として，主に脳血管，心血管，腎機能障害があげられるが，最近ではメタボリックシンドローム（MetS）に伴う，非アルコール性脂肪性肝障害なども注目されている．高血圧に対する非薬物療法（生活習慣の修正）の項目としては

① 食塩制限
② 野菜・果物の積極的摂取とコレステロールや飽和脂肪酸の摂取制限
③ 適正体重の維持
④ 定期的な有酸素運動
⑤ アルコール制限
⑥ 禁煙

の6つがあげられる．いわゆる臓器障害に対する非薬物療法はこれらの項目をバランスよく実践することが基本となるが，本稿ではおのおのの臓器障害に対して，どのような食事療法が特に重要であるかを概説する．

2 臓器障害を考慮した食事療法の実際

1）脳血管障害

① 高血圧は脳卒中発症の重要な危険因子である

久山町研究では，収縮期血圧が140 mmHgを超えると，脳梗塞，脳出血ともに有意に発症率が高まることが報告されている．降圧による脳卒中と虚血性心疾患のリスクを比較した大規模臨床試験

において、そのリスクの低下率が虚血性心疾患に比べて脳卒中で高い結果となり、このことは脳卒中がいかに血圧に依存しているかを示している[1]. これらを反映して2004年に発表された『脳卒中治療ガイドライン』においても、高血圧は脳卒中の第一のリスクとして確立されている.

② 生活習慣の修正

それ自体で降圧効果が認められるだけではなく、降圧薬の作用を増強させる効果もあり、降圧薬の減量にもつながる.

③ 食塩制限の効果

高血圧に起因する脳卒中を考慮した食事療法を実践するにあたっては、やはり食塩制限が必須となる. メタ解析から、平均食塩摂取量を1日あたり5.8g制限することにより、3.7mmHgの血圧低下がみられると報告されている[2].

さらに、食塩制限による血圧低下は高齢者でより顕著であることが示されており、また本邦においては高齢者の脳卒中発症の頻度が高いことから、**脳卒中発症予防においては、食塩制限が大変重要である**ことが示唆される.

④ カリウムとマグネシウム

カリウムはナトリウムに対する拮抗作用、抗酸化作用などを有していることから、特に利尿薬を服用中でカリウムが不足するような患者さんでは、**DASH diet**[*1]に代表されるカリウムを多く含んだ食事（野菜・果物・豆類・ナッツなど）が推奨される. 同様に利尿薬を服用中でマグネシウムが欠乏しやすくなるような場合にはマグネシウムの摂取も考慮すべきで、この点においてもDASH dietは優れたものといえる. 実際にカリウムやマグネシウムの補給は血圧を低下させ、臓器保護効果があることが示されている[3,4].

※1 DASH (dietary approaches to stop hypertension) diet

低脂肪乳製品（飽和脂肪酸とコレステロールが少なく、カルシウムが多い）ならびに野菜・果物（カリウム、マグネシウム、食物繊維が多い）を多く含む食事.

DASH食と食塩制限を組合わせることによりⅡ度の高血圧患者で11.4/5.5mmHgと有意に降圧が得られた[9]. また、MetS患者を対象にした介入試験でも降圧, HDL上昇, TG (triglyceride, トリグリセリド) 低下などMetSに対し有効であるという結果が得られた[10].

⑤ 脂質異常症と脳血管疾患

　脂質異常症は脳血管疾患のリスクであり，脳卒中発症予防においては，動脈硬化症の予防を目的とした食事療法が必要となる．魚類などに多く含まれている$\omega-3$脂肪酸の摂取は，血清脂質値の改善に加え，血圧の低下や抗凝固作用，抗酸化作用，血管内皮機能の改善などをもたらし，脳梗塞の発症予防につながるといわれている[5]．

2）心血管障害

① 心不全の食事療法（食塩制限，水分制限）

　心不全の食事療法では，虚血性心疾患，肥満，糖尿病を合併しやすいことも加味すると，インスリン抵抗性やMetSを改善させるような食事療法が中心となる．心不全の食事療法には食塩制限とともに，肥満があれば摂取カロリーを制限し減量を図り，脂質にも注意すべきである．すなわち前述の脳血管障害と同様の治療が必要となる．

　食塩制限，水分制限は心不全の治療の基本であるが，一般的に行われている食事療法が適切か否かを評価する文献はない．心不全の一次予防や心不全のリスクである高血圧に対しては，食塩摂取量を1日10g以下に制限することが有効であると考えられている．

　心不全患者における適切な食塩制限量については確立された基準はないと思われるが，**一般的には軽症心不全（NYHA Ⅱ程度）では1日8〜10g，中等症心不全（NYHA Ⅱ〜Ⅲ）では1日5〜7g，重症心不全（NYHA Ⅲ〜Ⅳ）では1日5g以下が推奨されている**．食事内容を工夫することにより1日7g程度までは制限可能と思われるが，1日5g以下の食塩制限は本邦では非現実的と思われ，これがかえって患者さんのコンプライアンスの低下につながるため，あまり厳格な食塩制限は推奨できない．さらに，心不全患者では利尿薬が投与されているケースが多く，過度の食塩制限により，低ナトリウム血症をきたす可能性があるため注意が必要である．

　食塩制限によって過剰な水分貯留が予防されるため，**中等症の心不全までは1日1,200 mL程度までは水分摂取可能である．希釈性低ナトリウム血症をきたすような重症心不全では1日750 mL以下の水分制限が望ましい．**

② 肥満との関連

肥満は循環血液量を増加させ,さらに心拍出量を増加させる.肥満が長期に及ぶと左心不全が生じ,心房細動の原因にもなり,脳梗塞の発症の引き金ともなりうる[6].さらに右室の機能不全も誘発し,肺高血圧の原因にもなりうる.これらは減量により改善しうる.

3) 腎機能障害

① 基本はやはり食塩制限

食塩の過剰摂取は体液量の上昇の原因となるばかりでなく,腎保護作用,タンパク作用,降圧作用を有するACEI(angiotensin-converting enzyme inhibitor,アンジオテンシン変換酵素阻害薬)やARBの効果を減弱させることが知られている[7].血圧が上昇すると糸球体内圧が上昇し,糸球体が肥大した結果,タンパク尿が増加する.

また,CKD患者においては初期段階から食塩感受性が認められ,また,病状の進行とともにさらに亢進するといわれているため,食塩制限は重要な食事療法となる.

JSH2009や米国高血圧合同委員会指針などの欧米のガイドラインなどでは,1日6g未満の食塩制限を推奨している.しかし,腎不全患者では塩分保持能力も低下しているため,急激な食塩制限を行うと,脱水や高カリウム血症の原因となりうる.そのため,**特に高齢者などでは段階的な食塩制限を行うべきであると考えられている**.また,JSH2009ではDASH dietを推奨しているが,DASH dietは降圧効果が高い一方で,**CKD患者においては高カリウム血症などのリスクがあり,慎重な対応が必要である**.

② 低タンパク食

低タンパク食事療法は,ヒトではESRD(end-stage renal disease:末期腎疾患)の患者さんの透析導入時期を遅延させるが,腎不全早期において腎機能低下の抑制効果を有するかどうかは明らかでない.いずれにせよ症例に応じた低タンパク食事療法(0.6～0.8g/kg/日)は試みるべきではある.

③ 肥満との関連

肥満者においては糸球体の過剰濾過が生じていることが知られている.糸球体の過剰濾過は糸球体高血圧を引き起こし,タンパク尿や糸球体硬化をきたす.

最近の報告により,BMIで示される肥満度が独立したESRDの

リスクであることが知られている[8]．肥満によるリスクはBMIが25を超える段階ですでに報告されている．肥満の改善が高血圧に起因する腎障害に不可欠であり，積極的な，減量・体重維持が重要となる．

3 臓器障害を考慮した食事療法の注意点

- 心不全患者において過剰な食塩制限は患者さんのコンプライアンスの低下にもつながるため注意を要する．
- 食塩制限を行いつつ，利尿薬を内服している患者さんでは，電解質の変動（特に低ナトリウム血症）に注意する．
- 心不全患者の水分制限は，その程度に応じて飲水量を設定すべきである．
- 腎不全患者では，急激な食塩制限を行うことが，脱水や高カリウム血症の原因となりうる．そのため，特に高齢者などでは段階的な食塩制限を行うべきである．
- DASH dietは降圧効果が高いが，CKD患者においては高カリウム血症などのリスクがあり，慎重な対応が必要である．
- 肥満者・糖尿病患者はカロリー制限を要することから果物には留意する必要があり，野菜を主とすることが勧められる．

☑チェックリスト

食事療法のチェックポイント

☐ 患者さんの病態や年齢をしっかり考慮したうえで，おのおのの患者さんにあった食事療法を選択したか？

☐ 患者さんに生活習慣の修正を含めた食事療法の基本的な考え方を説明したか？

☐ おのおのの臓器障害を考慮した食事療法を選択するにあたり，その注意事項を確認したか？

◆ 文献

1) Whelton, P. K. & He, J. : Blood pressure reduction. In Clinical Trials in Cardiovascular Disease : A companion to Braunward's Heart Disease (Hennenkens, C. H. ed). W. B. Saunders, Philadelphia, pp341-359, 1999
2) Midgley, J. P. et al. : Effect of reduced dietary sodium on blood pressure : a meta-analysis of randomized controlled trials. JAMA, 275 : 1590-1597, 1996
3) Matsui, H. et al. : Protective Effect of Potassium Against the Hypertensive Cardiac Dysfunction : Association With Reactive Oxygen Species Reduction Hypertension, 48 : 225-231, 2006
4) Shimosawa, T. et al. : Magnesium Inhibits Norepinephrine Release by Blocking N-Type Calcium Channels at Peripheral Sympathetic Nerve Endings. Hypertension, 44 : 897-902, 2004
5) GISSI-Prevenzione Investigators : Dietary supplementation with n-3 polyunsaturated fatty acids and vitamin E after myocardial infarction : results of the GISSI-Prevenzione Trial. Lancet, 354 : 447-455, 1999
6) Aizawa, Y. et al. : Metabolic Syndrome and Risk of Development of Atrial Fibrillation : The Niigata Preventive Medicine Study. Circulation, 117 : 1255-1260, 2008
7) Hall, J. E. : The kidney, hypertension, and obesity. Hypertension, 41 : 625-633, 2003
8) Hsu, C. Y. et al. : Body mass index and risk for end-stage renal disease. Ann. Intern. Med., 144 : 21-28, 2006
9) Sacks, F. M. et al. : Effect on blood pressure of reduced dietary sodium and the Dietary Approaches to Stop Hypertension (DASH) diet. N. Engl. J. Med., 344 : 3-10, 2001
10) Azadbakht, L. et al. : Beneficial effects of a Dietary Approaches to Stop Hypertension eating plan on features of the metabolic syndrome. Diabetes. Care, 28 : 2823-2831, 2005

<上竹勇三郎, 下澤達雄>

2 食事療法の指導
4 コンプライアンス不良例の食事療法

Point

1. メタボリックシンドロームを合併した高血圧患者では食塩摂取量が多いため，カロリー制限，飲酒制限などと合わせた複合的指導が必要である．
2. コンプライアンス不良例では個々の症例に応じた問題点を抽出し，食事指導の内容と手段を検討する必要がある．
3. 実際の食塩摂取量を評価すること，セルフモニタリングによる動機付けと，継続的支援を行うことが重要である．

高血圧自体についての病識および食事療法の重要性に対する認識が不足している例がコンプライアンス不良となりやすいので，降圧薬の服用の有無を問わず，食事療法が重要であることを十分説明する必要がある．

1 食事療法の考え方

高血圧に対する食事療法の基本が食塩制限であることは言うまでもない．また肥満者においてはカロリー制限による適正体重の維持，さらに多量飲酒者では飲酒制限，喫煙者では禁煙の指導も重要である．

われわれの検討では，3剤以上の降圧薬を必要とする患者さんは男性で肥満者が多く，中性脂肪，尿酸，血糖値が高く，HDLコレステロールが低いなどの代謝異常を合併している例が多い．実際，男性の39％，女性の18％はいわゆるメタボリックシンドロームの基準を満たしており，特に男性のメタボリックシンドローム合併者は尿中食塩排泄量も多いことを報告している（図1）[1]．

一方，カリウムの積極的摂取も有効な食事療法である．しかし，特にメタボリックシンドロームを合併した女性では野菜や果物の摂取が少ない傾向を認めている．

24時間家庭蓄尿を5回施行した高血圧外来患者を対象として，食塩制限6g/日未満の遵守率を検討したが，男性の64％，女性の47％は1回も6g/日未満を達成できておらず，特に肥満者において遵守が困難である実態が明らかとなった．

したがって，食事療法に対するコンプライアンスの悪い患者さんは，降圧薬も多く必要となり，厳格な降圧目標の達成も困難と

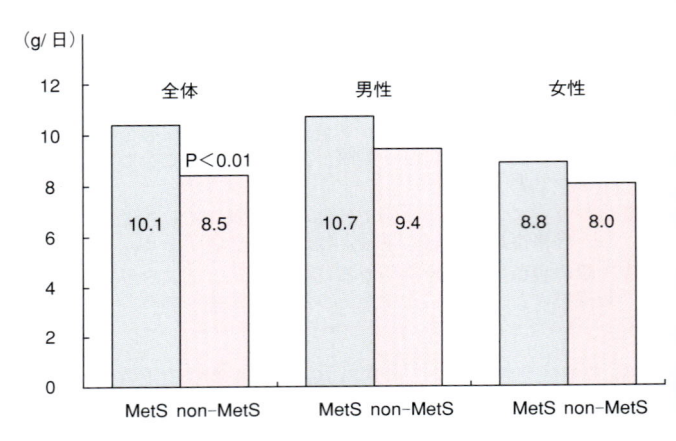

● 図1　メタボリックシンドロームと尿中食塩排泄量[1]
MetS：メタボリックシンドローム

なる場合が多いことを念頭に置き，食塩制限やカロリー制限などの食事療法とともに，飲酒制限，運動など複合的な生活習慣の修正を指導することが重要である．

2 食事療法の進め方

個々の患者さんについて指導すべき生活習慣の修正項目を抽出し，**ライフスタイルに合った指導手段を考える**ことが重要である．

1）飲酒制限の指導

われわれの検討では，飲酒習慣と喫煙習慣には関係があり，さらに習慣的飲酒者は食塩摂取量も多い．また食塩摂取量の最大の規定要因は体重である．したがって，食塩制限を指導する場合は単に食事中の食塩量を減らす手段を指導することより，特に**自宅外での飲酒機会を減らすこと，カロリー制限により体重を減らす努力をすることの指導がそのまま減塩指導につながる**ことを理解しておく必要がある．

2）喫煙指導

また喫煙の慢性的高血圧への関与についての評価は確立していないが，高血圧治療の目的が脳卒中や虚血性心疾患など心血管疾

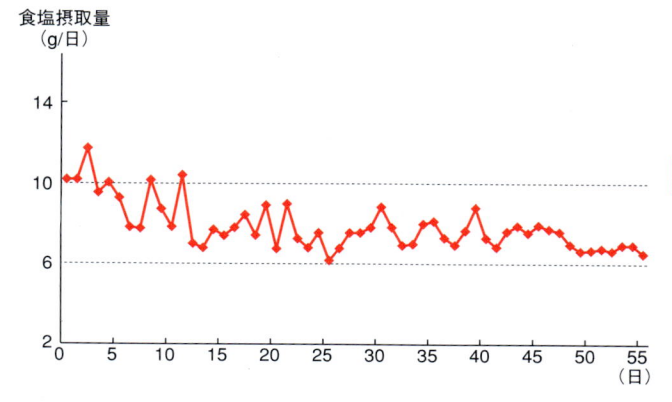

●図2　減塩モニタを用いた食塩摂取量の自己測定（69歳男性）

患の予防であることを考慮すると，禁煙指導はきわめて重要である．

3）セルフモニタリング

　しかし，減塩やカロリー制限などの食事療法は長続きしないことも多いので，動機付けと継続的支援が不可欠であり，その手段として**食塩摂取量や体重に対するセルフモニタリング**が有効な場合がある．最近夜間尿から1日食塩排泄量を推定する減塩モニタが発売され，家庭血圧と同様に家庭における食塩摂取量の自己測定が可能となった[2]．

　図2に69歳男性における2カ月間の食塩摂取量の推移を示す．当初10g/日前後で推移していた食塩摂取量はフィードバック効果により次第に低下し，6g/日台で安定するようになった．このように，実際の食生活のなかで食塩摂取量を自覚させる手段は通常行われている栄養指導より有用である可能性がある．

　同様に体重減少の効果もセルフモニタリングを用いるとより有効である．図3に体重と家庭血圧の自己測定を行った69歳男性の例を示す．6カ月間に約10kgの体重減少に成功したが，それに伴って家庭血圧の1カ月ごとの平均値も低下し，降圧薬の減量が可能となった．

　このように食事指導を進めるにあたっては，**患者自身がセルフモニタリングを行い，それに対して主治医が継続的支援を行うこと**が重要である．

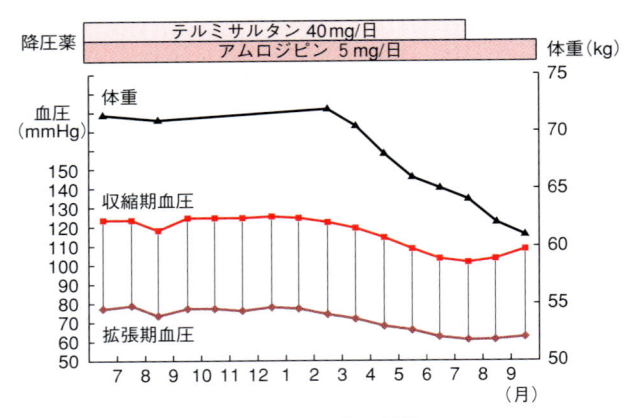

● 図3 減量による血圧の低下（69歳 男性）

3 食事療法の注意点

　食塩摂取量が多いわが国において減塩指導は容易ではない．しかし，本来低カロリー，低脂質である日本食は減塩を工夫すれば理想的な食事とも言える．食塩に対する味覚には個人差があること，食事量が増えればおのずと食塩摂取量も増えることから，「減塩を意識している」とか「薄味にしている」という患者さんの主張は必ずしも実際の減塩に結びついているとは限らない．

　実際，われわれはアンケート調査による減塩の意識が実際の食塩排泄量に反映されていないことを報告している（図4）[3]．このことは実際の食塩摂取量を測定し，**患者さんにフィードバックをかけない限り有効な減塩指導ができない**ことを意味している．

　また降圧薬投与により血圧管理が良好な患者さんでは，食事療法に対する動機付けが低下することも経験されるが，減塩や減量など生活習慣の修正により降圧薬の減量が可能となる場合があること，食塩摂取自体が血圧とは独立して心血管疾患のリスクとなる可能性が報告されていることから[4]，**血圧管理が良好であっても食事療法の継続が重要**であることをくり返し指導する必要がある．

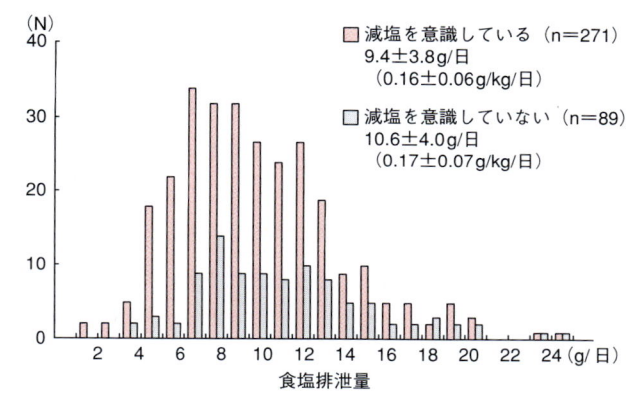

● **図4 減塩の意識と実際の食塩排泄量**[3]

減塩の意識の有無にかかわらず,1日の食塩排泄量が6g以上となるアンケート回答者がほとんどであった

Step up! ADVICE

食塩摂取量の評価

日本高血圧学会の減塩ワーキンググループにより,食塩摂取量の評価法が提示されている.

栄養士による聞き取り調査や食事内容の実測による食塩摂取量の評価は容易ではなく,尿中食塩排泄量の測定がより実践的である.

24時間蓄尿による評価は信頼性が高いが簡便ではないため,実地診療では早朝第2尿や随時尿から推定式を用いて1日摂取量を算出する方法が推奨される.

また本文中にも述べたように,夜間尿から1日摂取量を推定する減塩モニタは自己測定が可能であり,減塩に対する動機付けと継続の支援に有用である可能性がある.

☑チェックリスト

コンプライアンス不良例の食事療法

□食塩制限，カロリー制限，飲酒制限など必要な指導項目を確認したか？

□食塩摂取量などを含む食事の実態を評価したか？

□セルフモニタリングによる動機付けを行ったか？

◆ 文献
1) Ohta, Y. et al.：Prevalence and lifestyle characteristics of hypertesive patients with metabolic syndrome followed at an outpatient clinic in Fukuoka, Japan. Hypertens. Res., 30：1077-1082, 2007
2) Yamasue, K. et al.：Self-monitoring of home blood pressure with estimation of daily salt intake using a new electrical device. J. Hum. Hypertens., 20：593-598, 2006
3) Ohta, Y. et al.：Relationship between the awareness of salt restriction and the actual salt intake in hypertensive patients. Hypertens. Res., 27：243-246, 2004
4) Tumilehto, J. et al.：Urinary sodium excretion and cardiovascular mortality in Finland：a prospective study. Lancet 357：848-851, 2001

＜土橋卓也＞

3 運動療法の指導
1 運動療法の基本的な考え方

Point
1. 運動療法前の適応性チェック
2. 適切な運動強度・種類
3. 効果の判定

1 はじめに

　生活習慣の改善による高血圧の非薬物療法は，薬物療法の有無にかかわらず推奨される方法である．現代的生活がもたらした運動不足は楽な日常生活を好む大半のひとに共通の問題点である．それを解消する運動は，種類や強度，運動時間を誤ると逆に合併症をきたす可能性があるが，それらが適当であれば健康増進のみならず，生活習慣病の改善を達成できる．

　本項では心血管疾患の原因となる生活習慣病の改善効果をもつ適切な運動療法について述べる．

2 運動療法の動機づけ

1）問診のポイント

　心血管疾患の運動療法の効果をあげるために重要なことは，患者自身がいかにその気になって運動不足の生活習慣を断ち切り運動を開始し，また，それを維持するかである．そのためには，1人1人の患者個人の生活状況に合わせた運動療法の指導が重要となる．そこで各患者の個人的な生活状況の把握に努め，今どのような運動療法を指導すべきかを医師が判断する必要がある．

　診察では現病歴，既往歴，家族歴，家族構成，生活の状況などについて問診することが重要な第一歩となる．普段の運動量・職業歴・患者個人の運動歴などはその後の運動療法の適用に影響を与えるので，詳しく聞く必要がある．例えば，学生時代にかなりハードな運動歴のある個人が，長期間の運動不足の後に急に運動療法をはじめると，ついつい運動の強度が強くなりすぎ過運動になって，逆にストレスを増強したり，骨・靱帯・関節障害を合併することがある．

2）運動の指導

心血管疾患を有する患者さんが対象であるので，疾患自体の重症度，合併症の有無，危険因子の把握（高血圧，糖尿病，脂質異常症，高尿酸血症，肥満，メタボリックシンドローム）が必要であることはいうまでもない．このような問診をもとにしてその患者個人の変更可能な生活習慣と変更不可能な生活習慣を把握し，患者さんの動機づけにつながるような運動を考えて指導する必要がある．

そして運動の開始がうまくいった場合には，その後の経過のサポートが必要で，カルテにどのような運動をどのくらいその患者さんが行っているかということを記載し，問診で体重の変化や体力の変化を追跡していく必要がある．**すなわち運動療法の効能は患者さんと医者の連携作業がいかにうまくいくかにかかっている．**

3 運動療法の実際

運動療法前のチェックとして運動療法適応除外例をスクリーニングすることが重要である．重症の心不全・大動脈疾患・腎不全などを除外すれば，多くの心血管疾患そのものは運動療法の除外基準にはあてはまらない．言い換えれば，運動の種類や強度さえ間違えなければ，重症の臓器障害患者以外のほとんどすべての循環器疾患に運動療法は可能である．運動療法が適用できない患者さんとしては重症感染症，重症の消化器疾患などがあげられる．

また**服用している薬物の把握**は重要で，脈拍の増減に影響を与えるような薬物（β遮断薬・ベラパミルやジルチアゼムなどのカルシウム拮抗薬）の投与例では，心拍数が運動強度の目安として使用できない．よって自覚症状が運動強度の設定に重要となる．さらに頻度は非常に低いが，運動療法中の突然死につながるような労作依存性の不整脈をスクリーニングするため，運動負荷試験[※1]は最低限必要である．

※1 運動負荷試験
心電図をモニターしながらトレッドミルやエルゴメーターで運動負荷をかけて心筋虚血がないかチェックする試験

4 運動の種類と血圧

運動には歩行や水泳といった動的等張性運動（筋肉の収縮と弛緩をくり返す運動）と重量挙げやハンドグリップのような動的等尺性運動（筋収縮を持続させる運動）とがある．

動的等尺性運動では，筋収縮による末梢血管の圧迫のために血管抵抗の上昇をきたし，心拍出量の増加も相まって収縮期，拡張期両方の血圧を上昇させる．

一方動的等張性運動では，運動開始後最初の数分は収縮期血圧の上昇をきたすが，その後は定常状態を保つか，若干低下傾向を示し，拡張期血圧にはほとんど影響しない．これは，運動の持続により運動筋の血流量が増加するために，末梢血管抵抗が減少するためとされている．当然心血管疾患患者にはこの動的等張性運動が適している．

したがって推奨される運動の種類としては歩行・エルゴメーター・水泳・体操・ダンスなどである．

5 運動の強度

1）運動強度の設定

運動強度は個人の運動能力に応じて個別に設定する方が望ましい．心血管疾患患者においては，最大強度の運動負荷試験は不可能なので，最大運動強度の75〜80％程度までの多段階漸増運動負荷試験を行い，各個人の推定最大運動強度を求め，その50〜60％の運動強度を計算し，この強度をその個人の運動強度として運動処方することが推奨される．運動負荷試験には種々の方法があるが，循環器患者に多く用いられるトレッドミル・エルゴメーターなどを用いて運動強度を定める方法が一般的である．

2）運動強度の比較

以前に高血圧患者を対象とした強い運動強度（最大酸素摂取量の約75％）と弱い強度（約50％）とを比較した研究[1]がある．

降圧効果は両群でほぼ同じであったが，運動中の血圧が軽い運動では収縮期血圧で約10mmHg程度しか上昇しないのに対し，強い運動では約60mmHgもの上昇を認め，心拍数の増加も大きく，さらに各種昇圧物質が増加した．さらに，強い運動においてはその運動自体の苦痛のため脱落者もあった．

3 運動療法の指導

また，強すぎる運動では酸素需要量に見合う酸素供給が間に合わず酸素不足に陥り，乳酸が筋肉に蓄積し運動が続けられなくなる．血中乳酸も増加し，それが引き金となり各種昇圧ホルモン（レニン，アルドステロン，カテコールアミン，バソプレシン）が上昇する．

　それに対し弱い運動においては，疲労物質である乳酸の蓄積がないのでカテコールアミンの分泌も少ない一方で，降圧に寄与するプロスタグランジンEや利尿物質が上昇していた．よって同じ降圧効果が得られるなら無理のない50％強度の方が推奨される．

　一方，米国スポーツ医学協会（ACSM/AHA）の一般向けの勧告では，運動強度の強い運動の方が心血管保護効果に優れるとの成績も示されており，運動強度の強い運動と中等度の運動を交えて行うことが推奨された．

　しかし，心血管疾患患者では高血圧を合併する患者さんも多く，前述したように，運動強度の強い運動中に血圧のさらなる上昇が起こる可能性も高い．よって，高血圧を合併する患者さんの運動療法において高強度の運動は推奨できない．

3）心拍数を用いた運動強度の設定

　日常生活のなかで最大運動強度の約50％強度で運動療法を施行するためにより手軽な方法として，心拍数や自覚的強度を目安として運動強度を調節することができる．最大酸素摂取量の50％の運動強度における1分脈拍数は「138－（年齢/2）」で求められる．しかし，これは安静時心拍数が正常（60～80回/分）な人で心拍数に影響する薬物投与のない者に限られる．

　また脈拍数が測りにくい場合，自覚症状として「楽である」または「ややきつい」と感じさせる程度を守らせる．外来診療においては患者さんの適切な心拍数を定めることが難しいため，平地走行の角度を付けないトレッドミル負荷試験を施行して適切な心拍数を定めることも推奨される．

6　必要な運動量

　運動生理学的に有効な運動効果を得るためには，1回の運動につき約300 kcalのエネルギーの消費が必要とされている．最大酸素摂取量の50％程度の弱い運動で300 kcalのエネルギーを消費するためには約60分の運動が必要になる．この量の運動で降圧効果を得

● 表 心血管疾患患者での運動療法の成果

① 運動耐容能の改善
② 症状の改善
③ 血圧低下
④ 脂質代謝の改善
⑤ 糖代謝・インスリン抵抗性の改善
⑥ 喫煙率の減少
⑦ 精神的満足度の向上とストレスの低下
⑧ 死亡率の低下（癌死を含む）
⑨ 確立された運動中の安全性

るのに必要な運動時間は，多くの報告によれば累計1,000分以上必要といわれ，十分な効果を期待するにはその2倍以上が望ましいとされる．

実際の運動療法では1回60分ずつ週3回以上（または30分，週6回）の運動を10週間（累計1,800分）行うと有効な降圧が得られることが知られている．

7 運動の効果（表）

1）自覚症状

軽強度から中等度の運動強度を用いた運動療法を3カ月くらい行うと，まず，運動耐容能の改善が主観的にも客観的にも認められる．そのことが直接身体症状の改善として認知される．すなわち，心不全の患者さんなどでは労作時の息切れなどが軽減する．

実際の運動療法では開始後1カ月目くらいより，肩こり・腰痛の軽減などが降圧に先駆けて観察されることが多い．

2）降圧

血圧については，本態性高血圧（WHO分類Ⅰ〜Ⅱ期）の患者さんでは安静時血圧の有効な降圧（SBP 20 mmHgまたはそれ以上，かつDBP 10 mmHgまたはそれ以上の降圧）は10週間で約50%に達した．また運動群と非運動群に分けた調査では，運動群のみ有意な降圧を認めた．

3）降圧以外の効果

軽強度の運動療法は，降圧以外の心血管系疾患の危険因子に対

してもよい効果をもたらす．例えば，抗動脈硬化作用のあるHDL-コレステロールの主要成分であるアポA1やHDL2コレステロールの増加，QOLの改善が確認されている．

また持続的運動がインスリン感受性を改善させることも報告されており，心血管疾患患者においても運動療法後の血中インスリン値の低下が報告された[2]．

さらに，高血圧性心臓病（心肥大）のある高血圧患者が1年間の運動療法を行うと，左心室肥厚の低下がみられたことから，運動が好ましい心筋リモデリングをもたらすことも報告されている[3]．

冠動脈疾患患者の運動療法では，コメディカルのサポートにより喫煙率が減少することも報告されている[4]．

また，心血管疾患の発症後には多くの患者さんが精神的にうつ状態になることも知られているが，運動療法はそのような精神的な落ち込みを減少させることも知られている．

運動療法を長期に持続し，体力低下を予防できると，癌の発生率も減少させることが知られている．さらに，運動の種類や強度を間違わなければ心血管疾患患者の運動療法中の死亡率は統計学的に非常に低く，安全性も確立されている．

8 運動療法と各種薬剤の併用の注意点

1）降圧薬

運動療法を行う患者さんにおいて，降圧薬を併用する場合がある．最大酸素摂取量の約50％に相当する軽強度の運動療法では，原則どの降圧薬を併用しても問題ない．

しかし，運動強度が強い場合には，利尿薬は運動負荷時の最大酸素摂取量や運動の持続時間を約10％減少させ，β遮断薬は10〜20％減少させる．

一方，カルシウム拮抗薬・アンジオテンシン変換酵素（ACE）阻害薬・アンジオテンシン受容体拮抗薬（ARB）は運動に影響を与えないと考えられているので，運動療法との併用には適当であると考えられる．しかし，長時間の運動による発汗などで循環血漿量が減少した場合には低血圧が出現しやすくなるので，運動療法前や運動中の水分補給は重要である．また，重症（Ⅲ度）高血圧患者においては，運動療法を行う以前に十分な降圧を行うべきである．

2) 脂質代謝関係の薬剤

脂質代謝に関係する薬剤の投与は，運動に関して大きな問題をもたらさない．ただしHMG CoA（hepatic 3-methylglutaryl coenzyme A：肝3-メチルグルタリル補酵素A）還元酵素阻害薬とフィブラート系の薬物の併用投与は横紋筋融解症を誘発する可能性があるので事前にチェックする．

3) 糖尿病薬

糖尿病患者では，薬物の効果により運動中に低血糖を誘発する可能性があるため，常に糖を含む飴やクッキーなどを携帯しておく必要がある．また，運動後の低血糖では血糖上昇作用の持続が長いクッキーやチーズなどを使用する方がよい．

インスリン治療を行っている患者さんでは，インスリン注射は原則として腹壁へ行う．大腿部への注射は禁ずる．

運動量が多い場合，運動前のインスリン注射量は減量し（2/3〜1/2へ），運動前後に補食させる必要がある．補食は糖質を主体に行う．

糖尿病薬で治療を受けている患者さんでは運動は原則として食後に行う．早朝空腹時の運動などは特に低血糖に注意する必要がある．

このように内服やインスリン治療中の糖尿病の運動療法においては，上述した点に注意して注意深く運動療法を行う必要がある．

9 おわりに

生活習慣病に対する運動療法は原因療法であり，薬物療法以前に非常に重要となるが，運動の持続には本人の自覚と指導する側のサポートが必要になる．

運動療法で十分な効果を得るのは薬物療法などに比べ多少時間がかかる．しかし運動療法は他の危険因子（脂質・糖代謝異常，インスリン感受性など）を改善し，QOLの向上にも優れている．そのことを，心血管疾患患者にも納得してもらい，継続できるように指導していくことが重要となる．

✓チェックリスト

運動療法の考え方

☐ 運動療法適応除外例はスクリーニングしたか？

☐ 服用している薬物は把握したか？

☐ 運動の種類・強度・量は適切か？

☐ 運動の効果を確認したか？

◆ 文献
1) Tashiro, E. et al.：Crossover comparison between the depressor effects of low and high work-rate exercise in mild hypertension. Clin. Exp. Pharmacol. Physiol., 20（11）：689-696, 1993
2) Nishida, Y. et al.：Effect of moderate exercise training on peripheral glucose effectiveness, insulin sensitivity, and endogenous glucose production in healthy humans estimated by a two-compartment-labeled minimal model. Diabetes. 53（2）：315-320, 2004
3) Rinder, M. R. et al.：Comparison of effects of exercise and diuretic on left ventricular geometry, mass, and insulin resistance in older hypertensive adults. Am. J. Physiol. Regul. Integr. Comp. Physiol., 287（2）：R360-368, 2004
4) Denolle, T. et al.：Effectiveness of a health network in secondary prevention among coronary patients. Arch. Mal. Coeur. Vaiss., 100（8）：625-629, 2007

＜浦田秀則＞

3 ● 運動療法の指導
2 合併症を考慮した運動療法

Point

1. 高血圧患者は，肥満や糖・脂質代謝異常などの冠危険因子を複数合併する頻度が高いことを認識すべきである．
2. 冠危険因子保有者，虚血性心疾患患者などを対象として運動療法を安全かつ効果的に実施するには，病歴や身体所見および医学的検査から得られたデータをもとに，運動療法が可能な患者さんの選択と合併症にもとづくリスクの層別化を行い，適正な運動処方を作成することが重要である．
3. 運動療法前のメディカルチェックの一環として，どのような場合に運動負荷試験を実施すべきかを認識し，また運動療法および運動負荷の禁忌についても把握すべきである．

1 合併症を考慮した運動療法の考え方

　高血圧患者は単に血圧が高いだけではなく，肥満や糖・脂質代謝異常などの冠危険因子を複数合併する頻度が高い．そのため，**運動療法を安全に実施するために，年齢，合併症，体力などの身体状況を十分に把握し，リスクの層別化を行い，さらに運動の目的を明確にしたうえで**，個人に適した運動処方を行う．

1）メディカルチェック[1]

　運動療法前のメディカルチェックの目的として以下の項目があげられる．

- 医学的に運動が禁忌とされる個人を識別し，除外すること．
- 年齢，症状，あるいは危険因子より，疾患のリスクが高く，運動プログラム開始前に医学的評価と運動負荷検査を受けるべき個人を識別すること．
- 臨床的に明らかな疾患を有し，医学的監視下で運動プログラムに参加すべき個人を識別すること．
- その他，特別の配慮を要する個人を識別すること．

Step up! ADVICE

運動療法前の運動負荷検査の適応

運動中の突然死は,75%程度で心疾患を原因とし,その内訳は,中高年者では狭心症,心筋梗塞などの虚血性心疾患が最も多い.このため**中高年者の冠危険因子複合症例に運動療法を行う場合,原則として運動負荷試験を含むメディカルチェックを行うことが望ましい**.

2)運動処方

運動の様式は,歩行・水泳などの有酸素運動と,レジスタンス運動・ストレッチ運動といった補助運動から構成される.運動強度は,中等度の下限~中等度(40~70%HRR[*1])が推奨されるが,最終的にはリスクや心肺機能,骨格筋能力を考慮し,個人に適した運動処方を作成する.

2 合併症を考慮した運動療法の実際

1)メディカルチェックの実際

以下に運動開始前のリスクの層別化と,医学的許可基準の必要性に関するスクリーニングの手順を示す.
① 冠危険因子の保有状況の確認(表1).
② 心血管疾患,肺疾患,代謝疾患を疑わせる症状・兆候の有無を調べる.
③ 既知の心血管疾患,肺疾患,代謝疾患を把握する.
④ 症状や危険因子の情報が得られれば,運動療法予定者のリスクを層別化し(表2),リスクと予定する運動療法の強度により,事前の運動負荷検査を実施すべきか判断する(表3).

※1 予備心拍数(heart rate reserve:HRR)法

年齢から推定した予測最大心拍数(HR_{max})から安静時心拍数(HR_{rest})を引くことにより,HRRを求める.さらに,50%強度,あるいは70%強度といったHRRの目標至適HRを以下のような式にもとづいて算出する.

HR_{max}=220-年齢, 目標至適HR=[(HR_{max}-HR_{rest})×%強度]+HR_{rest}

例)40歳で,安静時心拍数60/分の場合,

50%強度の目標心拍数(50%HRR)=[(180-60)×0.50]+60=120/分

● 表1 リスクの層別化に用いられる冠危険因子基準（文献1より改変）

危険因子		判定基準
陽性	家族歴	冠動脈疾患，突然死が55歳以上の父親・兄弟・息子，65歳以上の母親，姉妹，娘のいずれかに認められる
	喫煙	現在喫煙中，または禁煙開始後6カ月以内
	高血圧	収縮期血圧≧140mmHgまたは（かつ）拡張期血圧≧90mmHg，または降圧薬服用中
	脂質異常症	HDLコレステロール＜35mg/dL，LDLコレステロール＞130mg/dL，あるいは脂質異常症薬服用中
	空腹時血糖	空腹時血糖≧100mg/dL（日を変えて2回以上測定した値）
	肥満	BMI≧30kg/m²，またはウエスト周囲径＞102cm（男性），88cm（女性）
	身体活動の少ない生活	規則的な運動をしていない人
陰性	血清HDLコレステロール高値	＞60mg/dL

陽性の危険因子の数を加算する．陰性のHDLコレステロール高値は1つ減じる．
HDLコレステロール：高比重リポタンパクコレステロール
LDLコレステロール：低比重リポタンパクコレステロール

● 表2　リスクの層別化（文献1より改変）

低リスク	45歳未満の男性または55歳未満の女性で，疾患の兆候がなく冠危険因子（表1）を0〜1個有する
中等度リスク	45歳以上の男性または55歳以上の女性あるいは冠危険因子を2個以上有する
高リスク	心血管系および呼吸器系疾患を疑わせる主要兆候・兆候を1個以上有するまたは既知の心疾患系疾患（心・末梢血管または脳血管疾患），呼吸器疾患（慢性閉塞性肺疾患，喘息，間質性肺疾患），代謝性疾患（1型・2型糖尿病，甲状腺疾患，腎・肝疾患）を有する

● 表3　運動参加前の医学的検査と運動負荷試験（文献1より改変）

	低リスク	中等度リスク	高リスク
中等度強度の運動	必須ではない	必須ではない	推奨
高強度の運動	必須ではない	推奨	推奨

3　運動療法の指導

● 表4　運動参加の禁止基準（文献1, 2より改変）

運動療法を禁止する場合	
安静時脈拍数120/分以上	血行動態が不安定な頻脈性不整脈
拡張期血圧110mmHg以上	ケトアシドーシスの存在
収縮期血圧200mmHg以上	出血の危険性がある網膜症
安静時息切れ	高度の自律神経障害
不安定な心筋虚血の所見	活動期の感染症
未治療のうっ血性心不全	高度な関節症状
未治療の完全房室ブロック	

● 表5　Borgの自覚的運動強度（文献1, 2より改変）

6		14	
7	非常に楽である	15	きつい
8		16	
9	かなり楽である	17	かなりきつい
10		18	
11	楽である	19	非常にきつい
12		20	
13	ややきつい		

※ 数字を10倍するとおおよその心拍数となる

⑤ 運動参加の禁止基準（表4）を知る[1, 2].

2）合併症を考慮した運動処方の実際

　高血圧患者における一般的な運動処方は，中等度の下限〜中等度（40〜70%HRR），あるいはBorgの自覚的運動強度（表5）での11（楽である）から13（ややきつい）が推奨され，これを1日1回30分程度，週3〜5回行う．

　高齢者や肥満患者さん，運動習慣のない患者さんでは，はじめのうちは休憩をいれて断続的に5〜10分ずつの運動を行い，1日トータルとして15〜20分の運動から開始してもよい．

　ストレッチ運動はウォーミングアップあるいはクールダウンの一部として，あるいは別に時間を割いて行う．

　レジスタンス運動*2は歩行や水泳などの有酸素運動を行わない日に行ったり，あるいは同じ日に両方のトレーニングをこなした

りしてもよい．これらを基本に，個人の希望，合併症の種類や重症度により，適宜調整を加える．

① 肥満合併症例

1日消費エネルギーの10％前後（一般的に約300 kcal）の運動を当初の目的とし，徐々に運動量を増加させる．

歩行やランニングが肥満や関節痛のために困難な場合は，運動開始から徐々に運動量や強度を増やすようにする．関節周囲の筋力強化やストレッチ運動を指導し，自転車や水中歩行，足にあったシューズの使用など，重力の荷重を緩和する工夫が必要である．

② 糖尿病合併症例

2型糖尿病の場合，食事制限と運動療法の併用により，インスリン感受性が改善する．運動は原則として食後に実施させるが，経口血糖降下薬またはインスリン治療を受けている患者さん以外では低血糖の危険性はないため，食前に行わせてもよい．

運動強度は中等度以下（70％HRR以下[※1]）に抑え，1回の運動時間は，筋での効率的な遊離脂肪酸消費のために少なくとも10分以上，可能なら30分以上が望ましい．レジスタンス運動の併用も効果的である．

③ 脂質代謝異常合併症例

規則的な運動，特に呼吸・循環機能を高める有酸素運動が脂質代謝改善に有効であり，トリグリセリド（TG）値の低下，高比重リポタンパク（HDL）コレステロール値の増加をもたらす．

④ メタボリックシンドローム合併症例

メタボリックシンドロームにおける危険因子の重複の成因的基盤は，内臓脂肪蓄積に起因するインスリン抵抗性である．運動療法を食事療法と併用することにより，身体のエネルギーバランスを負に保つことで脂肪組織を減少させることが，肥満を解消し，インスリン抵抗性を改善させる効果を生む．

運動強度，種類，注意点などは，脂質代謝異常や糖尿病など，他の生活習慣病と大きな差はない．具体的には有酸素運動を中程

※2 レジスタンス運動

レジスタンス運動は，重りや抵抗負荷に対して動作を行う運動である．無酸素運動とは異なり，低負荷・高頻度の筋力トレーニングであり，有効に実施すれば筋力・筋持久力を増強し，基礎代謝を高め，インスリン抵抗性や耐糖能を改善させることができる．

3 運動療法の指導

度の強度で1回10〜30分，週3〜5回以上実施する．

⑤ **虚血性心疾患合併症例**

運動療法が冠動脈病変の進行を防ぎ[3]，場合によっては退縮も期待できるとの報告もあるため[4]，**虚血性心疾患患者における運動療法は非常に重要である．**

運動強度の適切な設定は，虚血性心疾患を有する患者さんにとってきわめて重要ある．体力の低下した大部分の心臓病患者では，40〜45%HRR[*1]の軽い運動強度から開始する．運動耐容能の改善を確かめながら3〜4週間かけて目標に達することを考える．

心機能悪化例，高齢者であれば1日おきの施行が安全である．

運動療法による冠動脈病変の進行抑制（JAMA．1998）

目的：虚血性心疾患患者に対する運動・食事療法・禁煙などの包括的心臓リハビリテーションが，冠動脈病変に好影響を及ぼすかを多施設共同で検討する．

方法：虚血性心疾患患者48名に対し，心臓リハビリテーション群（28名）とコントロール群（20名）に無作為に割付け，5年間にわたり調査した．

結果：心臓リハビリテーション群では1年後から有意に冠動脈病変の進行抑制が認められ，5年後にはコントロール群との差はさらに顕著になった（図1）．

結論：虚血性心疾患患者に対する包括的心臓リハビリテーションにより，明らかな冠動脈病変の進行抑制が認められた．

文献：3

⑥ **末梢動脈疾患合併症例**

TASC Ⅱ ガイドラインは，特に禁忌がなければ監視下運動療法を推奨している[5]．

トレッドミル歩行とトラック歩行は，間欠性跛行を軽減するために最も効果的な運動であるため，3〜5回/週施行し，最初のトレッドミル負荷は3〜5分で跛行の症状が出るようにセットし，中等度から強度の跛行痛を訴えるまでこの負荷量で歩くようにする．そして運動セッションを通して，運動-休憩-運動のパターンをくり返し，最終的には35〜50分の持続歩行を目指す．

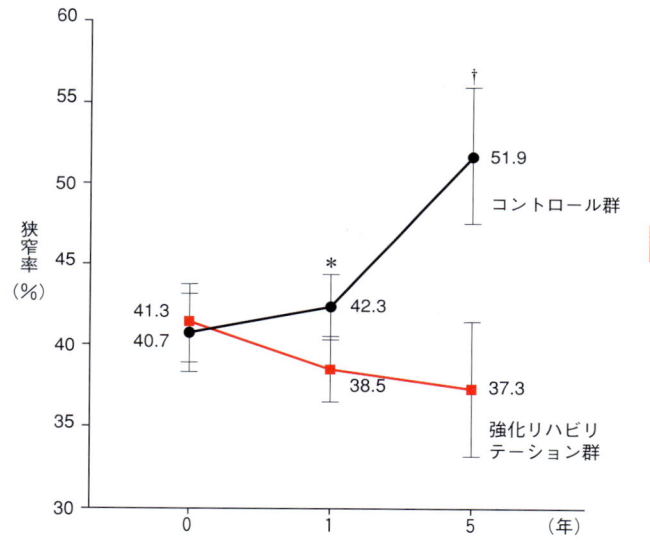

● 図1　虚血性心疾患に対する心臓リハビリテーションの効果
■：強化リハビリテーション群，●：コントロール群
＊p＜0.02 vs. control，†P＜0.001 vs. control

⑦ 呼吸器疾患合併症例（慢性閉塞性肺疾患：chronic obstructive plumonary disease, COPD）

現在では，COPDに対する運動療法の最も適切な強度についての合意はまだ得られていない[1]が，一般的には50%HRR[*1]程度の強度と，症候限界による運動中断時の強度が推奨されている．

COPD患者では，運動療法に呼吸筋の筋力トレーニングも加えて行う．

⑧ 慢性腎臓病合併症例

従来，腎疾患に対しては運動制限が推奨され，運動療法が注目されるようになったのは最近である．そのためエビデンスの集積は不十分といえる．

日本腎臓病学会のガイドライン[6]によると，慢性腎炎症候群では，腎機能が正常でも高血圧と1日1g以上のタンパク尿があれば，軽い運動制限が必要であるとされている．中等度の腎機能低下では一般に軽い制限となるが，高血圧と1日1g以上のタンパ

ク尿があれば，中等度の運動制限が必要である．ネフローゼ症候群では，治療導入期や再発時には基本的に安静が必要となる．

3 合併症を考慮した運動療法の注意点

1) 運動療法における併用薬剤の影響

糖尿病合併症例など食塩感受性の高い高血圧では，ACE阻害薬/ARBとカルシウム拮抗薬で降圧が不十分である場合サイアザイド系利尿薬の併用が推奨されているが，利尿薬はインスリン感受性や脂質代謝に悪影響を及ぼすため，少量を注意して使用すべきである．

α遮断薬の使用により，高齢者や，糖尿病性自律神経障害合併患者では，起立性低血圧を誘発・悪化させる．急激な起立や体位変換は避けるように注意する．また，食後に症状が出現しやすいため，食後の運動は避ける．さらに下肢の弾性ストッキング着用は心臓への静脈還流量を増加させるので，有用手段の1つとなる．

β遮断薬の使用により，インスリンや経口血糖降下薬を使用している糖尿病患者では，無自覚性低血糖をきたしやすく，さらに低血糖が遷延するので，運動療法の際には十分な患者教育が必要である．

COPD患者では，β遮断薬の使用により呼吸器症状が悪化し，運動療法の妨げになる危険性があり，注意を要する．

2) 糖尿病合併者における注意点

空腹時血糖300 mg/dLを超えるようなコントロール不良状態で運動療法を行うと，血糖値の上昇のみならず，肝における遊離脂肪酸からのケトン体合成が亢進し，糖尿病状態が一層悪化するため，**運動療法前に十分な血糖コントロールを行う必要がある．**

眼底出血の危険性が高い前増殖網膜症，増殖網膜症の症例では十分に光凝固などの治療を受け，網膜症が安定した状態で軽度の運動療法を指導する．また，ボクシングやサッカーなど，頭に衝撃が加わり首を振るようなスポーツは慎む．

知覚神経障害や起立性低血圧が高度な症例，あるいは下腿に潰瘍がある症例では，外傷や運動による足への負担を考慮に入れ，椅子に腰掛けて運動を行う方が望ましい．

☑チェックリスト

安全かつ効果的な運動療法を行うために

☐ 冠危険因子の保有状況およびリスクを評価したか？

☐ 事前の運動負荷検査を実施すべきかを検討したか？

☐ 運動療法参加を禁止すべき所見を見落としていないか？

☐ 合併症の種類や重症度を考慮し，個々の患者さんにとって適切な運動強度を設定できたか？

☐ 個々の患者さんの合併症の状態に注意を払い，併用薬剤の影響を考慮した運動メニューになっているか？

◆ 文献

1) American College of Sports Medicine：ACSM's Guideline for Exercise Testing and Prescription (7th ed.), Lippincott Williams & Wilkins, Philadelphia, pp205-236, 2006
2) 日本臨床スポーツ医学会学術委員会内科部会勧告．日本臨床スポーツ医学会誌, 14 (1)：93-118, 2006
3) Ornish, D, et al.：Intensive lifestyle changes for reversal of coronary heart disease. JAMA, 280：2001-2007, 1998
4) Neibauer, J. et al.：Attenuated progression of coranary artery disease after 6 years of multi-factorial risk intervention：role of physical exercise. Circulation, 96：2534-2541, 1997
5) 「下肢閉塞性動脈硬化症の診断・治療指針・Inter-Society Consensus for the Management of PAD (TASC II)」(日本脈管学会 編), メディカルトリビューン, 2007
6) 腎疾患患者の生活指導・食事指導に関するガイドライン．日腎会誌, 39：1-37, 1997

<土肥　薫, 伊藤正明>

3 ● 運動療法の指導

3 臓器障害を考慮した運動療法

Point

1. 臓器障害を合併している高血圧患者では，運動療法開始前に必ず病態の評価を行い，まず薬物療法によって臓器障害の治療・再発予防を優先する．
2. 安静時や運動時の血圧が高値のときは，前もって降圧薬治療を行い血圧の安定化を図る．
3. 必ず（心肺）運動負荷試験を実施して，運動中の安全の確認と運動耐容能の評価を行い，個別に運動処方を作成する．
4. 運動は歩行（早歩き）などの有酸素運動を主体とし，過剰な血圧上昇を招かない範囲で軽負荷のレジスタンス運動も行う．

1 臓器障害を考慮した運動療法の考え方

- 高血圧に脳血管障害，心疾患，腎疾患などの臓器障害を合併していても，薬物療法により臓器障害や血圧が良好にコントロールされていれば運動療法は可能である．

- 臓器障害や心血管疾患を合併する高血圧患者は，脳心血管の高リスク群に属し[1]，糖尿病，脂質異常症，肥満など他の危険因子を有する者も多い．高血圧の運動療法はこれら危険因子の改善効果もあり，臓器障害合併患者にとって意義は大きい．

- 脳卒中や心血管疾患のリハビリテーションプログラムにも有酸素運動は含まれており[2,3]，こうした臓器障害の運動療法を継続していくことで，高血圧の改善も期待できる．

- 有酸素運動を円滑に行うため，筋力向上に効果的な軽負荷の**レジスタンス運動**も運動処方に加えるのが望ましい．

- 臓器障害，特に虚血性心疾患や心不全を合併する高血圧では，運動強度の安全域が狭いことが多い．よって安全かつ効果的な運動処方を作成するために必ず**運動負荷試験**を実施する．

- 脳血管障害を合併する高血圧では，運動障害（歩行障害，筋力，平衡機能），感覚障害，視野障害，高次脳機能障害（失語，失行，失認），コミュニケーション障害なども考慮して運動処方を作成する．

- 慢性腎臓病を合併する高血圧で，糸球体濾過率（GFR）の低下や尿タンパクの増加を認める場合は，その程度に応じて運動量を調節する[4]．

2. 臓器障害を考慮した運動療法の実際

1）病態の評価

- 運動療法を開始する前に，尿・血液検査，胸部X線，心電図などの一般検査の他，眼底検査，頭部MRI，心臓エコー，尿中微量アルブミン排泄量，頸動脈エコーなどの**臓器障害検査を行い**[1]，**合併している臓器障害の病態や重症度を評価する**．

- 脳卒中の急性期，急性心筋梗塞や不安定狭心症，心不全の急性増悪期，慢性腎臓病の尿毒症期など，運動を禁止あるいは制限すべき状態ではないかどうか確認する．

2）運動負荷試験

- 運動負荷試験は，運動中の自覚症状，心拍数や血圧の変化，心筋虚血や不整脈の有無や程度などを評価することができるため，高リスクの臓器障害合併患者では必ず実施する．

- 症候限界性心肺運動負荷試験として実施すれば，運動耐容能の指標である最高酸素摂取量（peak $\dot{V}O_2$）や嫌気性代謝閾値（anaerobic threshold：AT）なども知ることができ，より適切な運動強度の設定が可能となる．

3）運動の種類

- 降圧効果のある有酸素運動としては，早歩き，ランニング，水中歩行などがあるが，臓器障害合併の高血圧患者では，身体への負担が少ない歩行（早歩き）が推奨される．

- 椅子に座った状態での下肢の屈伸運動や起立・着席運動など，軽負荷のレジスタンス運動も過剰な血圧上昇を招かない範囲で行う．

4）運動強度

- 最大酸素摂取量（$\dot{V}O_{2max}$）の50％の強度が推奨されているが，臓器障害を合併する高血圧患者で最初からこの強度で運動できる者は多くない．まずpeak $\dot{V}O_2$の20〜40％の低い強度から開始し，運動中の血圧，自覚症状，身体所見，臓器障害の程度をみながら徐々に強度を上げ，最終的にpeak $\dot{V}O_2$の40〜60％（ATレベルに相当）の中程度の強度を目標とする．

- 心肺運動負荷試験が実施できない場合は，自覚的運動強度（Borg指数）10〜11（楽である）から開始し，12〜13（ややき

つい)を目標とする．歩行（早歩き）の場合は，**少し汗ばむ，あるいは脈がやや速くなるぐらいが中程度の強度と考えてよい．**

- 脳血管障害を合併する高血圧では，脳卒中の運動プログラム[2]で推奨されている有酸素運動の強度（表1）も参考にする．
- 慢性腎疾患を合併する高血圧では，腎機能の程度や1日尿タンパク量も考慮して[5]運動強度を決める（表2）．

5）運動時間および頻度

- 運動耐容能だけでなく，臓器障害の病態や程度に応じて運動時間を調節する．最初は5分程度からはじめ，運動負荷試験にお

● 表1　脳血管疾患患者に推奨される有酸素運動[2]

運動の種類	目的	運動強度・頻度・時間
大筋群を使った運動（例：歩行，トレッドミル，自転車エルゴメーター，上肢エルゴメーター，座位ステッパーなど）	・ADLの自立性の向上 ・歩行速度・効率の向上 ・運動耐容能の改善 ・心血管疾患リスクの低下	・peak $\dot{V}O_2$の40〜70% 　心拍予備能の40〜70% 　最大心拍数の50〜80% 　自覚的運動強度（Borg指数）11〜14 ・週に3〜7回 ・1回20〜60分（または1回10分を複数回）

● 表2　慢性腎炎症候群の生活指導[5]

腎機能	Ccr (mL/分)	タンパク尿1g/日未満		タンパク尿1g/日以上	
		高血圧(−)	高血圧(＋)	高血圧(−)	高血圧(＋)
腎機能正常	91以上	普通生活	普通生活	普通生活	軽度制限
腎機能軽度低下	71〜90	普通生活	軽度制限	軽度制限	中等度制限
腎機能中等度低下	51〜70	軽度制限	軽度制限	軽度制限	中等度制限
腎機能高度低下	31〜50	軽度制限	中等度制限	中等度制限	中等度制限
腎不全期	11〜30	中等度制限	中等度制限	中等度制限	高度制限
尿毒症期	10以下〜透析前	高度制限	高度制限	高度制限	高度制限

普通生活　：水泳，登山，スキー，エアロビクス
軽度制限　：軽いジョギング，卓球，テニス（5〜6メッツ以下）
中等度制限：早足散歩，自転車（4〜5メッツ以下）
高度制限　：散歩，ラジオ体操程度（3〜4メッツ以下）

ける運動継続時間も参考にして徐々に延ばしていき，1日30分以上を目標とする[1]．運動は連続で行っても，短時間を数回くり返してもよい．
- 頻度は，週2〜3回からはじめ，疲労が蓄積しない程度に毎日行うことを目標とする．

3 臓器障害を考慮した運動療法の注意点

- 最初は監視型運動療法とし，医師や臨床検査技師が立ち会って，血圧や心電図を測定しながら行う．運動処方の安全性が確認され，患者さんも慣れてきたら自宅などでの非監視型運動療法を許可する．ただし，虚血閾値が低い狭心症，運動誘発性不整脈などを合併している高血圧患者は，監視型運動療法を継続する．
- **安静時血圧が高値（脳血管障害，心疾患：140/90 mmHg以上，腎疾患：130/80 mmHg以上）のときは，運動療法をはじめる前に降圧薬治療により血圧の安定化を図る．**
- 運動中の過剰な血圧上昇は，心筋の酸素需要増加による一時的な心筋虚血に伴う不整脈の発生，冠攣縮，不安定プラークの破裂による急性心筋梗塞など心血管事故のリスクが高まるので，**運動中の収縮期血圧は180 mmHgを超えないように強度を調節する．**
- ATレベルより強い強度の運動は血中カテコールアミンが上昇しやすく，過剰な血圧上昇の原因となるので，強度はATレベルを超えないようにする．
- β遮断薬服用中は運動時の心拍数の上昇が抑制されるので，心拍数を用いて運動強度を設定する場合は注意を要する．また，α遮断薬は運動を急に中止したときに低血圧を起こすことがあるので，服用中の患者さんは十分にクールダウンを行うよう指導する．
- レジスタンス運動は，軽負荷であっても末梢血管抵抗を上昇させて過剰な血圧上昇をきたすことがあるので，あらかじめ種目ごとに運動中の血圧を確認しておく．
- 運動療法開始後も定期的に運動負荷試験や血液検査などを行い，運動耐容能や臓器障害の状態をチェックして，運動処方の再設定を行う．

	歩行,床そうじ,子ども と遊ぶ,介護,庭仕事, 洗車,運搬,階段…	早歩き,ジョギング, テニス,水泳…
	立位,オフィスワーク, 洗濯,炊事,ピアノ…	ストレッチング…
	生活活動	運動

（縦軸：運動強度（メッツ） 中強度以上 3 低強度／横軸：身体活動）

● 図　身体活動・運動・生活活動の関係[6]

- 運動療法が可能であっても，臓器障害のため運動を希望しない患者さんに対しては無理に勧めることはせず，**家事など低強度の生活活動（図）**[6]**を行うことで身体活動量を増やすよう指導**する．

✓チェックリスト

臓器障害を合併する高血圧の運動療法をはじめる前に

☐ 事前の検査で合併する臓器障害の病態を十分に把握したか？

☐ 脳卒中の急性期，急性心筋梗塞や不安定狭心症，心不全の急性増悪期，慢性腎臓病の尿毒症期など，運動を禁止あるいは制限すべき状態ではないか？

☐ 臓器障害や高血圧に対して，まず薬物療法を行ったか？

☐ （心肺）運動負荷試験で，運動中の安全の確認や運動耐容能の評価を行ったか？

☐ 運動処方は運動耐容能や臓器障害の病態に見合った適切なものか？

step up! ADVICE

歩行時の運動強度は速度と傾斜で決まる

酸素摂取量（$\dot{V}O_2$：mL/kg/分）と歩行速度（S：m/分）および傾斜角度（G：%）の間には，$\dot{V}O_2 = 0.1 \times S + 1.8 \times S \times G/100 + 3.5$の関係がある．

例えば，速度55 m/分，傾斜角度3%で歩行すると$\dot{V}O_2 = 12$ mL/kg/分となる．この運動強度は，peak $\dot{V}O_2 = 30$（mL/kg/分）の人なら40% peak $\dot{V}O_2$に相当する．

◆ 文献

1)「高血圧治療ガイドライン2009」（日本高血圧学会高血圧治療ガイドライン作成委員会 編），日本高血圧学会，2009
2) Physical Activity and Exercise Recommendations for Stroke Survivors: An American Heart Association Scientific Statement. Circulation, 109：2031-2041, 2004
3) 日本循環器学会ほか合同研究班：「心血管疾患におけるリハビリテーションに関するガイドライン（2007年改訂版）」，2007
4)「CKD診療ガイド」（日本腎臓学会 編），東京医学社，2007
5)「腎疾患の生活指導・食事療法ガイドライン」（日本腎臓学会 編），東京医学社，1998
6) 厚生労働省 運動所要量・運動指針の策定検討会：「健康づくりのための運動指針2006（エクササイズガイド2006）」，2006

<成田和穂，河野雅和>

3 ● 運動療法の指導

4 コンプライアンス不良例の運動療法

Point

1. 運動療法のコンプライアンス不良の要因（患者，医療，社会的）について個別に分析しその対策を実施する．
2. 至適な運動強度，種類，回数をより具体的に目標として呈示し，かつ定期的見直しを行う．
3. コンプライアンスを高める種々の工夫（実行可能な運動の選択，評価方法と効果の呈示，集団プログラム構築）．

1 運動療法の考え方

- コンプライアンス不良の要因：患者側の要因（理解度不足，時間不足など），医療側の要因（説明不足，実行不能な運動処方），社会的要因（運動に適さない生活環境）があり，これらを分析することが必要である．

- **運動療法**はそれ自体によって消費されるエネルギーは少ないが，降圧効果がある一方，肥満是正・血清脂質レベルの適正化・糖尿病管理上の費用対効果に優れた治療法であること，加えて治療薬の効果を高め，ときに段階的薬剤の減量も可能であることを患者さんに十分に理解していただく．

- 運動療法の開始にあたっては詳細な問診と診察を行い，運動療法の禁忌，程度の決定に重要な病態（動脈硬化性疾患・心不全・不整脈，整形外科的疾患，肝臓ならびに腎疾患など）の有無を把握する．ことに冠動脈疾患既往例では客観的運動能の定期的な見直し・評価がコンプライアンス維持のうえで不可欠である．

- 運動の強度と種類としては無酸素性作業閾値の設定，代謝的不利益と過剰な血圧上昇の回避から，**最大酸素摂取量50％程度の軽い，実行可能な有酸素運動が適切**で，動的な等張性運動（ランニング，早歩き，水中歩行など）を定期的に行うことが勧められる．等張性運動は，筋肉量維持を目的とした等尺性運動より運動強度の弱い運動でも効果があることを熟知していただく．

- 運動療法には継続が必要で，その効果は 3 日以内に低下し，1 週間でほぼ消失する．そのため，継続性が重要であり最小目標として30分，週 3 ～ 4 回の運動療法を勧める．

2 運動療法の進め方と注意点

- **運動療法の継続には，ライフスタイルの変更が可能かどうかと，その動機付けが重要であり**，運動時間や内容，歩数を記録させるのも有用である．また，運動プログラムが個人の好みにあったものであることが重要で，室内運動器具の購入も効果がある．
- 定期的な運動が不可能な症例には日常生活の活動（仕事の合間の散歩，階段昇降，庭いじり，家事）の増大により補うことが可能である．
- 高齢者では身体運動上の限界も多いが，運動療法は血圧のみならずADL維持に有用である．よって，運動療法を継続していただくために，より軽く実行可能で具体的な指示が必要である．
- 運動療法の継続には同じ目的を持った仲間の構築は有用である．しかし，時間・人との競技は避けるべきで，拙劣により運動強度が変化する運動は適さない．
- **継続的な励ましや助言を与え進歩を評価することも大切**であり，この際には体重の減少よりも運動量の維持，継続を評価することが効果的である．
- **寒冷**期間（地）の運動は血圧の急激な上昇を招く可能性がある．早朝を避け，準備運動の後に頭頸部への冷気対策を十分に行う．

✓チェックリスト

運動療法の継続のポイント

☐ コンプライアンス不良の要因：患者側の要因（理解度不足，時間不足など），医療側の要因（説明不足，実行不能な運動処方），社会的要因（運動に適さない生活環境）がないか？

☐ 運動療法の降圧効果のみならず，肥満・血清脂質異常，糖尿病などへ包括的効果について十分かつ具体的な理解と熱意はあるか？

☐ 至適運動強度を定期的に見直し患者さんの目標を設定する，より日常的に継続可能で簡便な運動に切り替える，集団運動プログラムの導入の余地はないか？

☐ コンプライアンスに影響する疾患の増悪，整形外科的制約，肝臓ならびに腎疾患などの新たな出現はないか？

☐ 寒冷・酷暑などの気象条件，運動条件への細かい聞き取りを行っているか？

<土橋和文>

4 ● 薬物療法
1 薬物療法の基本的な考え方

Point

1. 高血圧治療の目的は，血圧を低下させることにより，心血管疾患の発症・再発の予防をすることである．
2. 非薬物療法と薬物療法により血圧を低下させる．
3. 患者さんの血圧レベル，危険因子の有無，臓器障害・心血管疾患の有無などにより決定される心血管疾患リスクが高いほど，薬物療法の開始時期は早くなる．
4. 降圧目標血圧は140/90 mmHg，若年・中年者では130/85 mmHg，糖尿病・慢性腎臓病・心筋梗塞を合併する場合は130/80 mmHgである．
5. 積極的適応で，1日1回投与・長時間作用の降圧薬を薬剤コスト，生涯治療の費用対効果などを包括的に考慮して選択し，単薬で開始，さらに血圧を下げるには併用療法を行う．
6. Ⅱ度以上の高血圧，糖尿病・慢性腎臓病・心筋梗塞を合併し，20/10 mmHg以上の降圧を目指す場合は，併用療法で治療を開始することも考慮する．
7. 患者さんとの十分なコミュニケーション，副作用・QOLへの配慮，服薬錠数・回数を少なくして処方を単純化することは，治療の継続（アドヒアランス）の改善，血圧コントロールの改善に有用である．

1 はじめに

　血圧レベルが高いほど心血管疾患のリスクが高く，また，薬物療法により血圧を低下させると心血管疾患が予防されることが証明されている．これまでの大規模臨床研究の結果のメタレグレッションアナリシスによれば，約5年間にわたり収縮期血圧を10～20 mmHg，拡張期血圧を5～10 mmHg低下させることにより，脳卒中は30～40％，心筋梗塞は15～20％減少することが明らかにされている．薬物療法によるメリットは人種，性，年齢を問わず明らかであり，80歳以上の高齢者においても同様である．

2 降圧目標血圧

　降圧目標血圧はHOTの結果などから140/90 mmHgとされている．若年・中年者では130/85 mmHg，糖尿病・慢性腎臓病では

130/80 mmHgである．EUROPA（133/80より128/78 mmHgがよい），CAMELOT（130/77より124/76 mmHgがよい）などの結果から，心筋梗塞後の患者さんにおいても130/80 mmHgとされている．

【HOT (Hypertension optimal treatment study)】

目的：降圧目標血圧の検討
対象：高血圧患者
方法：PROBE
結果：拡張期血圧90 mmHg，85 mmHg，80 mmHg未満の3群で，一次エンドポイントに有意差なし．Jカーブ現象なし．糖尿病合併者では血圧が低いほど一次エンドポイントが有意に低下した．
文献：1
※PROBE：prospective open blinded-endpoint evaluation

【EUROPA】

目的：ACE阻害薬とプラセボの心血管疾患予防効果の比較
対象：冠動脈疾患患者
方法：DB
結果：ACE阻害薬で一次エンドポイントの有意な低下
文献：2
※DB：double-blind

【CAMELOT (Comparison of amlodipine versus enalapril to limit occurrences of thrombosis)】

目的：カルシウム拮抗薬とACE阻害薬の心血管疾患予防効果の比較
対象：冠動脈疾患患者（血圧正常または拡張期血圧が100 mmHg未満にコントロール）
方法：DB
結果：カルシウム拮抗薬とACE阻害薬の心血管疾患予防効果に有意差なし
文献：3

3 薬物療法の開始時期と降圧のスピード

心血管疾患のリスクが高いほど,目標血圧に早く到達する方が安全となるため,高血圧の診断から薬物療法の開始までの期間は短くなる.高リスクの場合,診断からまもなく薬物療法を開始する.中等ないし低リスクの場合は,数週間から数カ月の生活習慣修正による経過観察後に降圧が認められなければ,薬物療法に移行する.また,VALUEでは薬物治療の開始後も早く降圧することのメリットが示唆されている.

【VALUE (Valsartan antihypertensive long-term use evaluation)】
目的:ARBとカルシウム拮抗薬の心血管疾患予防効果の比較
対象:高リスク高血圧患者
方法:DB
結果:ARBとカルシウム拮抗薬の心血管疾患予防効果に有意差なし
文献:4

4 降圧薬の選択,併用療法

降圧薬は患者さんの病態から積極的適応のクラスを選択し,1日1回投与可能な長時間作用の降圧薬を単薬で開始する.Ⅱ度以上の高血圧,糖尿病・慢性腎臓病・心筋梗塞を合併し,20/10 mmHg以上の降圧を目指す場合は併用療法で治療を開始することも考慮する.

1) 2剤併用

異なったクラスの降圧薬の比較についての大規模臨床試験では,LIFEによりARB+利尿薬はβ遮断薬+利尿薬より優れる可能性,ASCOT-BPLAによりACE阻害薬+カルシウム拮抗薬はβ遮断薬+利尿薬より優れる可能性,ACCOMPLISHではACE阻害薬+カルシウム拮抗薬はACE阻害薬+利尿薬より優れる可能性が示唆されている(表).

JSH2009ではRA(renin-angiotensin,レニン-アンジオテンシ

● 表 2剤の降圧薬併用の比較

LIFE
・ARB＋利尿薬＞β遮断薬＋利尿薬
ASCOT-BPLA
・「ACE阻害薬＋カルシウム拮抗薬」＞「β遮断薬＋利尿薬」
ACCOMPLISH
・「ACE阻害薬＋カルシウム拮抗薬」＞「ACE阻害薬＋利尿薬」
VALUE
・「RA系阻害薬＋利尿薬」＝「カルシウム拮抗薬＋利尿薬」

ン）系阻害薬（ACE阻害薬あるいはARB）＋カルシウム拮抗薬，RA系阻害薬（ACE阻害薬あるいはARB）＋利尿薬，カルシウム拮抗薬＋利尿薬，カルシウム拮抗薬＋β遮断薬の6通りの2剤の併用が推奨された．β遮断薬＋α遮断薬は臨床には使用しうるが，大規模臨床試験のエビデンスは乏しい．

2）3剤併用

3剤の併用について，利尿薬を含まない場合には利尿薬を追加することが推奨さる．α遮断薬[5]やスピロノラクトン[6]も3剤目以降の併用薬として使用され，有用性が報告されている．

3）合剤

合剤の使用により服薬錠数を少なく，処方を単純化することは，服薬アドヒアランス改善に有用である．ACE阻害薬とカルシウム拮抗薬，あるいはACE阻害薬と利尿薬との合剤による治療を比較したACCOMPLISHでは，約50％が合剤のみの使用で降圧目標が達成され，平均の服薬薬剤数が少ない傾向であった．

【LIFE (Losartan intervention for endpoint reduction in hypertension)】

目的：ARBとβ遮断薬の心血管疾患予防効果の比較
対象：心肥大を伴う高血圧患者
方法：DB
結果：β遮断薬と比較してARBで一次エンドポイントが有意に低下した．
文献：7

【ASCOT-BPLA (Anglo-Scandinavian cardiac outcomes trial)】

目的：カルシウム拮抗薬とACE阻害薬の併用とβ遮断薬と利尿薬の併用の心血管疾患予防効果の比較

対象：高リスクの高血圧患者

方法：DB

結果：β遮断薬と利尿薬の併用と比較して，カルシウム拮抗薬とACE阻害薬の併用では一次エンドポイントには有意差なし，心血管疾患・脳卒中が有意に低下した．

文献：8

【ACCOMPLISH (Avoiding Cardiovascular Events through COMbination Therapy in Patients Living with Systolic Hypertension)】

目的：ACE阻害薬/カルシウム拮抗薬の合剤とACE阻害薬/利尿薬の合剤の心血管疾患予防効果の比較

対象：高リスクの高血圧患者

方法：DB

結果：ACE阻害薬/利尿薬と比較して，ACE阻害薬/カルシウム拮抗薬では一次エンドポイント，心血管疾患死亡・心筋梗塞・脳卒中，冠動脈疾患が有意に低下した．

文献：9

5 治療の継続

高血圧は自覚症状に乏しいことから，治療継続が不良で服薬を中断しがちであるが，コンコーダンス[※1]を重視した治療により，

※1 コンコーダンス

コンコーダンスは，疾病について十分な知識を持った患者さんが自己の疾病管理にパートナーとして参加し，医師と患者さんが合意に達した診療を行うことを指す．

コンプライアンスがよい，悪いともいうが，コンプライアンスの意味には権威の要求・命令に従うというニュアンスがある．コンプライアンスを改善するには患者さんの希望，信念，疾病・治療への考えを重視することが必要と考えられるようになり，コンコーダンスという概念が生まれた．

高血圧の管理状況が改善し，心血管疾患の予防につながると考えられている．

しかし，本邦の高血圧患者を対象にしたアンケート調査では，高血圧治療の目的が心血管疾患の予防であると答えたものは治療中の高血圧患者の約50％であり，高血圧治療の目的が十分に理解されていないことが示唆された[10]．さらに，降圧薬治療を中断した患者さんに対するアンケート調査では，血圧が低下したことにより高血圧が治癒したと思ったとの答えが多く，患者さんに高血圧治療が十分に理解されていないことが示唆されている[11]．コミュニケーションのために患者さんの話をよく聞くことを医師，患者とも最重視しているが，そのための診察時間が不足していることを医師，患者とも認識していた．

また，具体的に高血圧の治療方針や薬剤選択にまで関与する希望を持つ患者さんは多くはないが，副作用に関心がある患者さんは多く，しかも，副作用を懸念して薬剤の変更や増量を好まないものが多かった．さらに，服薬錠数が多くなると，アドヒアランス不良者が増加する傾向がみられている[12]．1日の服薬錠数，服薬回数を少なくすること，合剤を使用することはアドヒアランス改善に有用と報告されている．

6 薬物療法の費用対効果

薬物療法は生涯にわたることが多く，費用対効果を考慮する必要がある．

薬剤経済分析[*2]のシミュレーションモデルによる検討によれば，無治療に比べ薬物療法は費用対効果に優れるが，用量（常用量を含む）による利尿薬を中心とした併用療法は，生涯治療においては必ずしも費用効果に優れるとはいえないことが示唆されている[13〜15]．

※2 薬剤経済分析

一定期間で行われる臨床試験の間にかかった実際の医療費と降圧効果，心血管疾患予防効果を降圧薬間で比較する薬剤経済分析が行われている[12]．しかし，高血圧治療は生涯にわたること，また，代謝面での副作用の心血管疾患への影響を検討するには最大5年間の検討では短すぎるなどの限界がある．

そこで，包括的に高血圧の生涯治療の費用対効果を評価するため，

Markovモデルを用いたシミュレーションモデルによる検討がなされている．費用には降圧薬の薬剤費に加え，高血圧による心血管疾患，新規に発生する代謝性疾患の治療費などが含まれる．効果の指標には血圧の低下度や心血管疾患の発症予防効果などがある．また，新規糖尿病の発症，高尿酸血症など代謝面の変化に加えて，QOLの悪化などの負の効果も含まれる．薬価の低い利尿薬も生涯治療においては必ずしも医療経済的に優れるとはいえないこと，また，ARBとカルシウム拮抗薬の併用が有用であることが示唆されている[13]．

✓チェックリスト

薬物療法のポイント

□ 患者さんに高血圧治療の目的を説明し，理解を得たか？

□ 患者さんの心血管疾患のリスクを評価した，説明したか？

□ 患者さんの降圧目標血圧を説明し，理解を得たか？

□ 患者さんに服薬継続の重要性を説明し，理解を得たか？

◆ 文献

1) Hansson, L. et al.: Effects of intensive blood-pressure lowering and low-dose aspirin in patients wit hypertension: principal results of the Hypertension Optimal Treatment (HOT) randomized trial. Lancet, 351: 1755-1762, 1998

2) The European trial on Reduction of cardiac events with Perindopril in patients with stable coronary artery disease Investigator: Efficacy of perindopril in reduction of cardiovascular events among patients with stable coronary artery disease randomized, double-blind, placebo-contorolled, multicentre trial (the EUROPA study). Lancet, 362: 782-788, 2003

3) Nissen, S. E. et al.: Effect of antihypertensive agents on cardiovascular events in patients with coronary disease and normal blood pressure: the CAMELOT study: a randomized controlled trial. JAMA, 292: 2217-2226, 2004

4) Julius, S. et al.: Outcomes in hypertensive patients at high risk treated with regimens based on valsartan or amlodipine: the VALUE randomized trial. Lancet, 363: 2022-2031, 2004

5) Chapman, N. et al.: Effect of doxazosin gastrointestinal therapeutic system as third-line antihypertensive therapy on blood pressure and lipid in the Anglo-Scandinavian Cardiac Outcomes Trial. Circulation, 118: 42-48, 2008
6) Chapman, N. et al.: Effect of spironolactone on blood pressure in subjects with resistant hypertension. Hypertension, 49: 839-845, 2007
7) Dahlof, B. et al.: Cardiovascular morbidity and mortality in the Losartan Intervention For Endpoint reduction in hypertension study (LIFE): a randomized trial against atenolol. Lancet, 359: 995-1003, 2002
8) Dahlof, B. et al.: Prevention of cardiovascular events with an antihypertensive regimen of amlodipine adding perindopril as required versus atenolol adding bendroflumethiazide as required, in the Anglo-Scandinavian Cardiac Outcomes Trial-Blood Pressure Lowering Arm (ASCOT-BPLA): a multicentre randomised controlled trial. Lancet, 366: 895-906, 2005
9) Jamerson, K. et al.: Benazepril plus amlodipine or hydrochlorothiazide for hypertension in high-risk patients. N. Engl. J. Med., 359: 2417-2428, 2008
10) 齊藤郁夫：未治療および治療中患者と医師の高血圧治療，高血圧合併症の認識の乖離．Prog. Med., 28: 1215-1222, 2008
11) Saito, I. et al.: Effect of education through a periodic newsletter on persistence with antihypertensive therapy. Hypertens. Res., 26: 159-162, 2003
12) 齊藤郁夫：服薬コンプライアンスと血圧コントロール；降圧薬の薬剤数が服薬コンプライアンスに及ぼす影響．血圧，13: 1019-1025, 2006
13) Saito, I. et al.: Pharmaco-economic evaluation of combination therapy for lifetime hypertension treatment in Japan. Jpn. Med. Assoc. J., 48: 574-585, 2005
14) Saito, I. et al.: Cost-effectiveness analysis: Controlled-release nifedipine and valsartan combination therapy in patients with essential hypertension-the ADVANCE Combi (ADalat CR and VALsartaN Cost-Effectiveness Combination) study. Hypertens. Res., 31: 1399-1405, 2008
15) Saito, I. et al.: Cost-utility analysis of antihypertensive combination therapy in Japan by a Monte Carlo simulation model. Hypertens. Res., 31: 1373-1383, 2008

<齊藤郁夫>

4 ● 薬物療法
2 薬物の選択

Point
→ p.36 フローチャート7 参照

1. 降圧薬としては，それぞれ薬理学的機序は異なるが降圧作用を共通とするカルシウム拮抗薬，ARB，ACE阻害薬，利尿薬，β遮断薬（αβ遮断薬を含む）が，主として用いられている．
2. 脳・心血管疾患発症の予防と進展の防止を目的に，個々の患者さんの病態に適した主要降圧薬を選択し，降圧目標の達成を常に心がける．
3. 降圧効果が確実で病態に即した降圧薬を選択し，少量から開始する．降圧効果が不十分であれば，増量するか他の種類の降圧薬を少量併用する．

1 高血圧治療に使われる薬剤

　降圧薬としては，カルシウム拮抗薬（ジヒドロピリジン系，ベンゾジアゼピン系：本邦ではジルチアゼムのみ），ARB，ACE阻害薬，利尿薬（サイアザイド系および類似利尿薬，カリウム保持性利尿薬，ループ利尿薬），アルドステロン拮抗薬，β遮断薬，α遮断薬，αβ遮断薬，中枢性交感神経抑制薬，血管拡張薬などが用いられている．このうち，カルシウム拮抗薬，ARB，ACE阻害薬，利尿薬，β遮断薬（αβ遮断薬を含む）の5種類が最初に選択すべき降圧薬（第一選択薬）として推奨されている．いずれも単独あるいは他薬剤との併用で，高血圧に対する降圧効果と忍容性が確立されており，さらに脳・心血管疾患発症抑制のエビデンスも集積されている．ただし，β遮断薬は合併症のない高齢者や糖脂質代謝異常合併例では第一選択薬とはならない[1,2]．

Step up! ADVICE
使い慣れた降圧薬をもつ

　同じクラスに分類される降圧薬であれば，薬剤間に多少の特徴の違いはあっても適応そして禁忌について差異はない．各クラスごとに1剤あるいは2剤の使い慣れた薬剤をもてば日常診療に支障はない．

2 薬剤の選択のしかたと使い方

　降圧療法の目的は，脳・心血管疾患発症の予防と進展の防止である．降圧薬治療の有用性は，主に降圧効果そのものによると考えられており，降圧目標の達成が重要である．現状では，降圧目標達成率は降圧薬服用患者の半数程度に留まっている[3]．降圧薬の選択は，合併する心血管疾患やその危険因子，標的臓器障害とともに，降圧薬の副作用，薬価，QOL，性機能への影響などを考慮して，個々の患者さんに適した降圧薬を選択する．

　合併症のない場合や積極的な適応のない場合は，主要降圧薬のなかから単剤を選んで第一選択薬とする．主要降圧薬の積極的な適応と禁忌を表に示す（表）．

1）単剤投与

　降圧薬は単剤（併用合剤を含む）で，1日1回投与のものを少量から開始する．特にサイアザイド系利尿薬は通常量の1/2ないし1/4量から開始することが推奨されている．副作用の出現や降圧効果が得られない場合には他の降圧薬に変更する．

2）薬剤の増量・併用

　降圧効果が不十分な場合（降圧目標に達しない場合）には増量

● 表　主要降圧薬の積極的な適応と禁忌

降圧薬	積極的な適応	禁忌
カルシウム拮抗薬	脳血管障害慢性期，左室肥大，狭心症，頻脈，高齢者	徐脈[*1]
ARB	脳血管障害慢性期，左室肥大，心不全，心筋梗塞後，心房細動予防，タンパク尿，腎不全，糖尿病，メタボリックシンドローム，高齢者	妊娠，高カリウム血症　両側腎動脈狭窄
ACE阻害薬	脳血管障害慢性期，左室肥大，心不全，心筋梗塞後，心房細動予防，タンパク尿，腎不全，糖尿病，メタボリックシンドローム，高齢者	妊娠，高カリウム血症　両側腎動脈狭窄
利尿薬	脳血管障害慢性期，心不全，腎不全（ループ利尿薬），高齢者	痛風
β遮断薬	狭心症，心筋梗塞後，頻脈，心不全[*2]	喘息，徐脈，末梢循環障害（Raynaud症状），褐色細胞種

[*1]ベンゾジアゼピン系カルシウム拮抗薬，[*2]心機能低下例には少量から開始

するか，あるいは作用機序が異なり，相加あるいは相乗効果の期待できる降圧薬を少量併用する．

増量した場合，ARBやACE阻害薬以外の降圧薬では，副作用の頻度が増加する[4]．I度高血圧（160/100 mmHg未満）であっても高リスクの場合や積極的適応の降圧薬がある場合には，通常量の単剤や少量の併用療法から開始する．同様にII度高血圧（160/100 mmHg以上）以上の場合にも通常量の単剤や少量の併用療法から開始する．

降圧効果が不十分であれば，単剤から併用療法にするか，併用療法で開始した場合には，各薬剤を少量から通常量にする，または併用薬の組合わせを変更する．

3）3剤以上の併用

上記のような手順でも，降圧目標に達しない場合には，3剤を併用する．利尿薬の少量投与は他の降圧薬の効果を増強するために，併用療法においては積極的な使用が推奨されている．特に利尿薬を含まない2剤の併用で降圧効果が不十分な場合には，3剤目は利尿薬が推奨される．さらに降圧効果が不十分であれば，4剤を併用する．

4）コンプライアンスの維持

降圧療法は長期にわたるために，コンプライアンスを維持する観点から，1日1回服用の長時間作用型の降圧薬が推奨されている．また，24時間にわたる厳格な血圧管理の重要性からも，長時間作用型の降圧薬が望ましい．さらに診察室以外で得られた血圧情報（家庭血圧測定など）による仮面高血圧（逆白衣高血圧）などに対処するために，降圧薬の朝から晩服用への変更，朝晩の2回に分服，あるいは晩や就寝前に追加投与などの試みが推奨されている．

降圧目標の達成は数カ月を目途に緩徐に行うのが原則である．特に血圧調節機能が減弱している高齢者では，急激な降圧を避けるべきである．ただし，脳・心血管疾患発症のリスクの高い高血圧では，早期（1～3カ月）からの降圧度の差異が合併症の発症に影響したとの報告もあるため，数週以内に降圧目標に達することが望ましい場合もある[5]．

Step up! ADVICE

少量の利尿薬を上手に使う

　降圧効果が不十分なときは少量の利尿薬の併用が有効である．特に2剤以上の降圧薬で十分な降圧効果が得られない場合には利尿薬の併用が必須である．

3　薬剤選択のしかたや使い方に関する注意点

1）重症度，リスクに応じた薬剤の選択

① Ⅰ度高血圧でリスクが少ない場合

　高血圧の大部分を占めるⅠ度高血圧（160/100 mmHg未満）であってリスクが少ない場合には，比較的血圧のコントロールが容易であるので，服薬コンプライアンスを維持するために**少量の降圧薬で，副作用を発現させることなく降圧目標を達成すること**が重要である．

　薬剤の選択には，性別や年齢に加えて，治療が長期にわたることから，生活習慣や薬剤の費用などについて以下のような考慮も必要である．

- 若年女性では，将来の妊娠を考慮して少量の利尿薬やカルシウム拮抗薬が適応となる．ただし，カルシウム拮抗薬服用下での妊娠の安全性については確立していないので，十分な説明が必要である．
- 年齢による血圧上昇機序の相違から，若年者ではARBやACE阻害薬，β遮断薬（αβ遮断薬を含む）などが適応となり，高齢者ではカルシウム拮抗薬あるいは利尿薬が適応となるとの考えもある．
- 心拍数の多いもの，あるいは交感神経活性亢進を呈する高血圧ではβ遮断薬（αβ遮断薬を含む）が推奨されている．

② Ⅱ度高血圧以上や中等リスク以上の高血圧

　Ⅱ度高血圧以上（160/100mmHg以上）や心血管疾患の危険因子，臓器障害そして心血管疾患を有する中等リスク以上の高血圧では，それぞれの病態に即した降圧薬の選択が必要となる．

2）降圧薬併用と副作用の増強

　降圧薬の併用療法では，降圧効果の増強や副作用を相殺するなど有用な反面，副作用の増強などが誘発されることもあるので注

意が必要である．

　2剤の併用としては，RA系阻害薬（ARBあるいはACE阻害薬）とカルシウム拮抗薬，RA系阻害薬と利尿薬，カルシウム拮抗薬と利尿薬，カルシウム拮抗薬とβ遮断薬が推奨されている．

　一方，2剤の併用による副作用の増強として，β遮断薬と非ジヒドロピリジン系（ベンジアゼピン系）カルシウム拮抗薬による心機能抑制作用，RA系抑制薬とアルドステロン拮抗薬による高カリウム血症，中枢性交換神経抑制薬とβ遮断薬の離脱症候群の易発現性などが主なものである．

3）他疾患の治療薬との相互作用

　他疾患の治療薬と降圧薬との相互作用にも注意を要する．
- 非ステロイド性抗炎症薬は利尿薬，β遮断薬，ACE阻害薬の降圧効果を減弱させる．
- ヒスタミンH_2受容体拮抗薬はカルシウム拮抗薬，β遮断薬の降圧効果を増強させる．
- グレープフルーツあるいはそのジュースなどの食品もカルシウム拮抗薬の血中濃度を上昇させ，降圧効果を増強させる．一方，カルシウム拮抗薬はジゴキシンの血中濃度を上昇させるので注意を要する．
- ARBやACE阻害薬と非ステロイド性抗炎症薬あるいは利尿薬との併用は，高齢者で脱水や厳重な食塩制限下において，急性腎不全や過度の降圧をきたすことがあるので注意を要する．

✓チェックリスト

降圧薬の選択にあたって

☐ 生活習慣や職業などを含めた現在の生活状況を理解したか？

☐ 過去の病歴や服薬歴そして健康食品を含めた現在の服薬と身体状況について確認したか？

☐ 血圧レベルの評価は適切か？

☐ 心血管疾患やその危険因子，標的臓器障害などの評価を確認したか？

☐ 降圧薬の積極的な適応と禁忌について確認したか？

◆ 文献

1) Dahlöf, B. et al.: LIFE Study Group. Cardiovascular morbidity and mortality in the Losartan Intervension For Endopoint reduction in hypertension study (LIFE): a randomised trial against atenolol. Lancet, 359: 995-1003, 2002
2) Dahlöf, B. et al.: ASCOT Investigators. Prevention of cardiovascular events with an antihypertensive regimen of amlodipine adding perindopril as required versus atenolol adding bendroflumethiazide as required, in the Anglo-Scandinavian Cardiac Outcomes Trial-Blood Pressure Lowering Arm (ASCOT-BPLA): a multicentre randomised controlled trial. Lancet, 366: 895-906, 2005
3) Ohkubo, T. et al.: Control of blood pressure as measured at home and office, and comparison with physicians' assessment of control among treated hypertensive patients in Japan: First Report of the Japan Home versus Office Blood Pressure Measurement Evaluation (J-HOME) study. Hypertens. Res., 27: 755-763, 2004
4) Law, M. R. et al.: Value of low dose combination treatment with blood pressure lowering drugs: analysis of 354 randomised trials. BMJ, 326: 1427, 2003
5) Julius, S. et al.: VALUE trial group. Outcomes in hypertensive patients at high cardiovascular risk treated with regimens based on valsartan or amlodipine: the VALUE randomised trial. Lancet, 363: 2022-2031, 2004

<保嶋　実>

4 ● 薬物療法
3 合併症を考慮した薬物療法

Point

1. 高血圧は生活習慣病の代表的な疾患であり、したがって腎不全、心不全、脳血管障害、脂質異常症、肥満や糖代謝異常など他疾患を合併していることが多い.

2. 降圧薬治療が合併疾患を悪化させることがあり、薬剤選択にあたっては適応と禁忌に注意すると同時に、他疾患に投与されている薬物との相互作用を必ず確かめる必要がある.

3. 降圧目標は、若年者・中年者で130/85 mmHg、高齢者で140/90 mmHg未満であり、糖尿病や慢性腎疾患合併例および心筋梗塞後では130/80 mmHg未満である. 腎疾患において、尿タンパク1 g/日以上の場合は125/75 mmHg未満が目標である.

1 合併症を考慮した薬物療法の考え方

- 高血圧に合併している脂質代謝異常、糖尿病、肥満、喫煙など心血管疾患の危険因子の有無は予後に深く関与する. したがって高血圧治療と同時に併発疾患のコントロールは重要である.

- 脳血管障害、虚血や心肥大、その他が原因の心不全などの心疾患、軽度腎障害期から透析期までを含めた慢性腎臓病(CKD)などの腎疾患、大動脈瘤や閉塞性動脈硬化症などの血管疾患は、高血圧による結果であることも多いが、合併症の1つとして考えることもできる. これら疾患の発症予防、ならびに個々の疾患に応じた治療を高血圧診療に平行して行うことが重要である(臓器障害合併高血圧診療の詳細は他項に譲る).

- 降圧治療が重要臓器の循環障害をもたらしたり、合併疾患を逆に悪化させる可能性があり、症状や検査所見の変化に注意して慎重な降圧薬の選択、投与を心がける必要がある.

- 降圧薬の副作用、薬価、quality of life、性機能への影響を配慮し、個々の患者さんに適した降圧薬を選択する(p.154、4章2、表参照).

2 合併症を考慮した薬物療法の実際

1）糖尿病

- Ⅱ型糖尿病と高血圧はインスリン抵抗性状態を共通背景因子とし，動脈硬化のハイリスク状態として注目されているメタボリックシンドロームを構成する主要因子である．
- 糖尿病の細小血管合併症としては，腎症や神経症，網膜症がある．一方，糖尿病と高血圧が合併すると，脳血管障害や虚血性心疾患発症頻度が大きく増加する．したがってこれら両者を予防し改善させるためにも，厳しい血糖管理とともに，血圧の厳格な管理が重要となる．
- **降圧目標は130/80 mmHg未満**であり，糖尿病性腎症を伴った場合，尿タンパク1g/日以上の対象では**125/75 mmHg未満**である．
- 具体的な治療計画を図に示す．
- ACE阻害薬，ARBはインスリン感受性を改善し脂質代謝に影響を及ぼさないため積極的に推奨される．特に前二者は糖尿病性腎症に対する有用性は明らかで，微量アルブミン尿があれば高血圧の有無にかかわらず投与が勧められる．また心血管事故予防の立場からも上記3剤は有用である．
- α遮断薬は糖・脂質代謝改善作用はあるが，臓器保護のエビデンスは明らかではない．
- β遮断薬は心保護作用の面から虚血性心疾患合併例に対し有用である．しかし，利尿薬とともにインスリン感受性を低下させ，中性脂肪を上昇させる可能性がある．また，無自覚性低血糖をきたしやすくなることも十分に考慮し，適応を慎重に判断する必要がある．

2）脂質異常症

- 肥満の是正，飽和脂肪酸，コレステロール，アルコールの摂取抑制，運動量の増加などの生活習慣の修正をまず第一に行う．
- 高コレステロール血症にはHMG-CoA還元酵素阻害薬を，高中性脂肪血症にはフィブラート系薬剤を併用する．
- α遮断薬は血清コレステロールを減少させ，HDLコレステロールを上昇させる．
- ACE阻害薬，ARB，Ca拮抗薬および中枢性交感神経抑制薬は

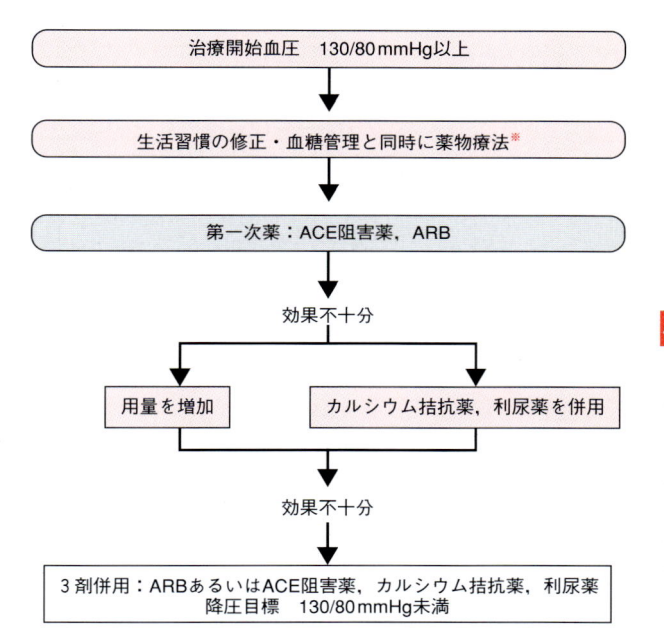

```
治療開始血圧  130/80mmHg以上
        ↓
生活習慣の修正・血糖管理と同時に薬物療法※
        ↓
第一次薬：ACE阻害薬, ARB
        ↓
      効果不十分
      ↓       ↓
  用量を増加   カルシウム拮抗薬, 利尿薬を併用
        ↓
      効果不十分
        ↓
3剤併用：ARBあるいはACE阻害薬, カルシウム拮抗薬, 利尿薬
      降圧目標  130/80mmHg未満
```

※ 血圧が130〜139/80〜89mmHgで生活習慣の修正で降圧目標が見込める場合は、3カ月を越えない範囲で生活習慣の修正により降圧を図る.

● **図 糖尿病を合併する高血圧の治療計画**

血清脂質に影響しない.

- 高用量の利尿薬はコレステロールおよび中性脂肪を上昇させる可能性があるが, 低用量（1日半錠など）では明らかではない.

3）肥満

- 肥満合併高血圧の成因に交感神経系, ナトリウム貯留/食塩感受性, インスリン抵抗性の関与が指摘されている.
- **睡眠時無呼吸症候群の併発**を検索し, 必要であれば加療を開始する（ADVICE参照）.
- 代謝疾患の観点からは, ACE阻害薬, ARBが一般的に勧められる. 治療抵抗性の場合, 低用量サイアザイド系利尿薬の併用は有用である.

Step up! ADVICE

睡眠時無呼吸症候群と心血管系疾患発症リスク

　睡眠時無呼吸による低酸素血症や頻回の覚醒に伴い交感神経活性が亢進し，全身の高血圧，不整脈を誘発しうる．また左室肥大，収縮拡張障害をきたし，さらに胸腔内圧の低下に伴う後負荷および心筋酸素需要増大を呈することで心不全に陥る．加えて，血管内皮機能不全，酸化ストレス，炎症・凝固機能の亢進を含めた睡眠時無呼吸症候群（特に閉塞型）の病態生理は，心血管障害発症との密接な関連を示唆している．

4）気管支喘息および慢性閉塞性肺疾患

- **徹底的な禁煙**，減塩（食塩摂取による気道過敏性亢進の可能性），寒冷時の運動を避けるなどの指導をする．
- Ca拮抗薬，ARB，α遮断薬は呼吸機能への悪影響はない．
- ACE阻害薬は気道過敏性を高め咳の頻度を増すため，必ずしも推奨はできない．一方誤嚥性肺炎の予防における有効性は確認されていない．
- 利尿薬は気管支分泌物の粘稠度を高め，病態を悪化させる危険性がある．また，レニン-アンジオテンシン系賦活化により肺血管床を収縮させ，低酸素血症を助長する可能性がある．よって投与する際には少量を用い，水分補給に注意する．
- β遮断薬は**原則禁忌**である．例えβ1選択性であっても，軽度ながらβ2遮断作用を有しているため使用しない．

5）痛風・高尿酸血症

- 高尿酸血症は心血管疾患のリスクとして対応することが妥当である．高血圧性腎障害の要因となり，インスリン抵抗性などの代謝異常の指標（高インスリン血症による腎Na再吸収促進，尿酸排泄低下）ともなりうる．
- Ca拮抗薬，ACE阻害薬およびARB，α遮断薬は影響がない．
- サイザイド系利尿薬は痛風およびその素因がある症例では尿酸値を上昇させ，発作を誘発する危険があり，**禁忌**である．利尿薬を使用する場合は少量で用いる．
- 高血圧合併高尿酸血症では，無症候性であっても尿酸値8 mg/dL以上であれば高尿酸血症治療薬を開始することが推奨される．

6）肝疾患

- メチルドパは高頻度に肝機能障害をきたす．したがって，肝障害には**禁忌**である．
- 一部の利尿薬（ヒドロクロロチアジド，クロルタリドン，フロセミド）は重篤な肝硬変では肝性昏睡をきたす危険性があり，慎重投与が望まれる．
- 肝硬変など著しい肝機能低下症例では，腎排泄型降圧薬（大部分のACE阻害薬や一部のβ遮断薬など）の選択が望ましい．

3 合併症を考慮した薬物療法の注意点

- 糖尿病合併高血圧においては，神経症に伴う起立性低血圧に注意が必要である（特にα遮断薬投与中）．
- β遮断薬は糖・脂質代謝に悪影響を及ぼす可能性がある．また，気管支喘息および慢性閉塞性肺疾患には**原則禁忌**である．
- 利尿薬はインスリン抵抗性を悪化させ，さらに脂質代謝への悪影響や低カリウム血症，高尿酸血症を引き起こす可能性がある（痛風患者ではサイアザイド系利尿薬は**禁忌**）．また喘息や慢性閉塞性肺疾患においては，気管支分泌物の粘稠性亢進やレニン–アンジオテンシン系賦活化による肺血管床収縮の観点から注意が必要である．
- 肝疾患合併高血圧では定期的に肝機能をチェックし，薬剤性肝障害が疑われた場合には薬剤を中断し，肝機能の経過を観察する．腎排泄型降圧薬の使用が用量調節不要の面からも望ましい．

EVIDENCE　Jikei Heart Study

目的：アジア人における，レニン–アンジオテンシン–アルドステロン系阻害剤の心血管疾患合併患者への有用性を評価．

対象：高血圧，冠動脈疾患，心不全，またはこれらの併発のため，従来の降圧治療を実施中の日本人患者．

方法：従来の降圧治療に，バルサルタン 40〜160 mg/日を追加投与した群，またはアンジオテンシン受容体拮抗薬以外の降圧薬を追加した群（非ARB群）に無作為に割り付けた．一次エンドポイントは心血管イベントおよび心血管死の複合とした．

結果：バルサルタン群で有意に一次エンドポイントの発生が少ないことが示された．この差は主にバルサルタン群で脳卒中または一過性脳虚血発作，狭心症および心不全が少ないためであった．死亡率に関しては有意差は認められなかった．以上より血圧コントロールの差だけでは説明できない，アンジオテンシン受容体拮抗薬の心血管疾患抑制に対する有用性が示された．

文献：2

✓チェックリスト

合併症を考慮した薬物療法

☐ メタボリックシンドロームを含めた併発疾患に対し，生活習慣の修正（食事および運動療法）を中心とした徹底的なコントロールはなされているか？

☐ 薬物療法によりおのおのの合併疾患にあった至適血圧に達しているか（糖尿病や慢性腎疾患，心筋梗塞既往例では通常より低めに設定されている）？ 逆に低血圧になってはいないか？

☐ 薬物療法を開始，または新たな薬物を追加したことで，合併疾患のコントロールが悪化していないか？

☐ 気管支喘息や慢性肺疾患に対するβ遮断薬，痛風に対するサイアザイド系利尿薬，肝障害に対するメチルドパなどの原則禁忌薬の投与は避けられているか？

☐ 降圧薬そのものの副作用，あるいは合併疾患に対する併用治療薬との相互作用を症状や検査所見などから評価し，対処できているか？

◆ 文献
1) 「高血圧治療ガイドライン2009」（日本高血圧学会高血圧治療ガイドライン作成委員会 編），日本高血圧学会，2009
2) Mochizuki, S. et al.：Valsartan in a Japanese population with hypertension and other cardiovascular disease (Jikei Heart Study) a randomized, open label, blinded endpoint morbidity-mortality study. Lancet, 369：1431-1439, 2007

<名越智古，吉村道博>

4 薬物療法

4 臓器障害を考慮した薬物療法

Point

1. 高血圧患者では脳血管疾患，心疾患，慢性腎臓病など臓器障害の合併を評価する．高血圧と各臓器障害は悪循環を形成する．
2. 脳血管障害合併例では急激な降圧を避ける．
3. 心不全合併例ではRA系阻害薬，β遮断薬を少量から開始する．
4. 慢性腎臓病ではRA系阻害薬が第一選択薬となる．

降圧療法の際，日常診療で考慮すべき臓器障害として，高血圧が原因となって起こる脳血管疾患，心疾患（虚血性心疾患，心不全，心肥大），慢性腎臓病がある．

1 臓器障害を考慮した薬物療法の考え方

1）脳血管障害を有する場合

高血圧性臓器障害に占める脳血管障害の頻度は高く，高齢者人口の増加とともにこの頻度はますます高くなる．特に高齢高血圧患者では，無症候性脳血管障害を高率に合併することが知られているため，無症候性脳血管障害の降圧療法は重要である．脳血管障害の降圧療法の目的は再発の予防であり，そのためには十分な降圧を得ることが必要である．

2）虚血性心疾患を有する場合

降圧薬治療により脳卒中は著しく抑制されるが，虚血性心疾患はそれほどではない．これは虚血性心疾患の発症には高血圧以外の危険因子の影響が相対的により大きいためである．**虚血性心疾患の二次予防のためには，降圧療法と同時に，他の危険因子の治療が重要**である．

3）心不全を有する場合

心不全での左室収縮機能は後負荷の増大に伴い低下する．高血圧では，その後負荷が増大することで左室収縮機能が抑制され，心不全が増悪する．このため，左室収縮機能不全による心不全を合併する高血圧患者では，心不全の治療のために高血圧治療が重要である．また高血圧は左室リモデリングを促進し，心筋障害を進展させるので，長期予後を改善するためにも高血圧治療が重要

である.

心不全患者の半数近くにおいて，左室収縮機能が正常で拡張機能に障害が認められるのが主な病態がある．心不全の原因としては，高血圧性心疾患が多く，高齢者，特に女性に頻度が高い．高血圧性心疾患患者では，心肥大・心筋線維化によって早期から左室拡張機能の障害が認められる．降圧療法は心肥大・心筋線維化を軽減し，拡張機能障害を改善する．

進行した心不全患者では血圧が低い症例が多い．心不全における降圧薬の使用は必ずしも降圧が目的とならず，心不全患者のQOLや予後を改善するために用いられることが多い

4）心肥大を有する場合

心肥大は圧負荷の結果生じ，持続的な降圧治療によって退縮する場合が多い．また，心肥大は高血圧患者の予後を規定する因子であり，心肥大を合併する高血圧患者では，死亡率，虚血性心疾患による心事故や心不全の発症率が高い．

5）慢性腎臓病を有する場合

高血圧と腎機能は相互に密接に関連し，腎機能障害と血圧上昇は悪循環を形成する．**腎臓病例では原疾患の治療とともに血圧の厳格な管理が重要**である．

慢性腎臓病は自覚症状に乏しいことが多い．また，進行した腎機能障害から末期腎不全への移行を阻止することは困難である．さらに，慢性腎臓病の存在が心血管系事故の発症や予後に関連する．したがって，慢性腎臓病を早期に発見し，治療することが重要である．

降圧療法は体血圧を低下させるとともに，腎糸球体内圧低下による腎保護作用を期待して行う．また，慢性腎臓病の早期発見のために微量アルブミン尿（30 mg/gCr以上）の持続や推定糸球体濾過率（eGFR：60 mL/分/1.73 m^{2}未満）が用いられる．

eGFRは次式で求める．

eGFR (mL/分/1.73 m^2) = 194×Cr$^{-1.094}$×年齢$^{-0.287}$ （男性）
eGFR (mL/分/1.73 m^2) = 194×Cr$^{-1.094}$×年齢$^{-0.287}$×0.739 （女性）

2 臓器障害を考慮した薬物療法の実際

主要降圧薬の積極的適応と禁忌を第4章2の表（p.154）に示した．

● 表 各種降圧薬の脳循環代謝に及ぼす急性効果

降圧薬	脳血流量	脳血流自動調節下限域	脳代謝
カルシウム拮抗薬	↑	↓	→
ACE阻害薬	→ or ↑	↓	→
α遮断薬	→ or ↑	↓	
β遮断薬	↓ (↑)*	→ or ↑ (↓)*	↓
利尿薬	↓		
ARB	→ or ↑	↓	

↑:増加,上昇 ↓:減少,下降 →:不変
*血管拡張型β遮断薬の場合

1) 脳血管障害を有する場合

① 薬物療法の実際

脳血管疾患発症後1カ月を経てから慢性期の薬物療法を開始する.降圧目標は年齢などを考慮し,治療開始2～3カ月後の一次目標を血圧150/95 mmHg未満とし,最終目標は血圧140/90 mmHg未満を目指す.脳出血やラクナ梗塞はやや低めに目標を置く.特に高齢者では認容性をみてゆっくりと降圧を試みる.

使用薬物は脳循環動態への影響を考慮して選択する.表に各種降圧薬の脳血流ならびに脳代謝に及ぼす主な急性効果を示す.実際にはACE阻害薬および少量の利尿薬に加え,脳卒中や認知症の発症予防において顕著な有効性が示唆されているARBや長時間作用型カルシウム拮抗薬の併用が有用である.

② 薬物療法の注意点

めまい,ふらつき,だるさ,頭重感,しびれ,脱力,気力低下,神経症候の増悪などは降圧による脳循環不全症状の可能性を考え,降圧薬の減量や変更を行う.

2) 虚血性心疾患を有する場合

① 薬物療法の実際

狭心症を合併する場合は,カルシウム拮抗薬とβ遮断薬が第一選択薬になる.器質的冠動脈狭窄による労作性狭心症には,β遮断薬とカルシウム拮抗薬がともに有効である.

冠攣縮による狭心症にはカルシウム拮抗薬が著効するので,冠攣縮の関与が考えられる安静あるいは労作性狭心症の降圧薬とし

てカルシウム拮抗薬が第一選択になる．

本邦では冠攣縮が関与する狭心症の頻度が高く，β遮断薬は冠攣縮を増悪する可能性が示唆されているので，冠攣縮性の狭心症が疑われるか，機序が不明なときにはカルシウム拮抗薬あるいはカルシウム拮抗薬とβ遮断薬の併用が勧められる．

② 薬物療法の注意点

カルシウム拮抗薬のなかでは，どの薬物も抗狭心症薬として有効であるが，長時間作用型カルシウム拮抗薬が推奨される．短時間作用型カルシウム拮抗薬については，**高度の冠動脈狭窄がある患者さんでは，急激な降圧や反射性頻脈が生じると心筋虚血が誘発される危険性がある．**

β遮断薬の抗狭心症作用は徐脈作用によるので，抗狭心症薬としては内因性交感神経刺激作用のない薬物を選択する．

3）心不全を有する場合

① 薬物療法の実際

RA系阻害薬（ACE阻害薬，ARB）＋β遮断薬＋利尿薬の併用療法が心不全合併時の標準的治療である．心不全ではRA系が活性化しておりRA系阻害薬の効果が大きいので，常用量の1／4〜1／2錠の少量から開始する．β遮断薬もRA系阻害薬を使用した後に開始すべきだが，認容性に十分に注意しながら併用する．

② 薬物療法の注意点

ACE阻害薬やARBの使用に際しては，低血圧や腎機能低下などの副作用がないことを確かめながら漸増する．

β遮断薬は心不全を増悪させることを念頭に，導入にあたっては細心の注意を要する．**低心機能症例においては通常量の1／8〜1／4のごく少量から開始**し，心不全，徐脈，低血圧がないことを確認しながらゆっくりと増量する．

重症例ではアルドステロン拮抗薬の追加投与を行う．また血圧コントロールが不十分な場合は長期作動型カルシウム拮抗薬を追加する．

4）心肥大を有する場合

① 薬物療法の実際

心肥大の退縮効果はβ遮断薬やRA系阻害薬に知られているが，心肥大の退縮に最も重要なことは十分な降圧であり，長時間作用型カルシウム拮抗薬でも，持続的な降圧により心肥大を退縮させ

ることが期待できる．

② 薬物療法の注意点

心筋肥大の刺激として収縮期高血圧，拡張期高血圧がともに関与するので，治療に際しては両者の持続的かつ十分なコントロールが必要である．

5）慢性腎臓病を有する場合
① 薬物療法の実際

慢性腎臓病では降圧目標を130/80 mmHg未満とし，1 g/日以上の顕性尿タンパクでは125/75 mmHg未満を目標にする．

選択降圧薬はACE阻害薬またはARBが第一選択薬となる．長時間作動型カルシウム拮抗薬の腎保護効果に関しては十分なエビデンスがないが，同剤には病態にかかわらない強力な降圧効果がある．

腎機能障害患者では降圧目標を達成するのに多剤併用療法が必要とされる．したがって，早期からRA系阻害薬に加えてカルシウム拮抗薬などを併用して十分な降圧を図る．

RA系阻害薬の降圧効果や尿タンパク減少効果は減塩によって増強されるので，利尿薬の併用も有用である．少量のサイアザイド系利尿薬が有効であるが，血清クレアチニン値が2.0 mg/dL以上ではループ利尿薬を用いる．

② 薬物療法の注意点

RA系阻害薬ではGFRが低下することがある．この低下は機能的変化である．よって，血清クレアチニン値の軽度（～30％または1 mg/dL）の上昇は慎重に経過をみる必要があるため，投与前と投与後2週間（できれば1週間）以内に血清クレアチニン値を検査する．

腎機能の悪化例では，腎動脈狭窄などを鑑別する．また，血清カリウム値の上昇が理論上考えられるが，その際は利尿薬の併用，重炭酸ナトリウムの投与を考える．

非ステロイド性抗炎症薬は腎機能を悪化させ血清カリウムを上昇させるので投与を避ける．進行した腎障害患者（血清クレアチニン値が2 mg/dL以上）の場合は血清クレアチニン値やカリウム値に注意しながら少量から投与するのがよい．

ACE阻害薬の多くは腎排泄性なので，腎機能低下例では用量調節が必要となるが，ARBの多くは胆汁排泄型で調節の必要性は少ない．

降圧療法による脳卒中の再発予防効果(PROGRESS試験)

目的:慢性期脳卒中患者における降圧療法の再発予防効果を検証.

対象:脳血管障害既往患者,平均年齢64歳.

方法:二重盲検法による大規模臨床試験,降圧療法の重要性を示した.対象のエントリー時の血圧は147/86 mmHgであり,従来の治療に加えてペリンドプリル(4 mg/日)およびインダパミド(2 mg/日)の追加投与により138/82 mmHg程度の降圧を得ている[1].この条件でプラセボ群と実薬群に分け,脳卒中の再発率を比較した.

結果:脳卒中再発は,プラセボ群に比し実薬群で28%低減した.心血管系事故発症は26%の抑制効果が認められた.オッズ比では実薬群では脳出血が0.50,虚血性脳卒中が0.76であった.また脳卒中再発例における認知症・高度の認知機能障害,ADL障害や要介護状態の発現頻度も有意に抑えられることが示された.

文献:2

☑チェックリスト

臓器障害を考慮した薬物療法

☐ 無症候性の脳血管障害,心疾患,慢性腎臓病のチェックをしたか?

☐ 脳血管障害合併例で,降圧が急激過ぎないか?

☐ 慢性腎臓病合併例のRA系阻害薬処方後に腎機能低下,高カリウム血症はないか?

◆ 文献
1)「高血圧治療ガイドライン2009」(日本高血圧学会高血圧治療ガイドライン作成委員会 編),pp46-59,日本高血圧学会,2009
2) Progress collaborative study group:Randomised trial of perindpril based blood pressure lowering regimen among 6105 individuals with previous stroke or transient ischemic attack. Lanset, 358:1033-1041, 2001

<斎藤重幸>

4 薬物療法
5 コンプライアンス不良例の薬物療法

Point

1. 本人・家族も含めて問診をしっかり行い，コンプライアンス不良を確認する．
2. 疾患・治療意義を平易に十分に説明し，コンプライアンスを改善することで，処方薬を変更せずに降圧が得られることがある．
3. 可能な限り長時間作用型，1日1回の降圧薬を使用し，副作用の発現に十分注意する．

1 薬物療法の考え方

- 処方した降圧薬で予測されるような効果が得られない場合は，血圧高値が続き管理不良高血圧と判断される．
- その原因としては，処方した降圧薬に反応が悪い場合（**治療抵抗性高血圧**）と降圧薬をしっかり服用していない場合（**コンプライアンス**[※1]**不良**）とがある．この鑑別は非常に重要で，患者さんのみならず家族への服薬状況の問診も必要となる．
- コンプライアンス不良の基準は，2003年のWHOの報告では「**処方した薬剤の80％未満の服用率**」となっている．
- コンプライアンスに影響を与える因子として2003年のWHOの報告では①social and economic factors，②health care team and system-related factors，③condition-related factors，④therapy-related factors，⑤patient-related factorsの5つに分類している．

※1 コンプライアンス（compliance）とアドヒアランス（adherence）

最近，欧米ではコンプライアンスという言葉と同様にアドヒアランスという言葉もよく使われている．

コンプライアンスの意味は，もともと命令・要求などに「従うこと」で，服薬コンプライアンス（服薬遵守）とは「処方された薬剤を指示通りに服用すること」となり，医療者が主体の言葉である．

アドヒアランスの意味は，もともと「執着，精神的な粘り強さ」で，「患者が積極的に治療方針の決定に参加し，その決定に従って服薬すること」となり，自分自身の医療に自分で責任を持って服薬するという患者が主体の言葉である．

① social and economic factors：日本では皆保険制度もあり貧困層などの問題は少ないが，最近の降圧薬は高いのでそれなりの留意が必要である．
② health care team and system-related factors：医療サイドの問題点で，高血圧のような慢性疾患の治療意義やガイドラインによる降圧目標値をしっかり把握すること，また患者さんへも平易に説明し，医師・患者関係を良好にすることなどがあげられる．
③ condition-related factors：高血圧自体は自覚症状はなく，コントロールはできても治癒はできない疾患であることなどがコンプライアンスを不良にさせる．すなわち患者さんへの説明，教育が必要である．
④ therapy-related factors：服用薬の数や1日の服用回数，また副作用などもコンプライアンスに大きく影響する．
⑤ patient-related factors：高血圧・脳心血管疾患についての理解や治療意義の理解などが関与する．

- コンプライアンスに関する臨床研究では，聞き取り調査で完全に指示通りに服薬した患者さんは15％にすぎなかったとの報告[1]や新規高血圧患者の約40％は1年以内に服薬を中止するとの報告[2]，5～10年の長期の検討でも治療を継続できたのは40％未満であったとの報告[3]がある．

- 日本では厚生労働省の第5次循環器疾患基礎調査（平成12年）にて医師から高血圧と言われたことのある者のうち，毎日降圧薬を服用している者の割合は，男性46.9％，女性57.6％であったと報告されており，服薬コンプライアンスは重要な課題である．

- 服薬のコンプライアンス不良を改善する目的で作成された電子薬箱（開閉の回数と時間を記録）を用いた検討にて，管理不良高血圧例に対し降圧薬の変更なしでも有意に血圧値が低下し，1/3の症例が140/90 mmHg未満になったとの報告もある[4]．

2 薬物療法の進め方

- 管理不良高血圧の原因がコンプライアンス不良にもとづくと判断されたときは，まず上記で述べたどの原因に由来するものであるかの見極めが必要である．
- **患者さんへの疾患，治療意義などに関する平易で十分な説明によ**

- りコンプライアンスが改善し，処方薬の変更なしに降圧が得られることもある．高齢者では服薬の忘れなどが原因になることもあり，**家族の治療への参加や曜日などの記載された薬箱の使用**もコンプライアンスの向上につながる．
- 薬剤に関する因子としては，副作用の出現がコンプライアンスを不良にする．最近のデータでも古い薬剤（サイアザイド系利尿薬，β遮断薬）より副作用の発現が少ない新しい薬剤（ARB，カルシウム拮抗薬）の方がコンプライアンスはよかったと報告[5]されている．
- 降圧効果も重要な点で，血圧値の低下として効果が客観的に現われることは患者さんにとってコンプライアンス向上につながる．この観点から**家庭血圧の記録は有用である**．
- 降圧薬の服用回数も重要であり，**長時間作用型の1日1回のもの**がコンプライアンスに関してもすぐれている．単剤投与でコントロールが不十分なら増量よりも相加・相乗効果の得られる組合わせの薬剤を追加することが効果・副作用発現の防止の点からも推奨される．

3 薬物療法の注意点

- サイアザイド系利尿薬の代謝系への副作用，カリウム保持性利尿薬の女性化乳房，β遮断薬の気管支喘息の誘発や慢性閉塞性肺疾患の悪化，徐脈や房室ブロックなどの副作用，ACE阻害薬の乾性咳嗽，カルシウム拮抗薬の顔面紅潮や頭痛などの副作用はコンプライアンスの低下をきたすので十分考慮する必要がある．

EVIDENCE コンプライアンスの改善手段の有用性に関する無作為比較試験の系統的レビュー

目的：降圧薬のコンプライアンスを改善する手段の有用性を検討すること

対象・方法：2002年4月においてCochrane Controlled Trials Register, MEDLINE, EMBASE, CINAHLに掲載されたrandomized controlled trialsをレビュー．

対象論文は38編，患者数は15,519人で，1975年から2000年までに9カ国で実施された研究である．

58種類の改善方法が紹介されており，これらを投与法の単純化，患者教育，動機付け・サポート法，医療関係者による介入やいくつかの組合わせた方法の4種類に分類した．

結果：投与法の単純化は，9の内の7の研究でコンプライアンスの改善が認められ，8～19.6％の相対的増加を示した．動機付け法は，24の内の10の研究で成功し，増加率は軽度であった．組合わせ法では18の内の8で改善が認められ，改善率は5～41％の範囲に認められた．患者教育だけではほとんど成功しなかった．以上より，投与法の単純化（1日1回服薬）と患者における疾患・治療意義の理解がコンプライアンス改善に有効であるといえる．

文献：6

✓チェックリスト

コンプライアンス不良例への対応

☐ 降圧薬の効果が不十分なとき，コンプライアンスの不良を疑ったか？

☐ 服薬状況や残薬量などを患者さんのみならず家族にも問診したか？

☐ 高血圧，臓器障害，治療意義などをわかりやすく患者さんに説明したか？

☐ 副作用の発現が少ない1日1回の長時間作用型の降圧薬を選択したか？

☐ 患者さんに降圧薬の効果を自覚してもらうために家庭血圧の測定を推奨したか？

◆ 文献

1) Yiannakopoulou, E. Ch. et al.：Adherence to antihypertensive treatment：a critical factor for blood pressure control. Eur. J. Cardiovasc. Prev. Rehabil., 12：243-249, 2005
2) Mazzaglia, G. et al.：Patterns of persistence with antihypertensive medications in newly diagnosed hypertensive patients in Italy：a retrospective cohort study in primary care. J. Hypertens., 23：2093-2100, 2005
3) Van Wijk, B. et al.：Rate and determinants of 10-year persistence with antihypertensive drugs. J. Hypertens., 23：2101-2107, 2005
4) Burnier, M.：Electronic compliance monitoring in resistant hypertension：the basis for rational therapeutic decisions. J. Hypertens., 19：335-341, 2001
5) Borghi, C. et al.：Persistence of treatment and blood pressure control in elderly hypertensive patients treated with different classes of antihypertensive drugs. Am. J. Geriatr. Cardiol., 16 (5)：277-278, 2007
6) Schroeder, K. et al.：How can we improve adherence to blood pressure-lowering medication in ambulatory care？ Systematic review of randomized controlled trials. Arch. Intern. Med., 164：722-732, 2004

<枇榔貞利>

5 ● 臓器障害の治療
1 脳血管障害の治療

Point

1. 発症3時間以内に治療可能な脳梗塞超急性期の治療法として，第一に血栓溶解療法の適応を考慮する．適応が無い場合は病型に応じた適切な抗血栓薬を投与する．
2. 脳梗塞急性期は原則として降圧療法は行わない．ただし，高度の高血圧が持続するときには慎重な降圧療法を検討する．
3. 脳出血急性期では，高度の高血圧が持続するときには降圧療法を行うが，再出血や浮腫の悪化による症状増悪に十分注意する必要がある．

1 治療の考え方

- **脳梗塞急性期の場合は，閉塞血管の再還流を第一に考える**．すなわち，すでに壊死に陥った虚血中心部の周囲に存在する虚血ペナンブラ[※1]をいかに救援するかが重要であり，**常に血栓溶解療法の施行を念頭に置いておかなければならない**．ある程度時間が経過し，虚血ペナンブラが存在しないと考えられる場合は，再発予防に主眼を置いた抗血栓療法を行う．低灌流に伴う梗塞巣の進展・拡大を防ぐため，降圧療法は原則的には行わないが，血栓溶解療法施行時や，高度の高血圧が持続するときは考慮する．

- **脳出血急性期の場合は，血腫拡大をいかに予防するかが治療の中心となる**．手術適応のあるものは，外科的治療を検討する．内科的治療では血腫拡大予防に降圧療法が有効であるが，**過度な降圧は低灌流による臓器障害を引き起こす危険性もあるため，降圧薬の投与量には十分注意する**．

※1 虚血ペナンブラ

脳は虚血に対して非常に弱い臓器であり，一定時間虚血の状態が続くと神経細胞は不可逆的な細胞死をきたす．しかし，虚血中心部の周囲では血流の低下により細胞機能は停止しているものの完全には細胞死に至っていない領域が存在する．この領域をペナンブラと言い，早期の血流再開により救済できる可能性があるため，血栓溶解療法の治療適応を考えるうえできわめて重要である．

2 脳梗塞

1）超急性期血栓溶解療法（表1）

【適応】

発症3時間以内に投与可能で，early CT sign（大脳基底核の不鮮明化，島皮質の不鮮明化，皮髄境界の消失，脳溝の不鮮明化）を呈さず，急速な症状軽快や軽症（NIHSSスコア4以下）を呈さない脳梗塞．

【投与方法】

- アルテプラーゼ：付属溶解液に溶解し（600万単位/10mL），体重により投与量を計算し（0.6 mg/kg：体重50 kgで29 mL），総量の10％を1～2分で急速静脈注射，残り90％を1時間かけて持続投与する．
- エダラボン：生理食塩水50～100 mLで30 mgを希釈，1日2回，朝夕30分をかけて点滴静注を行う．最大投与期間は14日である．

【禁忌事項】

アルテプラーゼは強力な血栓溶解作用を有しており，出血合併症のリスクも高いため，投与にあたっては多くの禁忌事項に該当しないことが必要である（表2）．

【注意点】

- アルテプラーゼ投与時および投与後24時間は，出血性合併症のリスクが非常に高いため，収縮期血圧185 mmHg，拡張期血圧110 mmHg以上が持続するときは塩酸ニカルジピンやジルチアゼムによる降圧を，神経学的所見を評価しながら慎重に行う必要がある．
- **アルテプラーゼ投与後24時間以内はいかなる抗血栓療法も行ってはならない．** また，30～60分間隔で神経学的診察と血圧測定を

● 表1　超急性期血栓溶解療法に使用する薬剤

薬剤名	下限	← 　常用量　 →	上限
アルテプラーゼ（アクチバシン®，グルトパ®）	ー	0.6 mg/kg	60 mg
エダラボン（ラジカット®）	ー	60 mg	ー

● 表2　アルテプラーゼ投与の禁忌事項

禁忌項目	慎重投与項目（適応を慎重に検討）
頭蓋内出血既往	10日以内の生検・外傷
3カ月以内の脳梗塞，重篤な頭部脊髄の外傷あるいは手術	10日以内の分娩・流早産
21日以内の消化管あるいは尿路出血	3カ月以上経過した脳梗塞
14日以内の大手術あるいは頭部以外の重篤な外傷	タンパク製剤アレルギー
	年齢75歳以上
痙攣	NIHSSスコア23以上
クモ膜下出血（疑われる場合も含む）	JCS100以上
出血の合併（頭蓋内，消化管など）	消化管潰瘍・憩室炎，大腸炎
頭蓋内腫瘍，脳動脈瘤，脳血管奇形	活動性結核
収縮期血圧185mmHg以上	糖尿病性出血性網膜症・出血性眼症
拡張期血圧110mmHg以上	血栓溶解薬，抗血栓薬投与中
血糖異常（50mg/dL以下，400mg/dL以上）	月経期間中
血小板10万/mm^{3}以下	重篤な腎障害
ワーファリン®内服中（PT-INR＞1.7）	コントロール不良の糖尿病
ヘパリン投与中（APTTの延長）	感染性心内膜炎
重篤な肝障害	
急性膵炎	
CTで広範な早期虚血性変化	
CT/MRI上の圧排所見	

　行い，急激な変化がある場合は出血性合併症の発症を疑いすみやかに画像検査を行う．

2）急性期抗血栓療法（表3）

【適応】

　血栓溶解療法の適応にならなかった急性期脳梗塞（病型により治療薬選択）．

【投与方法】

- アスピリン：できるだけ早期に開始，1日1回，朝食後内服する．
- オザグレルナトリウム：電解質糖液200mLに80mg溶解，2時間かけて1日2回静脈投与を行う．最大投与期間は14日である．
- アルガトロバン：投与開始48時間は60mgを持続静脈投与（脳血栓症発症48時間以内）し，その後5日間は1回10mg，1日

● 表3　急性期抗血栓療法で使用する薬剤

薬剤名	下限　←	常用量　→	上限
アスピリン（バイアスピリン®）	81 mg	100 mg	300 mg
オザグレルナトリウム（キサンボン®）	—	160 mg	—
アルガトロバン（ノバスタン®）	20 mg	30 mg	60 mg
ヘパリン（ヘパリン®）	5,000単位	10,000単位	15,000単位
ワルファリンカリウム（ワーファリン®）	1 mg	3 mg	10 mg

朝夕2回，3時間をかけて静脈投与する．ただし，半減期が短く，また急激な減量は症状進行のリスクとなりうるため，60 mg → 40 mg → 30 mg → 20 mgと漸減しながら持続投与を行うことが多い．

■ ヘパリン：生理食塩水14 mLにヘパリン10,000単位（10 mL）を加え総量24 mLとして，1.0 mL/時で24時間持続静脈投与を行う．APTT（activated partial thromboplastin time：活性部分トロンボプラスチン時間）値が1.5倍以上に延長しない程度に，0.5〜1.5 mL/時の速度で投与量を調整する．

■ ワルファリンカリウム：1日1回，朝食後または夕食後に内服する．

【注意点】

■ **血栓溶解療法を行わない場合は，脳梗塞急性期には収縮期血圧220 mmHg以上，拡張期血圧120 mmHg以上でない限り，あるいは平均血圧130 mmHg以上の高度の高血圧を示さない限り，積極的な降圧は行うべきではない．** しかし，大動脈解離，急性心筋梗塞，急性心不全や腎不全など生命にかかわる高度の高血圧が合併するときには慎重な降圧が例外的に行われる．

■ 病型別では，主幹動脈の狭窄が原因のアテローム血栓性脳梗塞で特に血圧依存性に神経症状の変化が起こりやすい．脳梗塞急性期は脳血流の自動調節能が消失しているため，降圧療法を行う場合はきわめて慎重なコントロールが必要とされる．

■ 抗血栓療法は，病型により適切な薬剤の組合わせが必要である．
① アスピリンは急性期の再発予防に最も標準的な薬剤であり，非心原性脳梗塞の場合に投与する．

② オザグレルナトリウム，アルガトロバンも非心原性脳梗塞であるラクナ梗塞やアテローム血栓性脳梗塞に使用される．
③ 心原性塞栓症にはヘパリン，ワルファリンが使用されるが，発症24時間以内では出血性変化・血腫形成発症のリスクが高いため，大梗塞では発症24～48時間は投与を待機することが原則である．ワルファリンは，慢性期にかけてPT-INR 2.0～3.0（高齢者は1.6～2.6）となるように投与量を調整する．

3 脳出血

1）外科的療法

【適応（脳卒中治療ガイドライン2004より）】

- 被殻出血：神経学的所見が中等症，血腫量が31 mL以上でかつ血腫による圧迫所見が高度な場合は手術を考慮してもよい．
- 視床出血：急性期の治療として血腫除去術を勧めるだけの根拠はない．血腫の脳室内穿破を伴う場合，脳室拡大の強いものには脳室ドレナージ術を考慮してもよい．
- 皮質下出血：60歳以下，血腫量50 mL以下で意識レベル傾眠～昏迷の場合手術適応がある．手術は内視鏡，定位脳手術などのより非侵襲的なものが推奨される．
- 小脳出血：最大径が3 cm以上の小脳出血で神経学的に症状が増悪している場合，または小脳出血が脳幹を圧迫し，水頭症を生じている場合には手術が勧められる．
- 橋出血：直達手術の適応は無い．

2）内科的療法（表4）

【適応】

外科的治療の適応とならなかった急性期脳出血．

【投与方法】

- 塩酸ニカルジピン，塩酸ジルチアゼム：心電図と血圧を連続的に監視する．塩酸ニカルジピンは原液（1 mg/1 mL）の25～50 mLをシリンジポンプに装着し，1～3 mLを早送りし初期目標値まで降圧する．体重50 kgの患者さんで1.5～15 mL/時（0.5～5γ）で持続点滴し目標血圧を維持する．塩酸ジルチアゼムは150 mgを生理食塩水で溶解し50 mLとする．1.0～3.0 mLを早送り後，体重50 kgあたり0.5～10 mL/時（0.5～10γ）で持続点滴する．両者とも目標血圧に達すれば0.5～1.0 mL/時ずつ漸減する．

● 表4 脳出血の内科的治療で使用する薬剤

	薬剤名	下限 ←	常用量	→ 上限
カルシウム拮抗薬	塩酸ニカルジピン（ペルジピン®）	0.5γ	2γ	5γ
	塩酸ジルチアゼム（ヘルベッサー®）	0.5γ	3γ	10γ
H₂受容体拮抗薬	ファモチジン（ガスター®）	20mg	40mg	—
	シメチジン（タガメット®）	200mg	400mg	800mg
	塩酸ラニチジン（ザンタック®）	100mg	200mg	—
利尿薬	濃グリセリン10%・果糖5%・塩化ナトリウム0.9%（グリセオール®）	200mL×2	200mL×3	200mL×4

※ γ = μg/kg/分

- ファモチジン，シメチジン，塩酸ラニチジン：生理食塩水20mLで溶解し，1日1～4回に分けて静脈投与を行う．
- 濃グリセリン10%・果糖5%・塩化ナトリウム0.9%：浮腫の程度に合わせて100mL/時で1日2～4回点滴投与を行う．

【注意点】
- 降圧療法は，収縮期血圧180mmHg以上，拡張期血圧105mmHg以上または平均血圧130mmHg以上のいずれかが30分以上続くときに開始する．ただし，**降圧の目標は前値の20%まで，あるいは収縮期血圧160mmHgまでとし，過度な降圧とならないように適切なモニタリングを行いながら投与量を調節する**．塩酸ニカルジピンでは血腫の止血が完成していない場合は出血を促進させ，脳浮腫を増悪させるリスクがあるため，神経症状には十分注意を払う．
- 止血が完了していない脳出血超急性期に濃グリセリンを投与すると，頭蓋内圧が低下し再出血するリスクがあるため十分注意する．

JHS2009において脳血管障害における血圧管理については表5のように推奨されている．超急性期・急性期に関しては前述した通りであり，これまでのガイドラインと大きな変化はないが，慢性期の血圧管理に関しては，これまで段階的に降圧するように推奨されていたものが，発症1ヵ月の段階ですぐに140/90mmHg以下を目標としていることが目立った変更点である．すなわち，発症早期からの積極的な降圧治療の重要性がより強調されている．ただし，注意点（表5※4）にも記載されているように，主幹動脈病変を有する場合の降圧療法はきわめて慎重に行うべきであり，治療を開始する前に，SPECTなどにて脳血流の状態を正確に評価しておく必要がある．

● 表5　脳血管障害における血圧管理のガイドライン

		降圧治療対象	降圧目標	降圧薬
超急性期 （発症3時間以内）		血栓溶解療法予定患者 SBP＞185mmHg または DBP＞110mmHg	血栓溶解療法予定患者 ≦185/110mmHg 血栓溶解療法開始後（少なくとも24時間） ＜180/105mmHg	ニカルジピン，ジルチアゼム，ニトログリセリンやニトロプルシドの微量点滴静注
急性期 （発症1〜2週間以内）	脳梗塞	SBP＞220mmHg または DBP＞120mmHg	前値の85〜90％	ニカルジピン，ジルチアゼム，ニトログリセリンやニトロプルシドの微量点滴静注ジルチアゼム[1,2]
	脳出血	SBP＞180mmHg または DBP＞130mmHg	前値の80％	
慢性期 （発症1ヵ月以降）[3]			＜140/90mmHg （治療開始1〜3ヵ月）[4]	カルシウム拮抗薬，ACE阻害薬，ARB，利尿薬

※1　頭蓋内圧を上昇させる危険性に注意
※2　ニフェジピンの舌下投与は急激な血圧低下をひき起こす危険があるので用いない
※3　急性期治療が終了する1〜2週後から開始することもある
※4　両側頸動脈高度狭窄，脳主幹動脈閉塞の場合は特に下げすぎに注意．ラクナ梗塞や脳出血では，140/90mmHgよりさらに低い降圧目標とする
※5　糖尿病や心房細動合併患者ではACE阻害薬，ARBを用いる

EVIDENCE J-ACT

目的：本邦での発症3時間以内の虚血性脳血管障害に対するアルテプラーゼ静注療法の有効性，安全性を検討した前向き多施設共同単一容量オープン試験．

対象：発症3時間以内に治療開始可能で，CTの結果，早期虚血変化が中大脳動脈領域の1/3未満であった虚血性脳血管障害103例．

方法：アルテプラーゼ0.6 mg/kgの10％をボーラス投与，残りを1時間で点滴静注．

結果：3カ月後のmRS（modified Rankin Scale）スコア1以下の頻度は37％，症候性頭蓋内出血の頻度は5.8％であった．3カ月以内の死亡率は10％であった．

結論：日本人において，発症3時間以内の虚血性脳血管障害に対するアルテプラーゼ静注療法は有効であった．

文献：1

Step up! ADVICE

脳血管障害の初期診療

脳血管障害は発症から治療開始までの時間をいかに短くするかが非常に重要であり，特に2005年10月に本邦で超急性期脳梗塞に対するアルテプラーゼの使用が認可されて以降，迅速な初期診療の重要性は一層高まっている．そのためにも，脳血管障害の病型による発症形式，初発症状の違いや特徴を十分理解しておくことが望まれる．

「脳卒中データバンク2005」によれば，発症形式は，脳出血では突発完成が，脳梗塞では急性発症が多く見られたが，心原性脳塞栓症では突発完成が約半数を占めた．初発症状は，脳出血および心原性脳塞栓症では意識障害の頻度が高く，アテローム血栓性脳梗塞やラクナ梗塞では，半数以上で片麻痺を認めるという結果であった．しかし，頻度は少ないものの，眩暈のみ，あるいは失語のみなど一見脳血管障害を積極的に疑いにくい症例も存在しており，これらの症例を見逃さないことも必要である．少しでも脳血管障害の可能性を疑えば，すみやかに神経内科医あるいは脳外科医にコンサルトを行い，アルテプラーゼ投与の機会を失うことのないよう努めなければならない．

☑チェックリスト

脳梗塞の治療

□ 脳梗塞と診断した場合は，まずは血栓溶解療法の適応があるかどうかをすみやかに判断する．適応が無い場合は，病型に応じて適切な抗血栓薬の投与を行い再発予防を図る．

□ 脳梗塞急性期は原則として降圧療法は行わない．ただし，血栓溶解療法を施行する場合で収縮期血圧185 mmHg以上，拡張期血圧110 mmHg以上のとき，または，施行しない場合でも収縮期血圧220 mmHg以上，拡張期血圧120 mmHg以上が持続するときは慎重な降圧療法を考慮する．

□ 血栓溶解療法施行後24時間以内は抗血栓療法を行ってはならない．30～60分間隔で神経学的診察と血圧測定を行い，急激な変化が起こらないかを常に確認する．

脳出血の治療

□ 脳出血急性期では，血腫拡大予防のために降圧療法を考慮する．過度な降圧は低還流による臓器障害のリスクがあるため，前値の20%までの降圧となるよう降圧薬の投与量を調整する．

□ 脳出血急性期において神経症状や画像所見などより，手術にて症状の改善が期待できると考えられる場合には，すみやかに脳外科医にコンサルトしなければならない．

◆ 文献
1) Takenori, Y. et al.: Alteplase at 0.6 mg/kg for acute ischemic stroke within 3 hours of onset: Japan Alteplase Clinical Trial (J-ACT). Stroke, 37 : 1810-1815, 2006

＜青木志郎，大槻俊輔，松本昌泰＞

5 臓器障害の治療
2 心血管疾患の治療

Point

1. 高血圧は，糖尿病，脂質異常症，喫煙などとならび動脈硬化の危険因子にあげられる．
2. わが国では冠動脈硬化を基盤とした虚血性心疾患患者数は増加傾向にある．
3. 高血圧治療により心血管疾患の新規発症が減少し，また再発率も減少することが知られている．
4. 治療には従来利尿薬やβ遮断薬が主体とされてきたが，近年，ACE阻害薬やカルシウム拮抗薬が有用であるとの報告が相次いでいる．

1 治療の考え方

高血圧ガイドライン2009に準じ，治療の選択例を表にあげる．

● 表 心疾患による薬剤の使い分け

狭心症	・器質的冠動脈狭窄[※1]：β遮断薬，長時間作用型Ca拮抗薬 ・冠攣縮：長時間作用型カルシウム拮抗薬 ・降圧が不十分な場合：RA系抑制薬を併用
心筋梗塞後	・慎重に130/80mmHg未満に降圧を図る ・RA系阻害薬，β遮断薬が第一選択薬 ・降圧が不十分な場合：長時間作用型カルシウム拮抗薬，利尿薬の追加 ・低心機能症例：アルドステロン拮抗薬の追加
心不全	・標準的治療：RA系抑制薬[※2]＋β遮断薬[※2]＋利尿薬 ・重症例：アルドステロン拮抗薬の追加投与 ・降圧が不十分な場合：長時間作用型カルシウム拮抗薬の追加
心肥大	・持続的かつ十分な降圧を図る ・RA系阻害薬/長時間作用型カルシウム拮抗薬が第一選択薬
心房細動 （予防）	・予防の観点からRA系阻害薬を中心とした十分な降圧が勧められる（特に，発作性心房細動や心不全合併症例，左室肥大や左房拡大が明らかな症例） ・慢性心房細動患者では，心拍数コントロールのためにβ遮断薬や非ジヒドロピリジン系カルシウム拮抗薬を考慮する

※1 適応例では冠インターベンションを行う
※2 収縮機能低下例では少量から開始し，慎重にゆっくりと増量する

2 治療の実際

1）急性心筋梗塞

心筋梗塞後に血圧が高いと，後に致死的または非致死的冠動脈イベントをきたすリスクが高いが，多くの無作為化試験によりβ遮断薬，ACE阻害薬，ARBのいずれも心血管罹患率または死亡率に有意な減少をもたらすことが示されている．

① ACE阻害薬とARB

ACE阻害薬は発症24時間以内に開始すべきで，再灌流療法終了後に血行動態が安定していれば可及的すみやかに投与することが理想的である．投与は低用量より開始し，24〜48時間以内に常用量に達するよう漸増させる．

急性心筋梗塞後の左室機能不全患者において，ACE阻害薬とARBでは心血管死亡率の減少について同等の効果を認めた（OPTIMAAL試験[3]）が，ACE阻害薬は副作用（特に空咳）の問題があり，忍容性はARBの方が優れているとされる．

① β遮断薬

β遮断薬は心筋梗塞二次予防の有効性が最も早く確立された薬剤である．β遮断薬に対する反応は個人差が大きいため，初回投与時には常用量の数分の1の短時間作用型β遮断薬を数日投与し，反応を確認するとよい．また本邦では欧米に比較し冠攣縮が多いとされ，このような場合には冠攣縮予防としてカルシウム拮抗薬を併用するのがよい．ACE阻害薬などの既存の治療にβ遮断薬を加えることでさらに全死亡，心血管死，非致死性心筋梗塞の再発を低下させることが報告されている（CAPRICORN試験[4]）．

CAPRICORN試験

目的：急性心筋梗塞後の左室機能不全患者において，β遮断薬カルベジロールの合併症発症および死亡率に対する長期効果を検討．一次エンドポイントは全死亡＋心血管疾患による入院．

対象：1,959例．平均年齢63歳．心筋梗塞（acute myocardial infarction：AMI）発症後3〜21日に無作為化．EF≦40%，または壁運動スコア≦1.3．不耐例以外はACE阻害薬の併用例に限定．

方法：カルベジロール群（975例）：6.25 mg/日より投与を開始し，忍容性を認めたら1日2回投与に増量，4〜6週間で最大用量25 mg×2回/日，あるいはプラセボ群（984例）にランダム化．

結果：一次エンドポイントの発生はカルベジロール群，プラセボ群で群間差はみられなかったが，全死亡のみではカルベジロール群で有意に低く，突然死，心血管死，非致死性MI（myocardial infarction：心筋梗塞），全死亡＋非致死性MIの発生率もカルベジロール群の方が低かった（図1）．

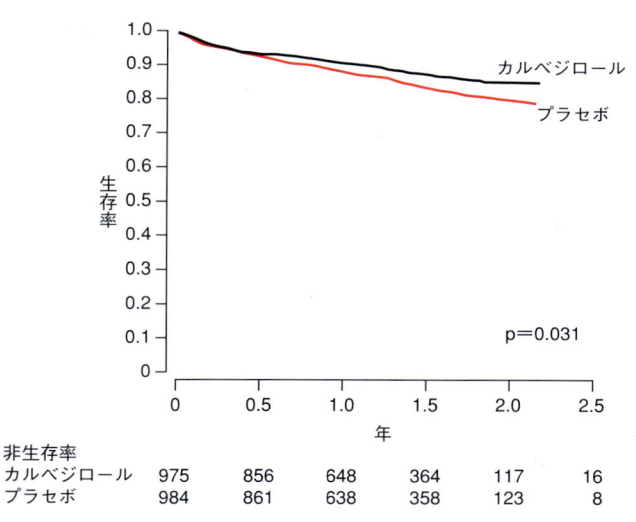

非生存率						
	0	0.5	1.0	1.5	2.0	2.5
カルベジロール	975	856	648	364	117	16
プラセボ	984	861	638	358	123	8

● 図1　CAPRICORN試験：全死亡率のカプランマイヤー曲線

文献：4

2）狭心症

　冠動脈疾患患者では，血圧値と心疾患発症のリスクに正相関が認められ，より低い値での血圧管理が理想とされる．治療薬の違いによる心血管イベントの発症率の差を見出した報告はまだ出ていない．

　血圧の目標はJSH2009に従い，若年/中年者は130/85 mmHg未満，糖尿病患者/腎障害患者/心不全患者は130/80 mmHg未満，高齢者では140/90 mmHgとする．高齢者では降圧が重要臓器の循環障害をもたらす可能性があるため，臨床症状などに注意しながら緩徐に降圧させるべきである．

NYHAクラス	無症候性 I	軽症 II	中等症〜重症 III	難治性 IV
アンジオテンシン変換酵素阻害薬	←	→	→	→
β遮断薬		←	→	→
アンジオテンシンII受容体拮抗薬			←	→
利尿薬		←	→	→
ジギタリス		←	→	→
経口強心薬			←	→
抗アルドステロン薬				← →
静注強心薬, h-ANP				←

● 図2　心不全の重症度からみた薬物治療指針

3）心不全

心不全患者の高血圧合併症例では厳格な降圧が必要であり，また臓器保護作用を考慮して治療する．ACE阻害薬やARB，β遮断薬，重症例ではスピロノラクトンがいずれもQOLや予後を改善させる．

- **NYHA分類**：NYHA分類は，ニューヨーク心臓協会（New York Heart Association：NYHA）が定めた心不全の症状の程度の分類であり，以下のように心不全の重症度を4種類に分類するものであるが，簡便でありよく使用される．

① NYHA I 度（無症状の左室収縮機能不全）

心疾患があるが症状はなく，通常の日常生活は制限されないもの．まずACE阻害薬が適応となる．副作用などで投与不可能な場合にはARBを投与する．心筋梗塞後の左室機能不全があればβ遮断薬の導入も考慮する．

② NYHA II 度

心疾患患者で日常生活が軽度から中等度に制限されるもの．安静時には無症状だが，普通の行動で疲労・動悸・呼吸困難・狭心痛を生じる．ACE阻害薬・ARBに加えβ遮断薬を併用する．肺うっ血や浮腫など体液貯留が明らかな場合はループ利尿薬やサイアザイド系利尿薬を用いる．ジギタリス・利尿薬も適宜併用する．

③ NYHA Ⅲ度

心疾患患者で日常生活が高度に制限されるもの．安静時は無症状だが，平地の歩行や日常生活以下の労作によっても症状が生じる．NYHA Ⅱ度の治療薬に加え抗アルドステロンを併用する．

④ NYHA Ⅳ度

心疾患患者で非常に軽度の活動でも何らかの症状を生ずる．安静時においても心不全・狭心症症状を生ずることもある．入院としカテコールアミン，PDE（phosphodiesterase：ホスホジエステラーゼ）阻害薬，利尿薬，カルペリチドなどの強心薬の非経口投与を行い，状態が安定したらACE阻害薬，スピロノラクトンを含む利尿薬など経口心不全治療薬への切り替えを行い，さらにβ遮断薬導入を試みる．

CHARM試験

目的：CHARM-Overall programme：慢性心不全（chronic heart failure：CHF）患者において，ARBのカンデルサルタンが死亡率および合併症の発症を抑制するかを検討．一次エンドポイントは全死亡．

対象：7,599例．18歳以上．4週間以上の症候性心不全（NYHA Ⅱ～Ⅳ度）．除外基準：血清クレアチニン値≧3.0 mg/dL，血清カリウム値≧5.5 mmol/L，両側腎動脈の狭窄，症候性低血圧，重篤な大動脈弁または僧帽弁狭窄症，心筋梗塞（MI），脳卒中，2週間以内のARB投与例など．

方法：カンデルサルタン群（3,803例）とプラセボ群（3,796例）にランダム化．カンデルサルタン4 mgまたは8 mg/日で投与を開始し，忍容性があれば2週間ごとに投与量倍増，目標投与量は32 mg/日．投与量安定後，4カ月ごとに最短2年間通院．
心不全の従来治療薬：β遮断薬，利尿薬，ジギタリス，スピロノラクトン，さらに適切であればACE阻害薬の投与を許可．

結果：死亡は両群間で群間差はみられなかったが，心血管死およびCHFによる入院はカンデルサルタン群で有意に少なかった．カンデルサルタン群でプラセボ群に比較して腎機能，低血圧，高カリウム血症による投与中止が有意に多かった（図3：すべてp＜0.0001）．

文献：5

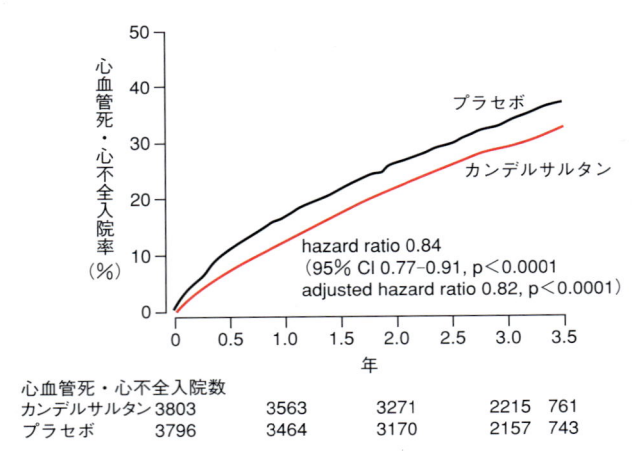

```
心血管死・心不全入院率（%）
50
40      プラセボ
30
        カンデルサルタン
20
10    hazard ratio 0.84
      (95% CI 0.77-0.91, p<0.0001
      adjusted hazard ratio 0.82, p<0.0001)
 0
  0   0.5   1.0   1.5   2.0   2.5   3.0   3.5
                              年
```

心血管死・心不全入院数
カンデルサルタン 3803　　3563　　3271　　2215　761
プラセボ　　　　 3796　　3464　　3170　　2157　743

● 図3　CHARM-overall programme
心血管死と心不全入院に対するカンデサルタンの効果

4）大動脈解離

降圧薬の選択について明らかなエビデンスは確立していない．通常β遮断薬を用い，またACE阻害薬，ARB，カルシウム拮抗薬などを併用して十分降圧できるよう配慮する．収縮期血圧の管理目標は120 mmHgが理想とされる．

5）高血圧性心肥大

適切な試験結果では，ACE阻害薬，ARB，カルシウム拮抗薬などいずれの薬剤を選択しても血圧降下に伴い左室重量の減少がみられるが，ACE阻害薬・ARBがより有用，と考えられている．

一方，拡張障害については降圧治療による有効性は確立されていない．CHARM-preserved試験は拡張不全についての初の大規模試験であり，EF>40％の左室収縮能が保たれたCHF例においてカンデルサルタンの有効性をみた試験だが，CHFによる入院を抑制する傾向を示したものの，予後の改善は認められなかった．

左室拡張機能障害を主要エンドポイントとした大規模臨床試験が現在進行中である．

3 治療を行う際の注意点

- 心血管疾患の患者さんでは，高度の低心機能例や重症大動脈弁狭窄症例などもしばしばみられるが，これらの病態では，急激な降圧や利尿が心拍出量の低下を招き循環不全をきたすことがある．降圧薬導入の際には低量から開始し，増量も緩徐にする．血圧上昇による循環動態の破綻をきたす危険性がなければ，1〜数カ月単位でゆっくりと降圧し，目標血圧に近づけるのが望ましい．また大動脈弁閉鎖不全症では徐脈に伴う拡張時間の延長により病態が増悪する可能性があるため，β遮断薬は心拍数に留意しながら使用する．

- 高齢者では，血圧低下により脳血流低下や腎血流低下をきたし，脳血管疾患や腎障害増悪をきたすこともあるため，やはり緩徐な降圧をこころがける．

- 高度低心機能例では長期予後改善のためβ遮断薬が用いられるが，心抑制作用による心不全増悪をきたすことがあるため，導入は少量から慎重に行う．入院下で導入することも選択肢の1つである．

Step up! ADVICE

降圧薬の副作用

・カルシウム拮抗薬：下腿浮腫をきたすことがあり，心不全増悪との鑑別が必要となることがある．休薬により改善するが，その際には他の降圧薬に切り替える．

・β遮断薬：抑うつ症状をきたすことがあり，特に中〜高齢男性に多く認められる．うつ病の既往がある場合は使用を控え，使用中に抑うつ傾向がみられた場合には，中止するか，中止が難しければ血液−脳関門を通過しにくい水溶性β遮断薬（アテノロール，ビソプロロール，アロチノロールなど）に切り替えてみる．

✓チェックリスト

心血管疾患における降圧のポイント

□ 心血管疾患を有する場合には,臓器保護,長期予後改善を目的として降圧薬を投与する.

□ 高齢者や脳血管障害を合併する場合には,降圧によりふらつきや立ちくらみなどをきたすことがあるため,これらの症状に注意しながら投薬量を調整する.

◆ 文献
1) 「高血圧治療ガイドライン2009」(日本高血圧学会高血圧治療ガイドライン作成委員会 編),日本高血圧学会,2009
2) ヨーロッパ高血圧学会:ESC GUIDELINES Committee Practice Guidelines To improve the quality of clinical practice and patient care in Europe (ESH-ESC 2007 高血圧ガイドライン),2007
3) Dickstein, K. et al.:Effects of losartan and captopril on mortality and morbidity in high-risk patients after acute myocardial infarction:the OPTIMAAL randomised trial. Lancet, 360:752-760, 2002
4) The CAPRICORN investigators:Effect of carvedilol on outcome after myocardial infarction in patients with left-ventricular dysfunction;the CAPRICORN randomised trial. Lancet, 357:1385-1390, 2001
5) Pfeffer, M. A. et al.:for the CHARM investigators and committees:Effects of candesartan on mortality and morbidity in patients with chronic heart failure;the CHARM-Overall programme. Lancet, 362:759-766, 2003
6) 日本循環器学会:「循環器病の診断と治療に関するガイドライン (JCS 2006)」,2006
7) 日本循環器学会:「虚血性心疾患の一次予防ガイドライン」,2006
8) 日本循環器学会:「心筋梗塞二次予防に関するガイドライン」,2006
9) 日本循環器学会:「慢性心不全治療ガイドライン」,2005
10) 日本循環器学会:「大動脈瘤・大動脈解離診療ガイドライン」,2006

<堅田明美,長谷川 洋,小室一成>

5 ● 臓器障害の治療

3 腎機能障害の治療

Point

1. CKD（慢性腎臓病）患者における降圧目標は，収縮期130 mmHg未満かつ拡張期80 mmHg未満である．尿タンパクが1 g/日以上なら125/75 mmHg未満とする．
2. 降圧薬は，原則としてRA系阻害薬（ACE阻害薬かARB）を優先する．降圧目標に達しない場合，利尿薬やカルシウム拮抗薬を併用する．
3. 降圧と同時に糸球体高血圧を是正し，尿タンパク・尿アルブミン排泄を減少させることを目指す．
4. RA系阻害薬投与時には，血清クレアチニンの上昇や高カリウム血症に注意する．
5. CKDにおける降圧の意義は，CKD進展の抑制とCVD（心血管疾患）発症の予防にある．

1　治療の考え方

1）CKD（慢性腎臓病）[※1]における降圧の意義[1]

　高血圧はCKDの原因となり，また，タンパク尿とともに，既存のCKDの増悪因子として最も重要である．逆に，CKDは高血圧の原因となる．このように，高血圧とCKDは悪循環の関係にある．したがってCKDにおける降圧療法の意義は，CKDの進行を抑制し，ESRD（末期腎不全）への進展を抑止ないし遅延させることである．

　CKDはCVD（心血管疾患）の強力な危険因子であり，GFRの低下[※2]（＜60 mL/分/1.73 m^2）あるいは微量アルブミン尿以上のタンパク尿・アルブミン尿の存在は，独立したCVDのリスクとなる[2,3]（**心腎連関**）．すなわち，CKDの進行抑制はCVDの発症・

※1 CKDの定義

下記のいずれか，または両方が3カ月以上持続する．
① 腎障害の存在（特にタンパク尿，あるいは病理・画像診断・血液尿所見など）
② GFR 60 mL/分/1.73 m^{2}未満

※2 GFRの推算式

日本人の推算GFR（eGFR）（mL/分/1.73 m^2）＝ $194 \times \text{Age}^{-0.287} \times \text{Scr}^{-1.094}$
（女性は×0.739）

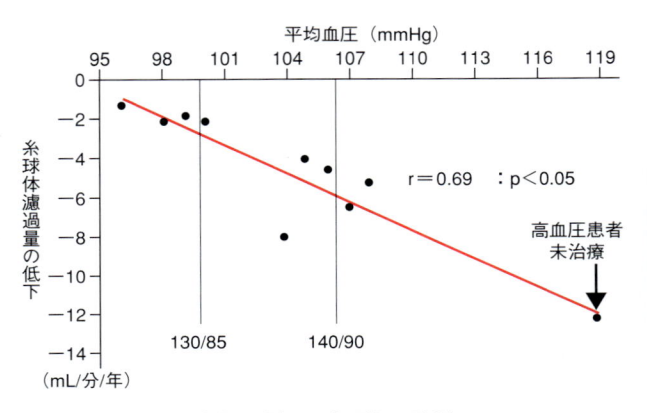

● 図1　GFRの低下速度と到達した血圧値の関係[4]

進展を抑制することになる．

高血圧自体もCVDの危険因子であるため，降圧療法は直接的にもCVDの発症・進展抑制に寄与する．

このように，CKDでの適切な降圧療法は，心腎連関の悪循環を断ち切るきわめて重要な治療戦略である．

2）降圧目標

CKDにおける複数の臨床試験でのGFR低下速度と到達平均血圧の関係を調べたメタ解析では，降圧の程度が大きいほどGFRの低下速度が遅くなることが示されている[4]（図1）．それらの結果をもとに，CKD患者における降圧目標は130/80 mmHg未満に，そして尿タンパクが1 g/日以上の場合にはさらに低い125/75 mmHg未満を目標とすることが推奨されている[5]．

糖尿病性腎症や糸球体腎炎では，糸球体内圧の上昇（糸球体高血圧）を伴うため，それを是正するレニン-アンジオテンシン系（RA系）阻害薬（ACE阻害薬あるいはARB）を第一選択薬とする[1, 6〜9]．

腎硬化症や多発性嚢胞腎，間質性腎障害などでは，降圧薬の種類を問わず130/80 mmHg未満を目標とするが，タンパク尿が増加すればRA系阻害薬による積極的降圧が望ましい[1]．タンパク尿を伴わないCKDに対するRA系阻害薬の腎保護作用は確立されていない．

```
                    RA系阻害薬（ACE阻害薬またはARB）

         血清カリウム              少量より漸増
         5.5mEq/L未満       ACE阻害薬/ARB併用を
          維持可能            考慮してもよい
                          （通常，次の利尿薬併用後）

第一
選択薬  ・すでに腎機能低下（特に血清クレアチニン2 mg/dL以上）
         がある場合，稀に投与開始時に急速に腎機能が悪化した
         り，高カリウム血症に陥る危険性があるので低用量から慎
         重に開始する
        ・腎保護作用が認められ，副作用がない限り使い続ける
        ・タンパク尿を伴わないCKDに対してはRA系阻害薬の腎保
         護作用は確立していない

         体液過剰（食塩感受性）            CVDハイリスク
```

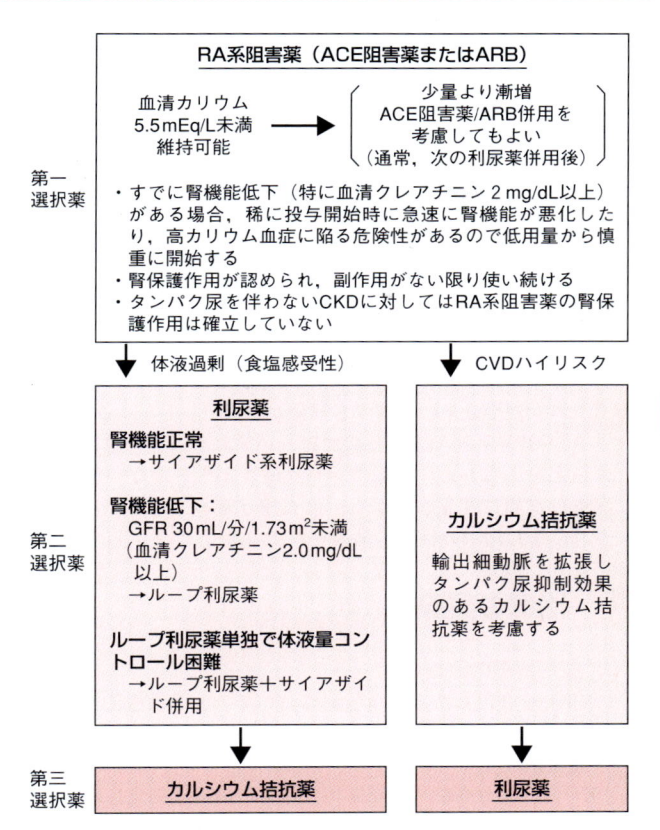

第二選択薬	利尿薬 **腎機能正常** 　→サイアザイド系利尿薬 **腎機能低下：** 　GFR 30mL/分/1.73m²未満 　（血清クレアチニン2.0mg/dL 　 以上） 　→ループ利尿薬 **ループ利尿薬単独で体液量コントロール困難** 　→ループ利尿薬＋サイアザイド併用	**カルシウム拮抗薬** 輸出細動脈を拡張しタンパク尿抑制効果のあるカルシウム拮抗薬を考慮する
第三選択薬	**カルシウム拮抗薬**	**利尿薬**

● 図2　CKDにおける高血圧治療の進め方[1]

いずれの場合でも降圧目標に達しない場合，利尿薬やカルシウム拮抗薬などの多剤併用によりできるだけ降圧を図る（図2）．現在，併用療法の意義について，種々の降圧薬の組合わせでの検討が進められている．

3）RA系阻害薬と腎保護

CKDを合併した高血圧の治療において，RA系阻害薬を第一選択薬とすることはすでに数多くの研究が示すところである．RA系阻害薬の長期使用により，カルシウム拮抗薬などの他の降圧薬に

比べ有意の腎保護効果が認められる[6〜9]．糖尿病性腎症の場合には，高血圧がなくともこれらの薬剤を使用することが推奨されている[10]．

RA系阻害薬の腎保護作用の機序として，**糸球体高血圧の是正**が最も重要と考えられる．その他にも，酸化ストレスの抑制，メサンギウム硬化や間質線維化の抑制，尿細管上皮保護，糸球体上皮保護などの機序が想定されている．

糸球体高血圧はタンパク尿・アルブミン尿の主たる原因である．タンパク尿はCKD進行の重要な危険因子であり，尿タンパク・尿アルブミン排泄の減少はCKDの予後改善につながるとともに，CVD発症予防にも重要である[11, 12]．RA系阻害薬は特に抗タンパク尿作用に優れており，RA系阻害薬による腎保護作用は，尿タンパク減少効果に依存する部分が多い[1]．

ACE阻害薬とARBの比較では，いずれも同等の腎保護作用を有すると考えられる[13]．尿タンパク減少が十分でない場合には，血圧や副作用に注意しながら，最大投与量まで増量することが推奨され，また両者の併用も試みられている．

2 治療の実際

1）生活習慣の改善[1]

CKDを合併した高血圧治療において，非薬物療法としての生活習慣の改善はどの段階においても必要である．

食塩制限は特に重要であり，原則として6g/日未満に制限する．CKD進行例や高齢者，間質性腎障害では過度の食塩制限が腎機能を悪化させることがあるので注意する．食塩制限が困難なときには少量の利尿薬を併用する（CKD stage 1〜3ではサイアザイド系利尿薬，CKD stage 3〜5ではループ利尿薬）．利尿薬の服用では低カリウム血症や高尿酸血症，脱水に対する注意が必要である．

タンパク制限は，顕性タンパク尿やCKD stage 3以上の進行例で考慮する．0.8g/kg標準体重/日より開始し，可能なら0.6g/kg標準体重/日まで制限する．タンパク異化防止のため30〜35kcal/kg標準体重/日のカロリー摂取を指導するが，BMI 25kg/m^{2}を超えないようにする．肥満や糖尿病ではより低い設定となる．

禁煙は，腎保護のみならずCKDで増強しているCVDリスクを軽減するためにも重要である．

2）降圧の進め方

CKDでは厳格な降圧が最終目標であるが，急激な降圧は腎機能を悪化させる危険がある．**降圧療法は家庭血圧を重視し，緩徐に行うのが基本**である．

降圧薬は原則としてACE阻害薬かARBを第一選択薬とする．なるべく少量より開始し，1～2週間程度腎機能や血清カリウムの推移を観察して急激な悪化がないことを確かめつつ，降圧目標を目指す．降圧が不十分な場合は，利尿薬やカルシウム拮抗薬の併用を行ってできるだけ目標血圧に近づける（図2）．

降圧薬が腎保護的に作用していれば尿タンパクが減少することが多いので，尿タンパクまたはアルブミン（随時尿でのg/gCr）[※3]を定量的に追跡すると有用である[1]．カルシウム拮抗薬のなかでも，シルニジピンやエホニジピンで腎保護作用の可能性が示唆されている[14, 15]．

タンパク尿が多い場合，ACE阻害薬とARBの併用が考慮されることがある．この併用療法は，いずれか単独に比べ尿タンパク減少効果が強いと考えられる[13]．非糖尿病性[16]あるいは糖尿病性[17]のCKDにおいて，ACE阻害薬/ARB併用療法がより腎保護的に作用すると報告された．しかし，大規模臨床試験では差を認めず[18]，さらなる検証が必要である．抗アルドステロン薬（スピロノラクトンやエプレレノン）併用の意義についても検討が進められている．

3 治療を行う際の注意点

CKD患者にRA系阻害薬を投与すると，血清クレアチニン値が上昇することがある．しかし，前値から30％未満の上昇であれば薬理効果としてそのまま投与を継続してよい[1]．ただしその後も定期的に血清クレアチニンや血清カリウムのモニターをすることが必要である（図3）．

※3 尿タンパク・アルブミン定量法

随時尿で尿タンパクあるいはアルブミンとクレアチニン濃度の比をとり，クレアチニン1gあたりの尿タンパク（g/gCr）あるいは尿アルブミン（mg/gCr）で表現すると，ほぼ1日の推定排泄量（女性では×0.85）となる．尿アルブミン排泄30～299mg/gCrを微量アルブミン尿，それ以上を顕性タンパク尿とよぶ．

```
継続：
・原疾患の治療
・生活習慣の修正
```

```
腎機能，血清電解質，尿検査，
尿のAlb/Crの測定
        ↓
   ACE阻害薬あるいはARB
        ↓
   腎機能，電解質，
   尿の定期的検査
        ↓
   ・Scr30%以上の上昇
   ・血清カリウム 5.5mEq/L以上
   ・急激な降圧
   No→戻る / Yes→専門医に相談，原因検索
```

・ACE阻害薬，ARBの続行
・降圧不十分なら利尿薬，カルシウム拮抗薬の併用，用量調節，他薬の併用

目標
血圧：130/80mmHg未満（尿タンパク＞1g/日では125/75未満）
尿Alb/Cr：30mg/g未満（糖尿病性）
　　　　　300mg/g未満（非糖尿病性）

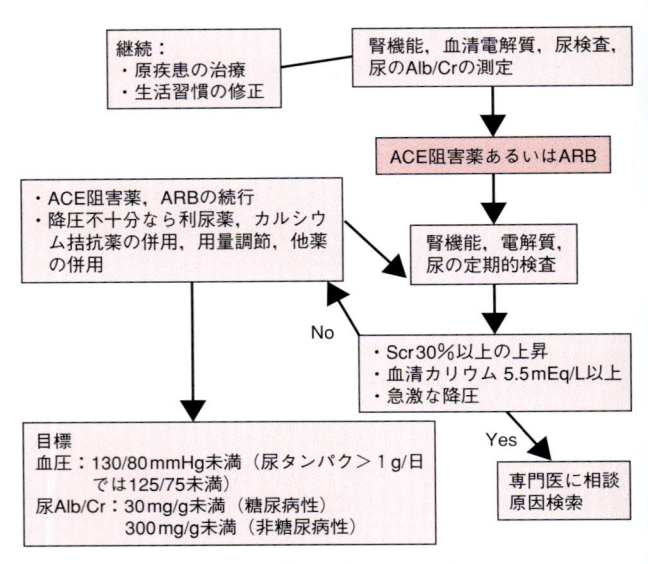

● 図3　RA系阻害薬投与時の注意点[1]

● 表　RA系阻害薬投与時に血清クレアチニン値を急上昇させる原因[1]

① 腎動脈狭窄（特に両側性）
② NSAIDやシクロスポリン投与
③ 心不全
④ 脱水（特に高齢者では夏場や下痢，食欲不振時）
⑤ 尿路異常（特に水腎症）

　RA系阻害薬開始後2～4週以内に血清クレアチニンが前値の30%以上上昇した場合は，薬剤を減量するか中止するとともに，その背景因子を検討する（表）．血清カリウムが5.5mEq/L以上になる場合も同様である．

　ARBとACE阻害薬，あるいは抗アルドステロン薬を併用する際には，特にこれらの副作用が問題となる[13,18]．高カリウム血症に対しては，カリウム摂取制限，イオン交換樹脂の使用，アシドーシスの補正などで対処する[1]．これらを行うことで効果が副作用を上回ると予想されるときには，積極的な併用療法も考慮してよい．

COOPERATE試験

目的：日本人CKD患者を対象にARBとACE阻害薬単独あるいは併用療法の腎予後に及ぼす効果を比較する．

対象：日本人非糖尿病CKD患者263人で開始時の平均Crが3.0 mg/dLの患者

方法：ARBのロサルタン 100 mg/日，ACE阻害薬のトランドラプリル 3 mg/日，または両薬剤併用群の3群に分け，腎イベント（Cr倍化またはESRD）とタンパク尿を3年間フォロー．

結果：経過中3群とも血圧125/75 mmHg程度の良好なコントロールがえられた．腎イベントの頻度と尿タンパク減少の程度は，ARB群とACE阻害薬群は同等であったが，併用群ではいずれも単独投与群のおよそ50%に低下がみられた．

文献：16

ONTARGET試験

目的：ハイリスク高血圧患者を対象にARBとACE阻害薬単独あるいは併用療法の心血管イベント・腎イベントに及ぼす効果を比較する．

対象：動脈硬化性疾患か糖尿病を有するハイリスク高血圧患者25,620人．

方法：ARBのテルミサタン 80 mg/日，ACE阻害薬のラミプリル 10 mg/日，または両者併用群の3群に分け，イベント発症と腎機能を平均56カ月フォロー．

結果：経過中3群とも血圧はほぼ同程度にコントロールされた．複合心血管イベントはいずれも差を認めなかった．併用群ではタンパク尿増悪が軽度であったが，腎機能悪化の頻度が有意に高値であった．

文献：18

✓チェックリスト

CKDと降圧療法

☐ CKDのstageとタンパク尿・アルブミン尿の程度（随時尿でg/gCrないしmg/gCr）を確認したか？

□ RA系阻害薬（ACE阻害薬かARB）を優先して使用しているか？ これらを使用することで尿タンパクは減少したか？

□ 目標血圧（130/80 mmHg未満，尿タンパク＞1 g/日では125/75 mmHg未満）まで降圧できたか？ それを達成するために利尿薬やカルシウム拮抗薬を併用しているか？

□ 過度の血清クレアチニンの上昇や高カリウム血症は起こっていないか？

□ CVDのリスク評価をしているか？ 心血管イベント予防とCVD増悪抑制のための治療戦略を最大限講じているか？

◆ 文献
1) 「CKD（慢性腎臓病）診療ガイド 高血圧編」（日本腎臓学会・日本高血圧学会 編），東京医学社，2008
2) Go, A. S. et al.：Chronic kidney disease and the risks of death, cardiovascular events, and hospitalization. N. Engl. J. Med., 351：1296-1305, 2004
3) Hillege, H. L. et al.：Urinary albumin excretion predicts cardiovascular and noncardiovascular mortality in general population. Circulation, 106：1777-1782, 2002
4) Bakris, G. L. et al.：Preserving renal function in adults with hypertension and diabetes：a consensus approach. Am. J. Kidney Dis., 36：646-661, 2000
5) Peterson, J. C. et al.：Blood pressure control, proteinuria, and the progression of renal disease：the Modification of Diet in Renal Disease study. Ann. Intern. Med., 123：754-762, 1995
6) Maschio, G. et al.：Effect of the angiotensin-converting-enzyme inhibitor benazepril on the progression of chronic renal insufficiency. N. Engl. J. Med., 334：939-945, 1996
7) Brenner, B. M. et al.：Effects of losartan on renal and cardiovascular outcomes in patients with type 2 diabetes and nephropathy. N. Engl. J. Med., 345：861-869, 2001
8) Lewis, E. J. et al.：Renoprotective effect of the angiotensin-receptor antagonist irbesartan in patients with nephropathy due to type 2 diabetes. N. Engl. J. Med., 345：851-860, 2001

9) Viberti, G. & Wheeldon, N. M. : Microalbuminuria reduction with valsartan in patients with type 2 diabetes mellitus : a blood pressure-independent effect. Circulation, 106 : 672-678, 2002
10) Makino, H. et al. : Prevention of transition from incipient to overt nephropathy with telmisartan in patients with type 2 diabetes. Diabetes Care, 30 : 1577-1578, 2007
11) de Zeeuw, D. et al. : Proteinuria, a target for renoprotection in patients with type 2 diabetic nephropathy : lessons from RENAAL. Kidney Int., 65 : 2309-2320, 2004
12) Araki, S. et al. : Reduction in microalbuminuria as an integrated indicator for renal and cardiovascular risk reduction in patients with type 2 diabetes. Diabetes, 56 : 1727-1730, 2007
13) Kunz, R. et al. : Meta-analysis : effect of monotherapy and combination therapy with inhibitors of the renin-angiotensin system on proteinuria in renal disease. Ann. Intern. Med., 148 : 30-48, 2008
14) Fujita, T. et al. : Antiproteinuric effect of the calcium channel blocker cilnidipine added to renin-angiotensin inhibition in hypertensive patients with chronic kidney disease. Kidney Int., 72 : 1543-1549, 2007
15) JATOS Study Group : Principal results of the Japanese trial to assess optimal systolic blood pressure in elderly hypertensive patients (JATOS). Hypertens. Res., 31 : 2115-2127, 2008
16) Nakao, N. et al. : Combination treatment of angiotensin-II receptor blocker and angiotensin-converting-enzyme inhibitor in non-diabetic renal disease (COOPERATE) : a randomised controlled trial. Lancet, 361 : 117-124, 2003
17) Mogensen, C. E. et al. : Randomised controlled trial of dual blockade of renin-angiotensin system in patients with hypertension, microalbuminuria, and non-insulin dependent diabetes : the candesartan and lisinopril microalbuminuria (CALM) study. BMJ, 321 : 1440-1444, 2000
18) Mann, J. F. E. et al. : Renal outcomes with telmisartan, ramipril, or both, in people at high vascular risk (the ONTARGET study) : a multicentre, randomised, double-blind, controlled trial. Lancet, 372 : 547-553, 2008

<向山政志>

5 ● 臓器障害の治療
4 動脈瘤の治療

Point

1. 急性大動脈解離は，迅速な降圧と鎮痛を必要とし，収縮期血圧を120 mmHg未満にコントロールする．
2. 慢性期大動脈解離および大動脈瘤では，厳格な降圧療法と禁煙を指導するとともに，高率に合併する虚血性心疾患や脳血管障害などの動脈硬化症の管理をする．
3. 大動脈瘤に対しては根本的な内科的治療はない．このため瘤径の拡大傾向を見逃さずに適切なタイミングで外科手術を行う．

1 治療の考え方

1）大動脈解離

　急性大動脈解離は高血圧緊急症の1つであり，迅速な降圧と鎮痛および絶対安静を必要とする．解離の部位や形態，分枝動脈の狭窄・閉塞による末梢循環障害の有無について経時的に綿密な観察を行い，必要に応じて手術を考慮する．

　慢性期大動脈解離においても，再解離や破裂の予防を目的とした早朝高血圧を含めた厳格な血圧のコントロールが重要である（図1）．

2）大動脈瘤（合併する動脈硬化症の管理）

　動脈硬化性のものが多く，虚血性心疾患，脳血管障害，腎機能障害などの動脈硬化症の合併症を高率に有している．**大動脈瘤の破裂と虚血性心疾患などの合併症が死因のほとんどを占めている**ため，合併する動脈硬化症の管理が重要である．

3）破裂前の適切な外科治療

　大動脈瘤はその多くが無症状であるため，検診や診察時に偶然発見されることが多い．いったん破裂するとその死亡率はきわめて高く，たとえ切迫破裂で来院しても不安定な血行動態のためにその救命率は低い．根本的な内科的治療はなく，血管内治療を含めて外科治療が唯一の治療方法である．したがって，**大動脈瘤の診断後は，瘤径の拡大傾向を見逃さずに適切なタイミングで外科手術を考慮することが望ましい**．

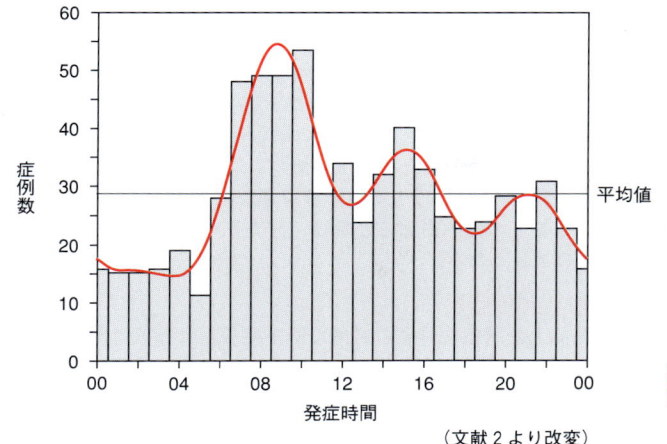

● **図1 急性大動脈解離の発症における日内変動**
急性大動脈解離の発症は朝7～10時がピークとなる．このため，早朝高血圧例では特に厳格な血圧コントロールが必要である

2 治療の実際

1）大動脈解離

①急性期

すみやかな降圧作用のあるカルシウム拮抗薬（ニカルジピン，ジルチアゼム），硝酸薬（ニトログリセリン，ニトロプルシド）とβ遮断薬を組合わせて持続注入し，収縮期血圧を100～120 mmHgに維持する．降圧目標値およびβ遮断薬の併用効果について明確なエビデンスはない．またジルチアゼムとβ遮断薬を併用する際には，徐脈に注意する必要がある．

②慢性期

降圧目標値および降圧薬の選択について確立されたエビデンスは少ないものの，収縮期血圧を130～135 mmHgに維持することが推奨されている．

2）胸部大動脈瘤

胸部大動脈瘤に対する厳格な降圧治療は重要であり，**収縮期血圧を105～120 mmHgに維持する**ことが望まれるが，降圧目標値に

ついての確立したエビデンスはない.

降圧薬の選択については，マルファン症候群患者に対するβ遮断薬の投与が瘤径拡大の抑制に有効であったとする無作為比較試験の報告[3]がある．一方，マルファン症候群の病態機序が次第に明らかとなり，瘤径拡大に対するRA系阻害薬の作用が期待されている．現在，β遮断薬とARBの無作為比較試験が進行中である．

最大径5〜6cm以上あるいは急速な拡大傾向（5mm以上／年）を認めるものは手術適応となる．また，切迫破裂や破裂例は緊急手術の適応となる．

3）腹部大動脈瘤

腹部大動脈瘤に対する厳格な降圧療法およびβ遮断薬の効果についての確立されたエビデンスはない．最近の大規模なケースコントロール研究において，腹部大動脈瘤と診断されて入院した患者さんのうち入院前よりACE阻害薬を内服していた患者さんでは，入院時における瘤の破裂頻度が有意に低いことが報告された（下記EVIDENCE参照）．

ACE阻害薬と腹部大動脈瘤破裂の関連性 —大規模ケースコントロール研究の結果より

目的：ACE阻害薬の内服と腹部大動脈瘤破裂との関連性を明らかにする．

対象：1992〜2002年の10年間に，腹部大動脈瘤を主病名にオンタリオ病院（カナダ）に入院した65歳以上の患者15,326名．

方法：後ろ向きケースコントロール研究．ロジスチック回帰を用いて入院前からのACE阻害薬の内服と腹部大動脈瘤破裂との関連性を解析．性別，年齢や破裂の危険因子，ACE阻害薬の認容性，健診状況などについて多変量解析を行った．

結果：入院前よりACE阻害薬を内服していた患者では，入院時に瘤の破裂を伴っている頻度がACE阻害薬を内服していなかった患者に比べて有意に低かった（オッズ比0.82, 95％信頼区間：0.74〜0.90）．多変量解析後のオッズ比も同様に低かった（0.83, 95％信頼区間：0.73〜0.95）．一方，β遮断薬，カルシウム拮抗薬，α遮断薬，ARB，サイアザイド系利尿薬の投与患者では，腹部大動脈瘤破裂との関連性は認められなかった．

文献：1

(cm/年)

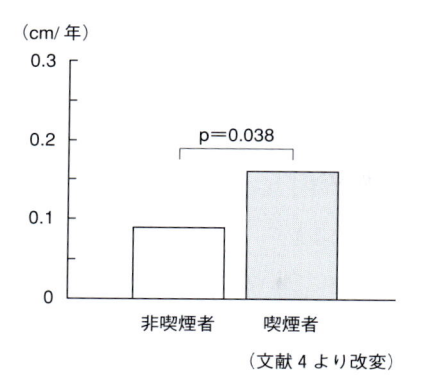

● 図2　喫煙者と非喫煙者における腹部大動脈瘤拡大率の比較

（文献4より改変）

　動脈硬化が腹部大動脈瘤の成因に深く関与していることは疑いないが，瘤の拡大や破裂を予防するための内科的治療法は大規模無作為比較試験において確立されていない．また，一方では禁煙の重要性が報告されている（図2）．

　本邦では通常，瘤径が4〜5cm以上を手術適応とすることが多い．

3　治療を行う際の注意点

- 急性大動脈解離は他の心血管イベントと同様に，早朝時に好発することが報告[2]されている．再解離や瘤径の拡大を予防する点からも，早朝時を含めた24時間にわたる厳格な降圧が望まれる．

- 動脈瘤の慢性期では，定期的な画像診断により，瘤径の拡大傾向を見逃さずに適切なタイミングで外科手術を考慮することが重要である．瘤径の拡大は胸痛や腹痛を伴わないことが多い．嗄声や脈拍の左右差，腎機能の急激な低下や上下肢の浮腫を認める患者さんは，動脈瘤の拡大を疑ってみることが肝要である．

- 動脈瘤を有する患者さんでは，虚血性心疾患，脳血管障害などの動脈硬化症を高率に合併している．動脈瘤の破裂と虚血性心疾患などの合併症が死因のほとんどを占めていることから，動脈硬化症の管理が重要である．

☑チェックリスト

動脈瘤の治療チェックリスト

□ 慢性期大動脈解離および胸部大動脈瘤に対して早朝高血圧を含めた厳格な降圧ができているか？

□ 禁煙を守れているか？

□ 瘤径拡大の有無について定期的な画像診断を実施しているか？

□ 合併する頻度の高い虚血性心疾患や脳血管障害のスクリーニングを行っているか？

□ 多発性の動脈瘤の合併を疑い，大動脈全体の検索を行っているか？

◆ 文献
1) Hackam, D. G et al.：Angiotensin-converting enzyme inhibitors and aortic rupture：a population-based case-control study. Lancet, 368：659-665, 2006
2) Mehta, et al.：Chronobiological Patterns of Acute Aortic Dissection. Circulation, 106：1110-1115, 2002
3) Shores, et al.：Progression of Aortic Dilatation and the Benefit of Long-Term β-Adrenergic Blockade in Marfan's Syndrome. N. Eng. J. Med., 330：1335-1341, 1994
4) MacSweeney, et al.：Smoking and growth rate of small abdominal aortic aneurysms. Lancet, 344 (8923)：651-652, 1994

<山田浩之，松原弘明>

5 臓器障害の治療
5 閉塞性動脈硬化症（末梢動脈疾患）の治療

Point

1. 閉塞性動脈硬化症（末梢動脈疾患）は自覚症状が乏しい場合もあり，合併症のリスクの高い症例（表1）では，必ず閉塞性動脈硬化症合併の有無の確認を実施する．
2. 閉塞性動脈硬化症合併症例では，脳・心血管障害の合併頻度が高いため，潜在的臓器障害の確認を行う．
3. 動脈硬化の危険因子を複数合併する症例が多く，そのコントロールは閉塞性動脈硬化症症例の予後を改善する．
4. 間欠性跛行の症状軽減効果の根拠を有する薬剤はシロスタゾールのみである．
5. 間欠性跛行に対する経口薬剤が予後を軽減するかは明確でない．
6. Fontaine分類II度以上の症例では，血管外科との密接な連携が重要である．

1 診療にあたって

表1に閉塞性動脈硬化症（最近はPAD[※1]と略される）の合併を念頭に置くべき病態をまとめた．これら疾患を合併した高血圧の場合，必ずPAD合併の確認を実施する．PADの20～25％前後は無症状であるため，問診に加え診察におけるPADの確認も重要である．

診察では皮膚の色調，筋萎縮・潰瘍の有無，下腹部-鼠径部での血管雑音の有無，鼠径部・膝窩部・足背/内踝（後頸骨動脈）での脈拍動の左右差の確認が重要である．PADを疑った場合，下肢・上腕血圧比（ABI）を測定し（触診法で可能である），ABI 0.9未満の場合はPADを疑い血管造影などの精査が必要となる．正確にABIを測定するにはDoppler血圧計が必要であるが，脈波速度測定機器などのOscillometric法でも高い精度でABIが測定される

※1 PAD

閉塞性動脈硬化症（arteriosclerosis obliterans）はASOと略されることが多かったが，最近は末梢動脈疾患（peripheral artery disease）を略してPADとして表現されることが多い．

● 表1　閉塞性動脈硬化症の合併を考慮すべき症例

① 糖尿病
② 心血管疾患の既往
③ 70歳以上
④ 50歳以上で，喫煙，高コレステロール，高血圧のいずれかのリスクを有する

● 表2　Fontaine分類

重症度	治療方針
Ⅰ度（冷感，しびれ感）	生活習慣の改善，危険因子のコントロール
Ⅱ度（間欠性跛行）	Ⅰ度に加えて経口薬物治療，運動療法，血行再建術（血管内治療，外科的治療）の検討
Ⅲ度（安静時疼痛）	Ⅰ度に加えて経口および経静脈的薬物治療，運動療法，血行再建術（血管内治療，外科的治療），神経ブロックの検討
Ⅳ度（潰瘍・壊疽）	Ⅰ度に加えて経口および経静脈的薬物治療，運動療法，血行再建術（血管内治療，外科的治療），肢切断の検討

2 重症度評価と合併症検索

　臨床症状による重症度の分類として，Fontaineの分類が使用される．この分類は治療方針の指針，予後指標ともなる（表2）（5年生存率はⅠ度・Ⅱ度70％，Ⅲ度50％，Ⅳ度30％）．その死因として60～70％が心・血管死である．

　PADは全身の動脈硬化病変の進展を反映し，冠動脈疾患では20～30％，脳血管疾患では20～25％の頻度で合併するとされる．また，腎動脈病変の合併にも注意が必要であり，腎機能障害例や難治性高血圧症例ではその存在を積極的に疑うべきである．すなわち，**PADと診断した時点で潜在的な動脈硬化性心・脳血管疾患の有無を確認することが重要である**．問診によるこれらの疾患に関連した症状の確認，そして心電図，心臓・頸動脈エコー検査などは積極的に実施すべきと考えられる．

● 表3　PADに合併した動脈硬化危険因子の管理

① 禁煙
② 適正体重維持（BMI 25未満）
③ 脂質異常：LDLコレステロール100mg/dL未満（他の血管疾患を有する症例では70mg/dL未満）
④ 高血圧：140/90mmHgを目標とする
⑤ 糖尿病：HbA_{1c} 7.0％未満を目標とする

3　治　療

1）治療の考え方

　治療は動脈硬化危険因子の治療とPAD自体の治療に大別される．上述のごとくPADと診断された症例では症状の有無にかかわらず予後は不良であり，動脈硬化危険因子の治療が重要である．
　PAD自体の治療は，間欠性跛行を有する症例では，症状軽減のための薬物治療・運動療法が動脈硬化危険因子の治療に加えて実施される．
　安静時下肢疼痛・潰瘍形成症例では可及的早期に血行再建術（血管内治療，外科的治療）を検討する．ゆえに，血管外科医との密接な連携が重要である．

2）治療の実際

　表3に2007年に発表されたTrans-Atlantic Inter-Society Consensus（TASK）IIのガイドラインで示された動脈硬化危険因子の管理についてまとめた．わが国では禁煙外来も保険診療が適応となるため，積極的な喫煙習慣への介入を実施すべきである．
　LDLコレステロールの治療に関してはスタチンが第一選択薬となる（EVIDENCE「HPS試験」参照）．
　高血圧治療の詳細は「高血圧治療薬ハンドブック」（羊土社，2009年4月発行予定）に記載する．
　これら動脈硬化危険因子の治療はPAD症例の予後を改善する．また，PAD以外の心・脳血管疾患発症予防のためアスピリンなどの抗血小板薬の処方が推奨されている．
　間欠性跛行の症状軽減，日常機能向上の目的で運動療法が推奨されている．また症状軽減の薬物療法として表4に示す薬剤がわが国で使用されている．しかし，無作為比較試験にて症状改善に

● 表4　間欠性跛行の症状軽減に使用される経口薬剤

一般名	用量・用法	作用機序
高リスク症例(動脈硬化性心血管疾患の既往，糖尿病，腎機能障害など)で動脈硬化性心・脳血管疾患の発症予防に有用性が示されている薬剤		
アセチルサリチル酸	83～100 mg/日 分1	サイクロオキシゲナーゼ阻害による血小板凝集抑制（心血管疾患発症予防の目的で使用されることが多い）
チクロピジン	200～300 mg/日 分3	ADP受容体を介したアデニルシクラーゼ活性を低下させ血小板凝集抑制
クロピドグレル	75 mg/日 分3	作用機序はチクロピジンと同様であるが，PADへの保険適応はない
エイコサペンタエン酸	1800 mg/日 分3	トロンボキサンA2産生抑制での血小板凝集抑制および脂質代謝異常改善作用
間欠性跛行の改善の有用性が示されている薬剤		
シロスタゾール	200 mg/日 分2	ホスホジエステラーゼⅢ阻害による血小板凝集抑制および血管拡張作用
間欠性跛行の改善の有用性を示す根拠を有さない薬剤		
リマプロスト	30 μg/日 分3	プロスタグランジン製剤（血小板凝集抑制および血管拡張作用）
ベラプロスト	120 μg/日 分3	プロスタグランジン製剤（血小板凝集抑制および血管拡張作用）
サルポグレラート	300 mg/日 分3	セロトニン5-HT2拮抗薬（血小板凝集抑制および血管拡張作用）

明らかな効果を確認できているのは，ホスホジエステラーゼⅢ阻害薬のシロスタゾールのみである．2006年に発表されたAHA/ACCのガイドラインではシロスタゾールが第一選択薬として示された（EVIDENCE「シロスタゾールのメタ解析」参照）．

EVIDENCE　HPS試験

目的：スタチンによるLDLコレステロール低下がPAD症例の予後を改善するかの検討．

対象：PAD症例6,748例．

方法：スタチン，抗酸化ビタミン，両者併用，プラセボの4群の無作為比較にて5年間の追跡研究．

結果：スタチン群にて有意な冠動脈疾患発症の低下が認められた．

文献：1

シロスタゾールのメタ解析

目的：シロスタゾールがPAD症例の症状を改善するかメタ解析を実施した．

対象：シロスタゾールの間欠性跛行の症状軽減の効果を検討した6つの無作為試験の対象1,751例．

方法：無作為比較試験のメタ解析．

結果：トレッドミルによる歩行距離はシロスタゾール服用により50〜70m有意に改善した．

文献：2

3）治療を行う際の注意点

　PADでは他の心・脳血管障害の合併が20〜40％，高血圧，糖尿病の合併が20〜50％とされる．すなわちPADでは症状軽減の薬剤に加えて，合併する病態の治療のため非常に多種類の薬剤が必要となるケースが多い．服薬コンプライアンス，医療経済を考えると難しい問題であり，個々のケースに即した薬剤を選択することが重要である．

　PADの症状改善に薬物療法が実施されるが，その効果を明確に示す根拠を有する薬剤は限られており，さらに個々の薬剤の併用による有効性の増加の有無は明確でない．また，予後を改善する根拠を有する薬剤はない．

　最近，問題なしとする報告もあるが，シロスタゾールはホスホジエステラーゼⅢ阻害薬であるため，慢性心不全の症例への使用には注意が必要である．

Step up! ADVICE

PADの診断の注意点

　閉塞性動脈硬化症（末梢動脈疾患，peripheral artery disease：PAD）は全身の進行した動脈硬化の一表現病態であり，潜在性心・脳血管疾患の合併を確認する必要がある．また，PADは典型的な歩行時の下肢痛を訴える症例は10〜20％程度とされ，無症状の症例も多い．ゆえに，冠動脈疾患・脳血管疾患を合併した症例ではPADの存在を確認するため，適切な問診や診察を実施することが重要である．

☑チェックリスト

PADの診療

□ 潜在性心・脳血管障害の有無を確認したか？

□ 合併する動脈硬化危険因子のコントロールは十分か？

□ 血管外科へ診療依頼の必要性はないか？

□ 薬剤の服薬コンプライアンスは良好か？

◆ 文献

1) Heart Protection Study Collaborative Group.：Randomized trial of the effects of cholesterol-lowering with simvastatin on peripheral vascular and other major vascular outcomes in 20,536 people with peripheral arterial disease and other high-risk conditions. J. Vasc. Surg., 45 (4) : 645-654, 2007
2) Regensteiner, J. G. et al.：Effect of cilostazol on treadmill walking, community-based walking ability, and health-related quality of life in patients with intermittent claudication due to peripheral arterial disease：meta-analysis of six randomized controlled trials. J. Am. Geriatr. Soc., 50 (12) : 1939-1946, 2002

＜冨山博史＞

6 さまざまな患者さんの治療
1 他疾患を合併している例

Point

1. 脂質異常症や糖尿病など，合併頻度の高い疾患では厳格な降圧とリスクの層別化を行い，病態に応じた降圧薬の選択を行う．また，積極的な危険因子の除去にも努める．
2. 糖尿病，COPD，高尿酸血症などを合併する場合には，β遮断薬や高用量の利尿薬の使用は原則控えるべきである．
3. 前立腺肥大症に対するα遮断薬，精神疾患に対する中枢神経用薬などを使用している場合には，過降圧，起立性低血圧に留意する．

1 脂質異常症

1) 高血圧との合併の危険性と対応

健康診断で最も多く指摘されるのが，高血圧と脂質異常症であり，必然的にこの2つが合併する頻度は高い．

わが国で行われた脂質異常症患者に対する大規模臨床研究（J-LIT）[2] においても，一次予防対象者における冠動脈疾患発症のリスクは男性高血圧患者で2.3倍，女性高血圧患者で2.5倍に達しており，血圧と血清LDLコレステロールの両者を是正することが求められている．

ASCOT-LLA[3] などの大規模試験結果からは，高血圧と脂質異常症合併患者では，**積極的なLDLコレステロール低下療法が心血管疾患の一次，二次予防に有効である**と述べられている．

日本動脈硬化学会の発表した動脈硬化性疾患予防ガイドライン（2007年度版）のなかには，「脂質代謝異常症において高血圧は，脳卒中や冠動脈疾患の危険因子である」（エビデンスレベルA）と記されており，表に示すような脂質管理目標値が示されている．JSH2009にもこのガイドラインの内容が反映されており，高血圧もリスクの1つとなることから，少なくとも<140 mg/dLの目標値となっている．

2) 脂質管理目標値

動脈硬化性疾患予防ガイドラインにおける脂質管理目標値を表にまとめる．

高LDLコレステロール血症では，生活習慣の是正に加え，**スタ**

● 表　高血圧患者のリスク別脂質管理目標値

	LSDコレステロール	中性脂肪	HDLコレステロール
高血圧のみ	＜140mg/dL	＜150mg/dL	≧40mg/dL
高血圧 ＋2つ以上の危険因子	＜120mg/dL		
冠動脈疾患	＜100mg/dL		

危険因子：加齢（男性≧45歳，女性≧55歳），糖尿病，喫煙
　　　　　冠動脈疾患の既往症，低HDL-C血症（＜40 mg/dL）

チンを中心とする脂質低下薬の使用で上記目標値を目指す．J-LITのサブ解析では，正常コレステロール値に管理された場合，降圧目標を140/90 mmHgよりも130/80 mmHgで心血管疾患発症が減少していることから，より厳格な降圧目標の設定が望まれる．

3）その他の合併例での対応

　一方，高中性脂肪血症や低HDLコレステロール血症と高血圧の合併例では，メタボリックシンドロームや糖尿病の合併リスクが高いことから，インスリン抵抗性やアディポサイトカインにも配慮した薬剤選択が必要である．

　以上のような理由より，脂質代謝の改善や抗炎症効果を有するACE阻害薬やARBなどのレニン-アンジオテンシン系阻害薬，長時間作用型のカルシウム拮抗薬，α遮断薬などが脂質異常症を合併する高血圧患者に対する望ましい降圧薬の選択と言える．逆に高用量のサイアザイド系利尿薬やループ利尿薬，β遮断薬使用は脂質代謝への悪影響が懸念される．

2　糖尿病

　糖尿病合併高血圧患者数は増加しており，心血管疾患リスクが相乗的に高まることから，早期の介入が求められている．生活習慣の変容を促すためにメタボリックシンドロームに目標を絞った特定健診がすでに始まっているが，こちらへの対応の詳細については別項（p.93～，第2，3章）を参照されたい．糖尿病の合併症である腎症，神経障害，網膜症のいずれもQOLを低下させ，予後を左右する重要な臓器障害となることから，より早期から厳格な血圧，血糖の管理が求められる．

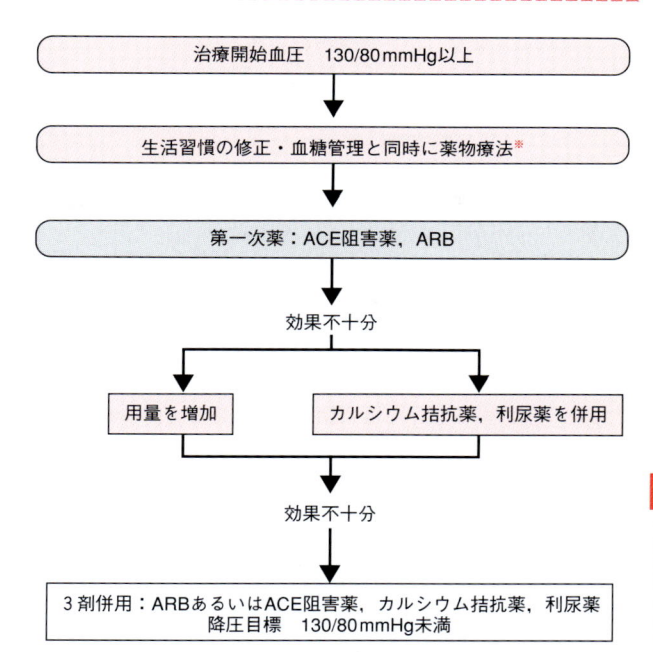

```
┌─────────────────────────────────────────┐
│    治療開始血圧　130/80mmHg以上          │
└─────────────────────────────────────────┘
                    ↓
┌─────────────────────────────────────────┐
│  生活習慣の修正・血糖管理と同時に薬物療法※ │
└─────────────────────────────────────────┘
                    ↓
┌─────────────────────────────────────────┐
│       第一次薬：ACE阻害薬，ARB           │
└─────────────────────────────────────────┘
                効果不十分
          ↓                    ↓
┌──────────────┐    ┌──────────────────────┐
│  用量を増加   │    │ カルシウム拮抗薬，利尿薬を併用 │
└──────────────┘    └──────────────────────┘
                    ↓
                効果不十分
                    ↓
┌─────────────────────────────────────────┐
│ 3剤併用：ARBあるいはACE阻害薬，カルシウム拮抗薬，利尿薬 │
│        降圧目標　130/80mmHg未満          │
└─────────────────────────────────────────┘
```

※ 血圧が130〜139/80〜89mmHgで生活習慣の修正で降圧目標が見込める場合は，3カ月を越えない範囲で生活習慣の修正により降圧を図る．

● **図　糖尿病を合併する高血圧の治療計画**
（文献15より引用）

1）治療計画

　JSH2009における糖尿病を合併する高血圧の治療計画を図に示す．高血圧すなわち140/90mmHg以上であれば直ちに生活習慣の修正・血糖管理と同時に降圧薬治療を開始することと，**降圧目標が「130/80mmHg」未満**であることがポイントである．

　第一選択薬としては**レニン-アンジオテンシン系阻害薬**，すなわちARBまたはACE阻害薬が最も推奨されており，降圧目標に達するまで十分な増量を行うか，長時間作用型カルシウム拮抗薬，少量の利尿薬の順で併用を開始するのが一般的であり，JSH2009では，よりレニン-アンジオテンシン系阻害薬を重視するものとなっている．

この降圧目標，降圧薬選択の根拠としては，わが国におけるエビデンスだけでも，境界型糖尿病・糖尿病で130/80 mmHg以上で心血管疾患による死亡率が増加することを示す端野・壮瞥研究のデータ[4]や，糖尿病性腎症に対するJ-MIND[5]，SMART[6]，INNOVATION[7]などにおけるACE阻害薬，ARBの有用性などがあげられる．わが国の研究ではないが，同じく糖尿病性腎症を対象としたGUARD[8]において，レニン–アンジオテンシン系阻害薬との併用薬剤として利尿薬はタンパク尿減少に優れ，eGFR保持にはカルシウム拮抗薬の併用が優れることが示されているため，第二，三選択薬の選択は他の合併症も考慮して考える必要があるものと思われる．

　一方，利尿薬やβ遮断薬の使用は，糖・脂質代謝においてインスリン感受性を低下させ中性脂肪を上げる方向に働くとされるが，少量の利尿薬の使用や，末梢血管抵抗を減少させるタイプのβ遮断薬では悪影響が少ないとされる．

2）血糖管理の強化療法

　高血圧を合併するハイリスク糖尿病患者における血糖管理については，どこまで厳格な強化療法を実施するかで議論が沸騰している．1万人を超える糖尿病患者を対象とした2つの大規模研究ACCORD[9]とADVANCE[10]では，ACCORDの強化療法群において全死亡，心血管死亡の有意な増加が認められたため平均追跡期間3.4年で中止となったのに対し，ADVANCEでは強化療法により腎症発症が-21％，細小血管障害が-14％のリスク低減を示しており，明暗を分けた．この理由として，ACCORDでは低血糖や体重増加を認めた割合が高いことや，チアゾリジン誘導体の使用頻度が異なったことがあげられているが，詳細は明らかでない．血糖値に**Jカーブ現象**[※1]があるのか，血糖降下のスピードが問題なのかは，今後の課題と言える．

※1 Jカーブ現象

　血圧やコレステロールなどを下げすぎた場合に，かえって心血管疾患の発症や死亡などが増加する現象のこと．高齢者における拡張期血圧の50 mmHg未満の降圧が心血管疾患（脳梗塞や心筋梗塞など）の発症を増やすことなどが知られている．しかし，一般集団における数十万人規模の大規模解析などによると，これ以上降圧してもイベント発症が変化しない閾値は存在するが，かえって増加することは少ないと考えられている．

3 呼吸器疾患，睡眠時無呼吸症候群

1）呼吸器疾患と高血圧の合併

　肥満やアレルギー体質を示す若年者の増加に伴い気管支喘息の罹患や睡眠時無呼吸症候群（sleep apnea syndrome：SAS）[※2] の患者数が増加している．高齢者では慢性閉塞性肺疾患（chronic obstructive pulmonary disease：COPD）患者が潜在的には500万人にも達するとされることから，呼吸器疾患と高血圧を合併する確率は予想よりも高いと言える．

　労作（運動）時には血圧上昇を伴うことがある他，治療に使用される $β_2$ 刺激薬やステロイド薬が血圧上昇を促すことも少なくない．呼吸器疾患合併高血圧患者に対する生活習慣改善では，運動療法に制限が生じることも多く，患者さんの病態や重症度に応じた個別の指導を要する．

2）薬剤による降圧療法

- **β遮断薬，αβ遮断薬**：**$β_1$選択性にかかわらず禁忌**である他，αβ遮断薬もβ遮断作用により気道攣縮を惹起する危険性があるため使用を避けるべきである．
- **ACE阻害薬**：投与による**乾性咳嗽はよく知られた副作用**であるが，高齢者肺炎の発症予防への効果が期待される一方で，気管支喘息患者の気道過敏性を高める恐れがある．
- **長時間作用型カルシウム拮抗薬，α遮断薬**：気管支平滑筋の緊張を緩和する作用があるとされ，比較的安全に使いやすい．
- **ARB**：気道過敏性，気管支平滑筋への影響も少ない他，低酸素性多血症の改善効果も期待されており，同様に比較的使いやすい薬剤と考えられる．
- **利尿薬**：気管支分泌物の粘稠度を高めるので，可能な限り少量とすべきである．

※2 睡眠時無呼吸症候群

　新幹線の運転士の意識消失発作で有名になった疾患概念であり，**メタボリックシンドローム患者**に多く認められ，周期的な低酸素血症により，心血管疾患や死亡リスクが増加する．胸腔内の陰圧負荷は80mmHgにも達することがあり，高血圧患者では心臓や血管により大きな負荷が発生する．夜間非降圧型が多いことから，左室肥大，心不全の有無を確認のうえ，早朝高血圧への対応も考慮した降圧薬の選択が必要である．

JSH2009になって初めて取り上げられた項目で，夜間の心血管疾患発症予防のためには，持続性陽圧呼吸（continuous positive airway pressure：CPAP）の積極的な導入をまず検討し，これが叶わぬときには患者さんの病態に応じた降圧薬で厳格な降圧を目指す．肥満を中心とする病態であれば，ACE阻害薬，ARBなどが第一選択薬となる．

4 高尿酸血症，痛風

尿酸高値を示す高血圧患者では各種臓器障害が進みやすい．そのため高尿酸血症は動脈硬化を進展させる独立した危険因子と考えられている．**日本痛風・核酸代謝学会の治療ガイドライン**では，血清尿酸値≧7.0 mg/dL以上の高尿酸血症患者では6.0 mg/dL以下を目指して治療すべきとされ，**8.0 mg/dL以上では薬物治療の適応**となる．

高尿酸血症をきたす機序として，メタボリックシンドロームの発症機転と共通する部分が大きく，飲酒（特にビール）やプリン体の多い食事の制限が肝要である他，尿のpHが6未満ならば重曹やクエン酸ナトリウム/クエン酸カリウム配合薬の投与で**アルカリ化**を図り，pHを6.0～6.9に保ち，pHが6.0以上であれば尿酸合成阻害薬や尿酸排泄促進薬で尿酸値の低下を目指す．

サイアザイド系およびループ利尿薬は急激な細胞外液の低下をまねき，高尿酸血症を誘発させるので，痛風発作が危惧される患者さんには処方すべきでない．またβ遮断薬やαβ遮断薬の大量投与も尿酸値上昇をきたす．ARBのなかでは，ロサルタン（ニューロタン®）に弱い尿酸低下作用があることが知られている．

5 大動脈瘤，閉塞性動脈硬化症

臓器合併症の1つとも言えるが，同じ血管疾患でありながら降圧薬治療の方針はやや異なることに注意する．また，ステント留置をはじめとする血管再建術の適応も拡大しつつある．

大動脈瘤については，**120 mmHg未満での血圧コントロール**が推奨されるが，降圧目標値を明確にできるようなエビデンスは示されていない．マルファン症候群患者においてβ遮断薬投与が胸部大動脈瘤径の拡大を抑制した，ACE阻害薬の服用が腹部大動脈瘤

の破裂を抑制した，JIKEI-HEART[11]において解離性大動脈瘤のリスクが81％減少したなどの報告[11, 12]がなされている他，禁煙が効果的であることが示されている．なお，腹部大動脈瘤では腎血管狭窄を合併することも多いため，レニン-アンジオテンシン系阻害薬投与前には両側腎血管狭窄の有無の確認が必要である．

一方，閉塞性動脈硬化症（ASO）では，**降圧よりも禁煙をはじめとする危険因子除去に重点**がおかれる．β_1選択性の高いβ遮断薬治療では，間欠性跛行を伴う患者さんに対する無作為試験で使用の安全が認められた[13]他，ASO合併高血圧患者に対するACE阻害薬投与が脳・心血管イベントを抑制したとの報告[14]もなされており，合併頻度の高い糖尿病，虚血性心疾患などに配慮した降圧薬選択が重要となる．

6 その他，注意の必要な他疾患

1）前立腺肥大

前立腺肥大症患者に対しては，α_1遮断作用を有する薬剤が頻用されている．このため高血圧患者に対する降圧薬と併用した場合には，**過降圧や起立性低血圧に留意する必要**がある．特に患者さんが「前立腺の薬」としか認識していないことが多いため，めまい，ふらつき，立ち眩みなどを訴えた場合には，本疾患の合併と投薬内容を確認する問診を行うことが肝要である．

2）不眠症，不安神経症，認知症など精神・神経疾患

中枢神経系への鎮静作用を有する薬剤を多く使用するため，降圧療法中の患者さんにおいて，過降圧や**起立性低血圧**をきたすことが少なくなく，特に高齢者における眠前投薬が行われている場合に，**夜間の転倒，骨折，めまい**などに留意する．また寒冷期，夜間の排尿・排便の前後では，血圧変動が著しいため脳・心血管イベント発症のリスクが増加する．特に**早朝高血圧**治療のために降圧薬の眠前投与が行われている際には，上記のような自覚症状の有無を確認し，ABPMによる夜間血圧モニタリングを実施することが推奨される．また認知症患者の場合は，**服薬コンプライアンスが著しく低下**しているので，家族をはじめとする介護者主体の服薬管理を励行し，過量投与や服薬忘れを防ぐように努めなければならない．

3）自己免疫疾患，整形外科的疾患

関節痛や炎症を伴う疾患に対し，NSAIDやステロイドをはじめとする薬物治療が実施されているが，これらが**高血圧の治療抵抗性**を惹起していることも少なくない．さらに，高用量ステロイドの長期連用は，耐糖能異常，骨粗鬆症のリスクも高めることから，心血管疾患リスクを相乗的に高める．皮膚科疾患でも同様の注意が必要な場合がある．したがって降圧薬としては，抗炎症作用や抗骨粗鬆症効果があるとされるARBやACE阻害薬，一部のカルシウム拮抗薬などが第一選択薬となる．

Step up! ADVICE

漢方薬

健康志向の高まりで，漢方薬の服用者が増加している．特に悪性腫瘍，肝疾患，泌尿器疾患，皮膚疾患，整形外科疾患患者などに多い．漢方には**甘草**を含む処方が多くなされており，長期服用者では偽性アルドステロン症による低カリウム血症を認めることも少なくない．ループまたはサイアザイド系利尿薬やグリチルリチン含有製剤を使用している場合に低カリウム血症が助長されるので，定期的なカリウム濃度のチェックが重要である．

☑チェックリスト

他疾患を合併したときの治療のポイント

□ 脂質異常症：高血圧と合併した時点で危険分子1つが加算されている．高血圧＋脂質異常症のみのときのLDLコレステロールの管理目標値は？（回答：＜140 mg/dL）

□ 糖尿病：降圧目標と第一選択薬は？
（回答：＜130/80 mmHg，ARBまたはACE阻害薬）

□ 呼吸器疾患：血圧への影響がある治療薬は？
（回答：β刺激薬，ステロイド）

□ 高尿酸血症：痛風発症が危惧される患者さんへ投与すべきでない降圧薬は？
（回答：サイアザイド系およびループ利尿薬）

□ 大動脈瘤：収縮期血圧の降圧目標は？
（回答：＜120 mmHg）

□ 前立腺肥大：α1遮断作用を有する薬剤使用の注意点は？
（回答：起立性低血圧）

□ 認知症：降圧薬治療で最も気をつけなければいけない点は？
（回答：降圧コンプライアンス）

◆ 文献

1) 「CKD（慢性腎臓病）診療ガイド 高血圧編」（日本腎臓学会・日本高血圧学会 編），東京医学社，2008
2) Matsuzaki, M. et al.：Large Scale Cohort Study of the Relationship Between Serum Cholesterol Concentration and Coronary Events With Low-Dose Simvastatin Therapy in Japanese Patients With Hypercholesterolemia. Circulation Journal, 66：1087-1095, 2002
3) Sever, S. et al.：Prevention of coronary and stroke events with atorvastatin in hypertensive patients who have average or lower-than-average cholesterol concentrations, in the Anglo-Scandinavian Cardiac Outcomes Trial-Lipid Lowering Arm (ASCOT-LLA)：a multicentre randomised controlled trial. Lancet, 361：1149-1158, 2003
4) 大西浩文 他：端野・壮瞥町研究 レビュー. Ther. Res., 28：513-525, 2007
5) J-MIND研究グループ：糖尿病性腎症の発症・進展に対するCa拮抗薬とACE阻害薬との長期効果の比較．糖尿病, 42：5225, 1999
6) The Shiga Microalbuminuria Reduction Trial (SMART) Group：Reduction of Microalbuminuria in Patients With Type 2 Diabetes：The Shiga Microalbuminuria Reduction Trial (SMART). Diabetes Care, 30：1581-1583, 2007
7) Makino, M. et al：Prevention of Transition From Incipient to Overt Nephropathy With Telmisartan in Patients With Type 2 Diabetes. Diabetes Care, 30：1577-1578, 2007

8) Bakris, G. L. et al.: Effects of different ACE inhibitor combinations on albuminuria: results of the GUARD study. Kidney Int, 73: 1303-1309, 2008
9) The Action to Control Cardiovascular Risk in Diabetes Study Group: Effects of Intensive Glucose Lowering in Type 2 Diabetes. N. Engl. J. Med., 358: 2545-2559, 2008
10) The ADVANCE Collaborative Group: Intensive Blood Glucose Control and Vascular Outcomes in Patients with Type 2 Diabetes. N. Engl. J. Med., 358: 2560-2572, 2008
11) Mochizuki, S.: Valsartan in a Japanese population with hypertension and other cardiovascular disease (Jikei Heart Study): a randomised, open-label, blinded endpoint morbidity-mortality study. Lancet, 369: 1431-1439, 2007
12) MacSweeney, S. T.: Smoking and growth rate of small abdominal aortic aneurysms. Lancet, 344: 651-652, 1994
13) Radack, K. & Deck, C.: Beta-adrenergic blocker therapy does not worsen intermittent claudication in subjects with peripheral arterial disease. A meta-analysis of randomized controlled trials. Arch. Intern. Med., 151: 1769-1776, 1991
14) The Heart Outcomes Prevention Evaluation Study Investigators: Effects of an Angiotensin-Converting-Enzyme Inhibitor, Ramipril, on Cardiovascular Events in High-Risk Patients. N. Engl. J. Med., 342: 145-153, 2000
15) 「高血圧治療ガイドライン2009」(日本高血圧学会高血圧治療ガイドライン作成委員会 編), 日本高血圧学会, 2009

＜勝谷友宏，楽木宏実＞

6 さまざまな患者さんの治療
2 メタボリックシンドロームを合併している例

Point

1. 本邦においては高血圧優位型のMetSが多く，MetSの最初の臨床症状として一般臨床において高血圧症に遭遇することが多い．
2. MetSの診断基準では高血圧は収縮期血圧130 mmHg以上かつ/または拡張期血圧85 mmHg以上と定義され，正常高値以上をリスクと判定している．
3. MetSにおいては腹部肥満，耐糖能異常，脂質異常症といった他のリスクが共存していることを鑑み，血圧が正常高値以上のレベルを超えたら早期に治療介入が必要である．
4. 生活習慣の改善（減量，有酸素運動）とともに降圧薬の投与を考慮する．アンジオテンシン変換酵素阻害薬（ACE阻害薬）およびアンジオテンシンII受容体拮抗薬（ARB）が第一選択薬となりうる．

1 患者さんにあった治療の考え方

メタボリックシンドローム（MetS）は内臓肥満を必須項目とし高血圧，耐糖能異常，脂質代謝異常のいずれかの2つを満たす危険因子が集積した状態である（表1）．

近年の食生活や生活習慣の変化に伴い，MetSは心血管事故のリスクの最も重要なものの1つとなっている．MetSという代謝性疾患から脳・心血管障害という神経・循環器疾患に至るプロセスについて，生活習慣病の重積のみならずその成因と発症の順序，すなわち，心血管合併症の発症に至る生活習慣病の流れ，およびそれらの相互作用（連鎖）を包括的に把握する概念としてメタボ

● 表1 日本におけるメタボリックシンドロームの診断基準（2005年4月）

① 腹腔内脂肪蓄積（ウェスト周囲径が男性≧85 cm，女性≧90 cm：内臓脂肪面積≧100 cm^{2}に相当）
② 高トリグリセリド血症（TG≧150 mg/dL） かつ/または 低HDL-コレステロール血症（HDL-C＜40 mg/dL）
③ 高血圧 （収縮期血圧≧130 mmHg かつ/または 拡張期血圧≧85 mmHg）
④ 空腹時高血糖（≧110 mg/dL）

MetSの診断基準：①に加え②～④のいずれか2項目以上（男女とも）

リックドミノ[※1]という考え方がある（図）．このMetSは高率に高血圧を発症し，本邦においては特にMetSを構成する3つのコンポーネント（表1-②～④）のなかで高血圧症の合併が最も多い．したがってMetSの最初の臨床症状として一般臨床において高血圧症に遭遇することが多い．

MetSに伴う高血圧症の病態は交感神経系（sympathetic nervous system：SNS）の亢進，レニン-アンジオテンシン系（RA系）の亢進，慢性腎臓病の存在，尿細管・糸球体フィードバックの異常，ナトリウム利尿ペプチド抵抗性，睡眠時無呼吸症候群，レプチン抵抗性，高レプチン血症，アディポサイトカインの分泌異常，Rho/Rhoキナーゼ経路の亢進などが想定されている．

治療としては体重減量に加えRA系阻害薬がよい適応となる．

2 治療の実際

MetS合併の高血圧の治療はJSH2009に従い表2のようになる．糖尿病が合併していなければ140/90 mmHg以上で降圧薬治療を開始し，130～139/85～89 mmHgの正常高値血圧では生活習慣の是正から開始する．降圧目標は130/85 mmHg未満である．一方糖尿病が合併している場合は糖尿病合併高血圧の治療ガイドラインに従い130/80 mmHg以上で降圧薬治療を開始し，降圧目標は130/80 mmHg未満である．

※1 メタボリックドミノ（図）

メタボリックドミノはMetSの自然歴を包括的に説明する臨床理念である．MetSの発症において食生活の偏りや運動不足といった生活習慣の揺らぎが，いわばドミノ倒しの最初の1つのこま（ドミノ）を倒すことになり，その結果，まず肥満，特に内臓肥満そしてアディポサイトカイン分泌異常，インスリン抵抗性などを引き起こし，高血圧，食後高血糖，脂質異常症といった病態がほぼ同じ時期に生じてくる．これがMetSの始まりの段階である．動脈硬化症はこの段階から徐々に進んでおり，生命予後に直結する虚血性心疾患や脳血管障害などの発症につながっていく．しかしながらこの段階ではまだ糖尿病は発症しておらず，さらに膵機能障害，インスリン分泌不全が生じることで糖尿病が起こる．糖尿病3大合併症は糖尿病が発症してある一定の期間高血糖が持続することで初めて生じてくる．メタボリックドミノの総崩れ状態が，心不全，認知症，脳卒中，下肢切断や腎透析，失明といった状態であり，この段階はもうpoint of no returnと考えられる．

● 表2　メタボリックシンドローム合併高血圧の治療

・糖尿病（−）	BP 140/90 mmHg以上 高血圧の治療
	BP 130〜139/85〜89 mmHg 生活習慣の是正
・糖尿病（＋）	BP 130/80 mmHg以上 高血圧の治療
降圧薬の選択	インスリン抵抗性改善効果の強い ARB，ACE阻害薬を中心に

（文献4より引用）

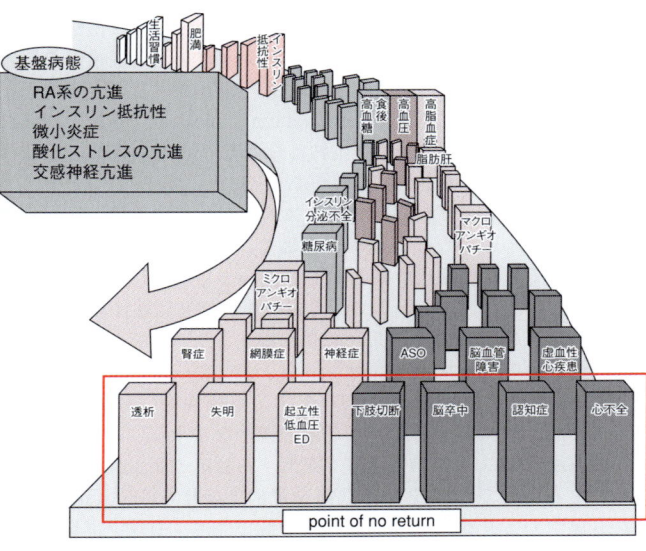

● 図　メタボリックドミノ

1）非薬物療法

① 減量

　減量が肥満における高血圧に対する治療では最も有効である．5〜10％程度の減量でも降圧が認められる．

② 運動

　多くの報告をまとめると，定期的な有酸素運動（p.119，第3章参照）は収縮期血圧を約10 mmHg，拡張期血圧を約7 mmHg低下させる．

③ 塩分制限

肥満・MetSでは，発症した高血圧が塩分感受性の高血圧であるかどうかは完全には結論づけられていない．しかし，軽度の減塩で顕著な血圧の低下（約16mmHg）が認められたという報告[1]があるため，試すべき生活習慣の改善である．

2）薬物療法

① 降圧薬

MetSの基盤病態である，インスリン抵抗性，RA系の亢進，SNS活性の亢進を考慮して降圧薬を選択することが望ましい．

- **ACE阻害薬およびARB**：MetSを対象とした大規模臨床試験はまだ施行されていないが，アンジオテンシン変換酵素阻害薬（ACE阻害薬）およびARBは第一選択薬となりうる．
- **カルシウム拮抗薬（calcium channel blocker：CCB）**：肥満高血圧がしばしば治療抵抗性となる際，ACE阻害薬，ARBに追加する降圧薬として意義がある．
- **β遮断薬および利尿薬**：インスリン抵抗性の上昇，脂質代謝の異常といった代謝面への影響や，体重の増加（β遮断薬）を考えると初期治療薬としては使いづらい．しかし塩分感受性となることが多いので，少量であれば利尿薬はACE阻害薬およびARBへの追加薬となりうる．またβ遮断薬も血管拡張性のもの（ニプラジロール，セリプロロール）や$\alpha\beta$遮断薬（カルベジロール）はインスリン抵抗性を改善しうるのでACE阻害薬およびARBへの追加薬となりうる．
- **α_1遮断薬**：交感神経活性を遮断する意味や脂質代謝異常を有する症例ではα_1遮断薬も第一選択となりうる．α_1遮断薬が血中のトリグリセリドレベルを低下させ，HDL-コレステロールレベルを上昇させたという報告[2]がある．

② インスリン抵抗性改善薬

インスリン抵抗性改善薬であるチアゾリジン誘導体（thiazolidinedione：TZD）は動物実験においては，血圧低下作用が報告されている．したがって，MetSの高血圧に対し基盤病態の治療と降圧効果を考慮してTZDはよい適用となりうる．

3 治療を行う際の注意点

減量を目的とした食事および運動療法がMetSや，MetSにおけ

る高血圧治療の基本である.しかしMetSもしくは肥満に伴う高血圧は難治性であることが多い.したがって降圧薬を早期に,すなわち正常高値以上で開始することも重要である.

Step up! ADVICE

減量の指導と薬の併用

生活習慣の改善,特に減量は患者さんにとってとても困難なことが多い.しかし,減量により最初に減少するのはMetSの病因となっている内臓脂肪であることが証明されている.したがって,減量はたとえ少しでも効果があること,またその減量を維持することが重要であることを説明し,患者さんのモチベーションを上げるべきである.

カロリー制限は減量の基本であるため食事指導は何度も行い,実行してもらうべきである.近年の基礎研究では,寿命延長につながることが科学的に証明された唯一の方法がカロリー制限であることが証明されている.これも患者さんのやる気を起こさせる話と思われる.

MetS,肥満に伴う高血圧はしばしば難治性である.ACE阻害薬,ARB,CCBを十分量用い,さらにα₁遮断薬,少量の利尿薬,αβ遮断薬といった順で併用していくべきである.ACE阻害薬とARBの併用は心血管事故抑制に関し有効性はないことが近年証明されたが(ONTARGET試験),目標血圧まで降圧できなければ併用もありうると思われる.

CASE-J 研究 (Candesartan Antihypertensive Survival Evaluation in Japan)

目的:日本人を対象とした大規模臨床試験で,CCBとARBの比較検討を目的とした.

対象:ハイリスク高血圧患者すなわち心血管リスク因子を1つ以上有する患者.登録数4,728名,ARB(カルデサルタン)群2,354名,CCB(アムロジピン)群2,349名.

方法:対象はカルデサルタン 4〜8 mg/日(最大12 mg/日),アムロジピン 2.5〜5 mg/日(最大10 mg/日)の2群に無作為に割り付けられ,増量でも効果不十分のときは他の降圧薬が追加された.平均追跡期間は3.2年.試験デザインはPROBE法(非盲検無作為

群間比較法). 主要評価項目は心血管系イベントで, それを構成するものは①突然死（急性発症で24時間以内の内因死), ②脳血管イベント（脳卒中, 一過性脳虚血発作の新規発症または再発), ③心イベント（急性心筋梗塞の新規発症または再発. 心不全, 狭心症の新規発症, 増悪または再発), ④腎イベント（血清クレアチニンの2倍上昇, 血清クレアチニン≧4.0 mg/dL, 透析移行, 腎移植など), ⑤血管イベント（解離性大動脈瘤, 動脈硬化性末梢動脈閉塞症の新規発症または増悪).

結果：突然死・脳血管イベント・心イベント・腎イベント・血管イベントいずれも両群間で有意差はなかった. しかしサブ解析でARB群ではCCB群よりも副次評価項目である新規糖尿病発症が36％有意に減少し, BMI高値例（27.5 kg/m^{2}以上）においては, その傾向は強く出ていた. また, BMI高値の肥満合併高血圧例においては, ARB群ではCCB群よりも全死亡が有意に抑制された. ARBの肥満症例における有効性が証明された.

文献：3

☑チェックリスト

MetS合併例での治療のポイント

☐ 本邦においては高血圧優位型のMetSが多く, MetSの最初の臨床症状となる. MetSの診断基準では血圧高値は収縮期血圧130 mmHg以上かつ/または拡張期血圧85 mmHg以上と定義され, 正常高値以上をリスクと判定している

☐ MetSに伴う高血圧症の病態は交感神経活性の亢進, レニン-アンジオテンシン系（RA系）の亢進, 慢性腎臓病の存在, 睡眠時無呼吸症候群, レプチン抵抗性, 高レプチン血症, アディポサイトカインの分泌異常などが想定されている

☐ MetSにおいては他のリスクが共存していることを鑑み, 早期に治療介入することが必要. 生活習慣の改善（減量, 有酸素運動）とともに降圧薬としてアンジオテンシン変換酵素阻害薬（ACE阻害薬）およびアンジオテンシンⅡ受容体拮抗薬（ARB）を第一選択として用いる

- [ ] MetS，肥満に伴う高血圧はしばしば難治である．ACE阻害薬，ARB，CCBを十分量用い，さらにα_1遮断薬，少量の利尿薬，$\alpha\beta$遮断薬といった順で併用していくべきである

- [ ] インスリン抵抗性改善薬であるチアゾリジン誘導体（TZD）もMetSの高血圧に対し基盤病態の治療と降圧効果を考慮してよい適用となりうる

- [ ] 日本人を対象とした大規模臨床試験であるCASE-J研究のサブ解析で，ARB群ではCCB群よりも新規糖尿病発症が有意に減少し，BMI高値の肥満合併高血圧例においては，ARB群ではCCB群よりも全死亡が有意に抑制された

◆ 文献

1) Davy, K. P. & Hall, J. E. : Obesity and hypertension : two epidemics or one? Am. J. Physiol, 286 : R803-R813, 2004
2) Andersson, P. E. & Lithell, H. : Metabolic effects of doxazosin and enalapril in hypertriglyceridemic, hypertensive men. Relationship to changes in skeletal muscle blood flow. Am. J. Hypertens., 9 (4 Pt 1) : 323-333, 1996
3) Ogihara, T. et al. : Effects of Candesartan Compared With Amlodipine in Hypertensive Patients With High Cardiovascular Risks : Candesartan Antihypertensive Survival Evaluation in Japan Trial. Hypertension, 51 : 393-398, 2008
4)「高血圧治療ガイドライン2009」（日本高血圧学会高血圧治療ガイドライン作成委員会 編），日本高血圧学会，2009

<脇野　修，伊藤　裕>

6 ● さまざまな患者さんの治療
3 特に基礎疾患のない高齢者の降圧目標と薬剤選択

Point

1. 降圧をすべきであるというエビデンスはあるものの,降圧目標や薬剤選択など議論の余地を残している.
2. 高齢者は臓器還流閾値が若年者と異なるために,乏血症状に十分に注意する.
3. 高齢者の薬剤代謝の特性を考慮して通常用量の半量より開始することが望ましい.

1 患者さんにあった治療の考え方

1)降圧目標

　高齢者と一言で表しても「65歳と85歳を同列に扱えるかどうか」という議論とともに,どの程度の高血圧患者に対してどれくらいの血圧を目標として,どの薬剤を中心として降圧療法を考えるかについての明確なエビデンスはない.近年HYVETにより80歳以上の特に合併症のない高齢者では150/90 mmHg未満を目指して降圧療法を積極的に行うべきであるとのエビデンスが示されたのみである(EVIDENCE参照).

　また日本においてはJATOS[1]により140/90 mmHgを目指す積極的治療群と150/90 mmHgを目指す緩徐治療群の間に予後の差はないことが示されて,高齢者では若年者ほど「the lower, the better」があてはまらない可能性が示唆された.

2)高齢者特有の注意点

　特に基礎疾患がないとはいえ加齢による生理的変化により,高齢者特有の降圧に対する考え方(気の配り方)を必要とする.

　まず第一に,**臓器還流閾値や血流自動調節能の低下**(特に脳血流)により乏血症状が非常に出やすくなっている点である.

　第二に数字に表れにくい肝機能や腎機能の予備能力の低下が存在するために,**薬剤の有効血中濃度が遷延する点**である.

　また認知能や理解力の低下などにより,病識の乏しさや生活習慣の改善困難,服薬管理ミスなど,治療抵抗性を示すことも多い.

HYVET (HYpertension in the Very Elderly Trial) 試験

目的：80歳以上の高齢高血圧患者の降圧療法の有用性を直接判定した初めての試験である．

対象：以下の条件を満たすインフォームド・コンセントが得られた高血圧患者

① 年齢80歳以上
② 収縮期血圧160〜199 mmHgかつ拡張期血圧＜110 mmHg

除外基準

❶ 起立時血圧＜140 mmHg
❷ 6カ月以内の脳卒中の既往
❸ 認知症
❹ 日々の要介護

方法：80歳以上でQOLの保たれた高血圧患者3,845名に対して降圧利尿薬（インダパミド）をベースとし，ACE阻害薬（ペリンドプリル）を追加投与して150/90 mmHg未満を目標とした積極治療群とプラセボ群に無作為割付した．一次エンドポイントは一過性脳虚血発作を含まない致死的および非致死的脳卒中，二次エンドポイントは総死亡，心血管死亡，心臓死および脳卒中死として3年間フォローを原則に解析を行った．

結果：一次エンドポイントである致死的・非致死的脳卒中において有意差はない（p=0.06）ものの積極治療群で約30%のリスク低下が認められ，さらに総死亡（p=0.02），脳卒中死亡（p=0.05），心不全（p＜0.001）において積極治療群で有意に低下していた．本研究は総死亡が積極治療群で有意に抑制されていたため倫理的な観点から安全委員会が本試験の途中終了を勧告した[1]．

文献：2

2 治療の実際

1）降圧目標

2009年のJSH2009によると表1に示すように降圧開始血圧も160/90 mmHg以上であれば若年者と変わりなく降圧を開始した方がよいとされているが，それ以下の場合は生活習慣の是正に取り組むべしとしている．

最終的な降圧目標は140/90 mmHg未満であるが，Ⅱ度以上の後期高齢者高血圧に対しては150/90 mmHg未満を暫定目標として緩

● 表1　高齢者治療方針

① 治療対象	
160/90mmHg以上	非高齢者と同様
140〜159mmHg	数カ月間の生活習慣の修正後も140mmHg以上あれば降圧薬治療開始
② 降圧目標	
前期高齢者(65〜74歳)	140/90mmHg以上 → <140/90mmHg
後期高齢者(75〜歳)	140〜160mmHg → <140/90mmHg
	>160mmHg → 暫定降圧目標<150/90mmHg → 最終降圧目標<140/90mmHg

● 表2　合併症のない高齢者高血圧患者の治療薬としてのエビデンス

カルシウム拮抗薬	STONE, Syst-Eur, Syst-China, STOP2, NICS-EH, PATE-Hypertension, JATOS
ARB	SCOPE, LIFE-ISH subanalysis
ACE阻害薬	ANBP2, STOP2, PATE-Hypertension, HYVET
利尿薬（少量）	SHEP, EWPHE, STOP-Hypertension, HYVET

徐に降圧することを提唱している．

2）降圧薬の選択

　前述したようにどの降圧薬を選択するかについては一定の見解が得られているわけではない．α遮断薬は立ち眩み，β遮断薬は脳血流不全の可能性という観点から慎重な適応となっている．そのことから，それ以外の降圧薬が適応となる．

　それ以外の降圧薬の適応のもととなるエビデンスを表2に示す．現在はこれらの間の優劣に関しては全くエビデンスがないと言っても過言ではなく，今後の大規模臨床試験の出現が待たれる．

　図に高血圧患者の治療フローチャートを示す．カルシウム拮抗薬・ACE阻害薬もしくはARB・少量の降圧利尿薬を1/2量から開始して，降圧目標に達しない場合は併用療法が推奨されている．

3）治療を行う際の注意点

　過降圧に十分注意する必要がある．Adviceを参考にして注意深く降圧を行っていくことと，高齢者は隠れた合併症が多いため，合併症の検索は慎重に行わなければならない．

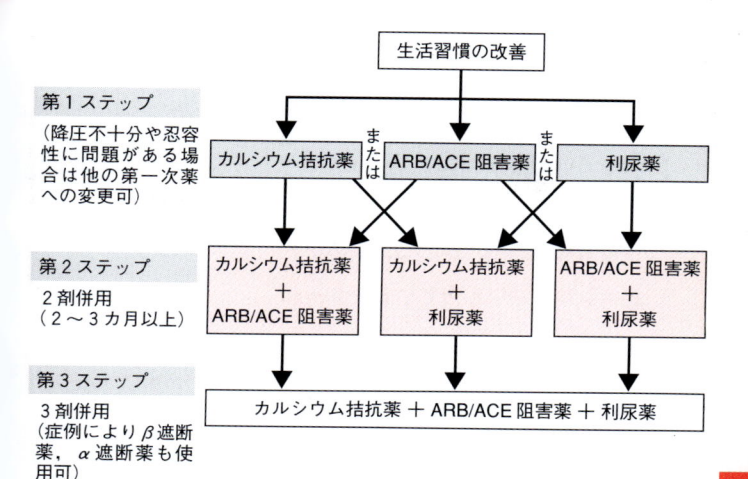

第1ステップ
(降圧不十分や忍容性に問題がある場合は他の第一次薬への変更可)

第2ステップ
2剤併用
(2～3カ月以上)

第3ステップ
3剤併用
(症例によりβ遮断薬，α遮断薬も使用可)

```
                    生活習慣の改善
          ┌────────────┼────────────┐
          ↓       また  ↓   また    ↓
      カルシウム拮抗薬 ─ ARB/ACE阻害薬 ─ 利尿薬
          │  ╲     ╱  │  ╲     ╱  │
          ↓    ╳      ↓    ╳      ↓
    カルシウム拮抗薬   カルシウム拮抗薬   ARB/ACE阻害薬
         ＋              ＋              ＋
    ARB/ACE阻害薬       利尿薬          利尿薬
          │               │               │
          └───────────────┼───────────────┘
                          ↓
         カルシウム拮抗薬 ＋ ARB/ACE阻害薬 ＋ 利尿薬
```

● **図　高齢者高血圧患者の治療フローチャート**
(文献3より改変)

ADVICE

乏血症状

　高齢者で最もよく認められる乏血症状は脳血流不全による立ち眩みやふらつきである．過降圧による乏血症状は，強い眠気や全身倦怠感および食後の眼前暗黒感などさまざまな症状を呈する．このような症状が出現した場合はすみやかに降圧薬を症状出現前の状態に戻して緩徐に降圧を続けることが望ましい．緩徐に降圧することにより，乏血症状をきたさずに至適血圧に到達することができる可能性がある．また食後眼前暗黒感には食前の飲水（コップ一杯程度）が著効を示すことがあるので試してみるとよい．

☑チェックリスト

高齢者の降圧のポイント

□ 通常の半分量から開始したか？

□ 乏血症状（立ち眩み・ふらつき・強い眠気・全身倦怠感・食後眼前暗黒感）が出ていないか？

□ 緩徐な降圧を心がけているか？

□ 過度の低血圧を起こしていないか？

◆ 文献
1) JATOS Study Group：Principal Results of the Japanese Trial to Assess Optimal Systolic Blood Pressure in Elderly Hypertensive Patients (JATOS). Hypertens. Res., 31 (12) : 2115-2127, 2008
2) The HYVET study group：Treatment of Hypertension in Patients 80 Years of Age or Older. N. Engl. J. Med., 358 (18) : 1887-1898, 2008
3) 「高血圧治療ガイドライン2009」（日本高血圧学会高血圧治療ガイドライン作成委員会 編），日本高血圧学会，2009

<大石　充，楽木宏実>

6 さまざまな患者さんの治療
4 若年者

Point

1. 若年者の高血圧はほとんどが本態性高血圧で，肥満に合併することが多い．
2. 著明な血圧上昇は二次性高血圧を考える．若年者は腎臓に関係した高血圧が60〜80％を占める．
3. 本態性高血圧は非薬物療法を3〜6カ月間試み，無効例は薬物療法を考慮する．
4. 左室肥大など合併症のある例も薬物療法の適応で，カルシウム拮抗薬，ACE阻害薬またはARBを第一選択薬とする．

1 若年者の高血圧の診断

1）特徴

- 小学校高学年から中学生の0.1〜1％および，高校生の約3％に本態性高血圧が見出され，肥満に合併することが多い．
- 一般に高血圧の程度は軽いが，左室肥大の合併や成人本態性高血圧への進展が問題になる．
- 年齢が若いほど，また血圧が高いほど二次性高血圧の可能性が高く，なかでも腎臓に関連した高血圧が60〜80％を占める．

2）判定

- 血圧測定は座位か臥位で，幼児は保護者の膝に抱いてもらい測定する．**適切なサイズのマンシェットを選択することが大切で，ゴム嚢の幅が上腕周囲長の40％を超え，長さが上腕周囲を80％以上取り囲むものを選ぶ．**
- 日本高血圧学会ガイドライン2000, 2004, 2009年版では，わが国における血圧健診の限られたデータをもとに表1に示す高血圧基準が定められた．米国の基準より収縮期血圧で約10 mmHg高いが，高血圧のスクリーニングに適切な基準である．
- 信頼できる血圧測定（自動血圧計）で得られた年齢別血圧値から算出された高血圧基準（95パーセンタイル値）を表2に示す．この基準の収縮期血圧は，**米国における50パーセンタイルの身長者の高血圧基準値**[1]に近似する．糖尿病や腎臓病がある若年者はこの基準が望ましい．

● 表1　健診用の小児高血圧基準

	収縮期血圧（mmHg）	拡張期血圧（mmHg）
幼児	≧120	≧70
小学校		
低学年	≧130	≧80
高学年	≧135	≧80
中学校		
男子	≧140	≧85
女子	≧135	≧80
高等学校	≧140	≧85

※JSH2009での高血圧基準と同じ

● 表2　血圧管理用の小児高血圧基準

学年	男子 収縮期	男子 拡張期	女子 収縮期	女子 拡張期
小学校				
1年	107	60	108	60
2年	112	63	108	60
3年	114	62	111	61
4年	116	63	121	66
5年	117	63	119	66
6年	119	63	119	65
中学校				
1年	125	66	126	68
2年	130	66	126	68
3年	136	68	128	70

平均身長での基準に相当し，身長が高い（低い）場合は基準値も高く（低く）なる
（文献7より引用）

3）小児高血圧の病態

- 血圧検診で発見される高血圧は，ほとんどが本態性高血圧である．若年者における本態性高血圧の診断は，
  ① 年齢（思春期に多い）
  ② 高血圧の程度（健診用の基準値前後）
  ③ 肥満
  ④ 家族歴
  ⑤ 二次性高血圧を示唆する症状の欠如
  が参考になる．通常，小学校低学年以下は本症と診断しない．

- 年齢が低いほど，また血圧が高いほど二次性高血圧を考える．

小児の二次性高血圧は腎臓に関係した高血圧が60〜80％を占める．

4）若年者の本態性高血圧の問題点
- 合併症（臓器障害）として，10〜46％に左室肥大がみられる[2]．
- **成人本態性高血圧に高率に進展する**．高血圧であった中学生は20年後でも20.9％が依然高血圧[3]であり，正常血圧の中学生は5.5％が高血圧であった．また，大学生を8〜26年後に調査した成績では，高血圧群は44.6％，正常血圧群は9.2％が高血圧であった[4]．

5）若年者高血圧と肥満[5]
- 小学校高学年〜中学生の肥満者の3〜5％が高血圧で，正常体格者（0.5％）より明らかに多い．
- 肥満度が増すにつれ高血圧有病率は高くなり，小児肥満に特徴的な収縮期高血圧は，軽度肥満では男子1.6％，女子3.1％であるが，高度肥満では男子8.3％，女子12.5％と著明に増加する．

2 若年者の高血圧の治療

1）患者さんにあった治療の考え方
- 肥満は本態性高血圧の原因になる他，肥満も高血圧もそれぞれ高率に成人の本態性高血圧や肥満に進展するので，小児期のうちに改善した方がよい．
- 肥満の解消には，散歩や戸外での遊びなど楽しく継続できる運動が推奨される．また，肥満にかかわりなく，血圧上昇の予防には運動の強度よりも1日の身体活動量が大切である．

2）治療の実際
小児高血圧の管理手順を図に示す．
- 健診などで軽度の高血圧が発見された小児や青年は，異なる機会にくり返し血圧を測定する．
- 健診用基準を常に超える血圧は，中等度〜高度肥満がなければ二次性高血圧の可能性がきわめて高い．身体所見に異常がなければ，腎臓を中心に精査を進める．特に，乳幼児では先天性腎尿路奇形の存在を念頭に置く．

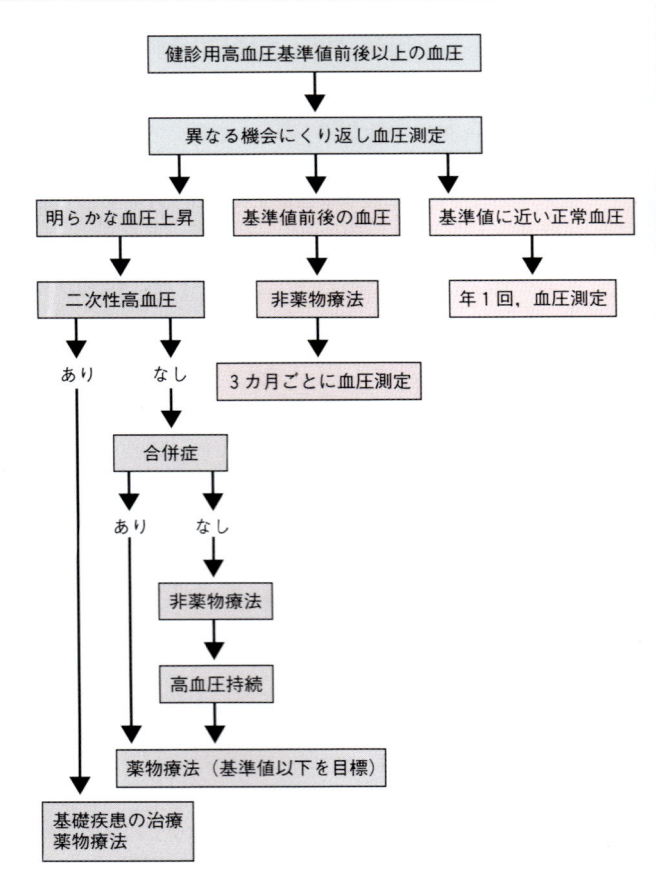

```
┌─────────────────────────────┐
│  健診用高血圧基準値前後以上の血圧  │
└─────────────┬───────────────┘
              ▼
┌─────────────────────────────┐
│   異なる機会にくり返し血圧測定    │
└──┬──────────┬───────────┬───┘
   ▼          ▼           ▼
明らかな血圧上昇  基準値前後の血圧  基準値に近い正常血圧
   ▼          ▼           ▼
 二次性高血圧    非薬物療法     年1回，血圧測定
  ┌─┴─┐        ▼
 あり なし   3カ月ごとに血圧測定
  │   │
  │   ▼
  │  合併症
  │  ┌─┴─┐
  │ あり なし
  │  │   ▼
  │  │  非薬物療法
  │  │   ▼
  │  │  高血圧持続
  │  ▼   ▼
  │  薬物療法（基準値以下を目標）
  ▼
基礎疾患の治療
薬物療法
```

● **図　小児高血圧の管理手順**
同じ年齢なら身長が高いほど血圧は高い．したがって，基準値前後の血圧が見出された場合は身長も考慮する
（文献7より引用）

- 白衣高血圧の除外には，若年者でも家庭血圧測定が有用である．24時間連続血圧測定も白衣高血圧の判定に役立つ他，臓器障害をよく反映する．
- 降圧薬による目標値は，スクリーニング用高血圧基準以下とす

るが，糖尿病や慢性腎臓病のある小児では，血圧管理用の基準を目標とする．

① 非薬物療法
- 若年者の本態性高血圧は軽症例が多いので，非薬物療法を3～6カ月間試みた後，薬物療法を考慮する．
- 食事療法はまず食塩摂取量を減らし，カリウム摂取を心掛ける．
- 動的運動（等張性運動）は肥満の解消だけでなく，直接に降圧作用を発揮するので，合併症がない限り勧める．

② 薬物療法
- 薬物療法の適応は，①症候性高血圧，②二次性高血圧，③標的臓器障害の合併，④糖尿病の存在，⑤慢性腎臓病の存在，⑥3～6カ月間の非薬物療法後も持続する高血圧，である[1]．
- 第一選択薬はACE阻害薬，カルシウム拮抗薬，ARBである．ACE阻害薬はカプトプリル，エナラプリル，リシノプリルなどで，小児における有効性と安全性が確立している他，アンジオテンシンⅡ受容体拮抗薬（ARB）も選択される．カルシウム拮抗薬は，ニフェジピンとアムロジピンがよく用いられる[1]．
- 偏頭痛がある場合はβ遮断薬かカルシウム拮抗薬を，糖尿病や慢性腎臓病がある場合は腎保護作用を期待できるACE阻害薬かARBを用いる．左室肥大を伴う例では，増殖性因子（TGF-β，アンジオテンシンⅡなど）の作用を減弱させる目的でACE阻害薬やARBを用いる．

3）治療を行う際の注意点
- 米国では第一選択薬としてサイアザイド系利尿薬やβ遮断薬もあげられているが，サイアザイド系利尿薬は低カリウム血症，高尿酸血症，脂質異常症，耐糖能異常などの副作用が知られている．若年者の本態性高血圧は肥満に関連することが多く，代謝異常を合併しやすいので，サイアザイド系利尿薬は勧められない．
- β遮断薬はスポーツ選手の活動性を低下させることが知られている．小児本態性高血圧は思春期に多く，活発にスポーツ活動を行っている年代であるので，β遮断薬も積極的には処方しない．

Step up! ADVICE

本態性・二次性高血圧の鑑別のポイント

若年者は本態性高血圧がほとんどを占めるが，著明な高血圧を診たら二次性高血圧を考える．二次性高血圧の大半は腎臓に関連した高血圧である．

EVIDENCE　降圧薬の効果

目的：報告された論文をもとに若年者高血圧に対する降圧薬の効果を検討する．

方法：① 1995年から2006年の間に発表された「若年者の高血圧に対する降圧薬の効果に関する論文」79編のうち条件を満たした27編を系統的に分析した．

② 治療期間が4週間以上の研究だけを対象とした．

③ データ源として，Medline, Current Contentsおよび個人のファイルと文献を用いた．

結果：若年者において，降圧効果はACE阻害薬（10.7/8.1 mmHg），ARB（11.8/10.7 mmHg），カルシウム拮抗薬（10.5/6.9 mmHg），β遮断薬＋利尿薬合剤（9.3/7.2 mmHg）のいずれもほぼ同じであった．

文献：6

✓チェックリスト

若年者の高血圧のチェックポイント

□ 基準値を常に超える高血圧ではないか（二次性高血圧の疑い）？

□ 肥満はないか？

□ 生活習慣（食事，運動）は修正されたか？

□ 左室肥大などの合併症はないか？

□ 糖尿病や腎疾患はないか（厳密な血圧管理の必要性）？

◆ 文献

1) National High Blood Pressure Education Program Working Group on High Blood Pressure in Children and Adolescents：The Fourth Report on the Diagnosis, Evaluation, and Treatment of High Blood Pressure in Children and Adolescents. Pediatrics, 114：555-576, 2004
2) Stabouli, S. et al.：Ambulatory blood pressure monitoring and target organ damage in pediatrics. J. Hypertens., 25：1979-1986, 2007
3) Uchiyama, M.：Risk factors for the development of essential hypertension：long-term follow-up study in junior high school students in Niigata, Japan. J. Hum. Hypertens., 8：323-325
4) Kawasaki, T. et al.：A 17-Year Follow-Up Study of Hypertensive and Normotensive Male University Students in Japan. Hypertens. Res., 26 (6) ：445-452, 2003
5) 菊池 透 他：小児肥満の疫学的アプローチ. 肥満研究, 10：12-17, 2004
6) Simonetti, G. D. et al.：Effects of antihypertensive drugs on blood pressure and proteinuria in childhood. J. Hypertension, 25：2370-2376, 2007
7) 「高血圧治療ガイドライン2009」（日本高血圧学会高血圧治療ガイドライン作成委員会 編），日本高血圧学会，2009

<内山　聖>

6 さまざまな患者さんの治療
5 二次性高血圧

Point
→ p.22～27 フローチャート3b～d 参照

1. 腎血管性高血圧の治療は主にPTRAと薬物療法である．
2. 原発性アルドステロン症の腺腫は外科摘除，両側過形成はアルドステロン受容体拮抗薬による薬物療法．
3. 副腎腫瘍による褐色細胞腫の治療は原則外科摘除であるが，悪性例には化学療法なども考慮する．

　二次性高血圧は原因を除くことができれば治癒や改善が期待できることから，それぞれの原疾患あるいは要因に応じた治療方針の決定が必要となる．二次性高血圧の種類や診断については，他項（p.20～，フローチャート3）を参照されたい．
　本稿では，代表的な二次性高血圧である腎性高血圧と主な内分泌性高血圧の治療につき述べる．

1　腎性高血圧の治療

1）腎血管性高血圧

①患者さんに合った治療の考え方

　腎血管性高血圧（renovascular hypertension：RVHT）は，高齢化社会を迎えた今，決して珍しい病気ではない．なぜなら，さまざまなリスクを有する高齢者には粥状動脈硬化に起因した腎動脈狭窄（renal artery stenosis：RAS）によってRVHTが引き起こされることがしばしばあるためである．重症高血圧の若年者とともに，**動脈硬化性疾患をもつ中高年の患者さんにはかなりの確率でRASが存在していることを，臨床医は念頭に置いて診療すべきである**と考えられる．

②治療の実際

a）血行再建治療

　経皮的腎動脈血管形成術（PTRA）は，線維筋性異形成に対しては初期成功率100％とする報告[1]があり，特に手技的に困難な症例でない限り第一選択となろう．
　一方，粥状動脈硬化性のRASは病変が血管の入口部に多く，初期有効率は65～80％であるが再狭窄率が高く，バルーンのみのPTRA治療成績は必ずしもよくなかった．しかし，近年ステント

が併用されるようになり，治療成績が向上している．後ろ向きの観察研究の結果ではあるが，PTRAにより腎機能や血圧の明らかな改善効果を認めたとの報告[2]がある．しかしながら，粥状動脈硬化性腎動脈狭窄に対して，ステント使用を含むPTRAが薬物治療群に勝るとした大規模前向き臨床試験の成績は得られておらず（EVIDENCE），現在進行中の臨床試験の結果が待たれるところである．

現在のところPTRAを施行する目安としては，①PTRAにより降圧が見込まれる，②腎保護が期待される（特に両側性の場合），③肺うっ血をくり返す症例には積極的に施行すべきと考えられている．表に血行再建術を考慮する場合をまとめた．

PTRAでの血行再建が困難な場合，薬物治療に抵抗性の場合はバイパス術や自家腎移植などの外科的再建を検討する．また，片側性腎動脈狭窄により，狭窄側の腎機能が廃絶していてもレニン分泌が残存している場合があり，このような症例に対しては腎摘出術を行うことで血圧の改善が期待できる（図にRVHTに対するPTRAを施行した症例を示す）．

● 表 血行再建の有効性が期待される症例と期待しにくい症例

有効性が期待される症例
- 反復する肺水腫
- 腎血流ドプラの抵抗指数（RI）＜0.8
- 進行する腎障害を認める
- 虚血性腎症で最近透析導入となった
- ACE阻害薬やARBの投与により急激に腎機能が悪化した
- 降圧薬3剤以上の内服でも治療抵抗性高血圧を示す

有効性が期待しにくい症例
- 降圧薬3剤未満で140/90mmHg未満に血圧コントロールできている
- 腎機能正常例
- 腎血流ドプラの抵抗指数（RI）≧0.8
- コレステロール塞栓症の既往あり
- タンパク尿＞1g/日
- 高血圧の既往が10年以上
- 片側の腎サイズ＜7.5cm
- 腎動脈狭窄度＜70％

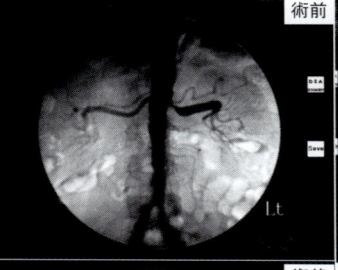

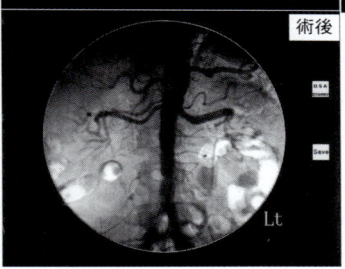

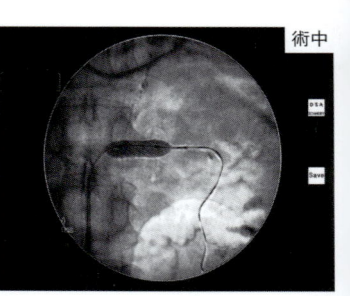

● 図 PTRAにより血圧が改善した症例

術前血圧：170/102 mmHg
術後血圧：120/70 mmHg
（いずれも無投薬）
術前：左腎動脈起始部に75〜90%の狭窄を認める
術中：PTRA（ステント留置）施行
術後：開大に成功した

粥状動脈硬化性腎動脈狭窄による高血圧に対する血管形成術治療（PTRA）の有用性－薬物治療との比較検討

目的：粥状動脈硬化性腎動脈狭窄（RAS）の高血圧に対するPTRAの長期的な有用性を薬物治療と比較して明らかにする．

対象：粥状動脈硬化性RAS〔50%狭窄以上，血清クレアチニン（Cr）2.3 mg/dL以下〕を有する高血圧患者106名のオランダ人を対象としている．

方法：患者は拡張期血圧95 mmHg以上を有するか，2剤以上の降圧薬でも血圧が高い症例，ACE阻害薬投与後にCrが0.2 mg/dL以上上昇した症例を対象に入れ，PTRA施行と降圧薬治療施行の2群に均等に振り分けた．血圧と降圧薬の量，腎機能は3・12カ月で，腎動脈開存は12カ月で評価をした．

結果：降圧の程度は3カ月，12カ月後でそれぞれ両群間に有意を認めなかったが，服用している降圧薬の数はいずれの時期でもPTRA群で有意に少なかった．本研究からPTRAが薬物療法に比較して明らかに降圧効果が良好であるとの結論は得られなかった．さらに大規模な前向き研究の結果が待たれる．

文献：3

step up! ADVICE

RASに対するPTRA適応の決定法

腎動脈狭窄に対するPTRA適応の決定には腎ドプラが有用である.

腎ドプラは非侵襲的に腎動脈狭窄の有無を判定できるのみならず,腎内区域動脈において得られる血流のパターンから,PTRAを施行した際の降圧ならびに腎機能改善を予測することが可能である[4].腎区域動脈における血流パターン血管抵抗係数（resistance index：RI）は,（最高流速－拡張末期流速）/最高流速で求められる.この指標が0.8以上であれば,PTRAを施行しても降圧や腎機能改善は望めない可能性があるため,PTRAの適応決定には大変有用である[4].

b）降圧薬治療

RVHTと診断した場合は,血行再建までの期間を決める.また,血行再建が不可能もしくは行わない症例には降圧薬による治療を行う.

薬剤としてはレニン－アンジオテンシン（RA）系を抑制するβ遮断薬,アンジオテンシンⅡ受容体拮抗薬（ARB）やアンジオテンシン変換酵素阻害薬（ACE阻害薬）を選択する.しかし,**両側腎動脈狭窄症例でのRA系阻害薬使用は原則禁忌**である.

ARBやACE阻害薬を使用する際は,両側性狭窄でないことを確認のうえ,少量より投与を開始する.体液量低下例での過剰な降圧や,腎機能低下例での高カリウム血症,腎障害の進行に注意し,用量を調整する.腎機能が急速に悪化する場合には投与を中止し,他の降圧薬に変更する.

カルシウム（Ca）拮抗薬も有効であるが,利尿薬はRA系を亢進させるため,補助的な使用にとどめる.

③ 治療を行う際の注意点

- RASの症例が必ずしもRVHTを併発しているとは限らず,PTRAの適応はリスクとベネフィットを考慮し,慎重に判断すべきである.

- 両側性のRASにはACE阻害薬やARBは原則禁忌.片側性でもこれらを投与する場合は少量から慎重に開始するのが原則である.

2）腎実質性高血圧

慢性糸球体腎炎や多発性嚢胞腎などの腎実質性疾患は,二次性高血圧の最も多い原因の1つである.これらのほとんどは原因を

除くことができないために薬物療法の適応となるが，食塩制限などの生活習慣修正も重要である．降圧薬はARBあるいはACE阻害薬を第一選択とするが，腎血管性高血圧の場合と同様の注意を要する．降圧が不十分な場合には利尿薬，カルシウム拮抗薬を追加し，それでもコントロール不良であれば他の薬剤を加えた多剤併用療法を行う．

2 主な内分泌性高血圧の治療

1）原発性アルドステロン症

① 患者さんに合った治療の考え方

原発性アルドステロン症（primary aldosteronism：PA）は，画像診断の進歩と内分泌学的診断法の確立により，以前言われていたよりも頻度が多いと認識されている疾患である．治療の原則は片側性アルドステロン産生腺腫（aldosterone producing adenoma：APA）は腹腔鏡下摘出手術であり，両側性副腎過形成（idiopathic hyper-aldosteronism：IHA）では薬物療法を行う．

② 治療の実際

　a）外科治療

片側性APAや片側性IHAが手術適応となる．最近では開腹手術よりも傷が小さく，出血や合併症も少なく入院期間が短い腹腔鏡手術が多く行われている．**術後の血圧は多くの症例で正常化あるいは改善するが，約半数は術後も降圧薬を必要とする．**

術後の高血圧の持続には
- 50歳以上
- 高血圧罹病期間が長い
- 腎機能が悪い，高血圧家族歴
- 術前の高血圧の程度が重症である

といったことなどが関連因子である．

　b）薬物治療

両側性IHAや手術不能症例などが適応となる．

降圧薬としてはアルドステロン受容体拮抗薬が第一選択となる．降圧が不十分であればカルシウム拮抗薬を追加し，さらに必要な場合はACE阻害薬やARB，サイアザイド系利尿薬やループ利尿薬を考慮する．

低カリウム血症はアルドステロン受容体拮抗薬で改善される場

合が多いが，不十分な場合はカリウム製剤（塩化カリウム）を投与する．

アルドステロン受容体拮抗薬はスピロノラクトンであれば25 mg/日程度より開始し，血圧と血清カリウムをモニターしながら必要に応じ増量する．PAでは50 mg/日以上を要することが多い．ただし副作用（男性：女性化乳房，ED，性欲低下，女性：乳房痛，月経異常）の頻度は高く，発現は用量依存的である．

2007年に日本でも使用が認められたエプレレノン（セララ®）はミネラルコルチコイド（アルドステロン）受容体の選択性が高く，副作用が少ないため使用例が増えていくものと思われる．25 mg/日から使用を開始し，最大100 mg/日まで増量可能である．ただしエプレレノンは現在のところ腎機能障害例では使用が認められていない．

③治療を行う際の注意点
- PAの術後でも約半数に高血圧が持続する場合がある．
- 薬物療法でスピロノラクトンを使用する場合，副作用（女性化乳房など）に注意する．エプレレノンではこれらの副作用がほとんど認められない．

2）Cushing症候群
- 副腎腺腫あるいは癌による副腎性Cushing症候群は，副腎摘出術（腹腔鏡下）が第一選択となる．術後には糖質コルチコイド補充療法を要する．両側過形成の場合には，両側または片側副腎摘除を考慮する．
- 下垂体腺腫によるCushing病は，経蝶形骨洞下垂体腺腫摘出術が選択される．腺腫が明らかでない場合には，下垂体放射線照射を考慮する．
- 異所性ACTH症候群も外科的切除が第一選択となる．
- いずれの病型でも手術が困難な場合には，降圧薬とともにステロイド合成阻害薬（メチラポン，ミトタン）による薬物治療を考慮する．

3）褐色細胞腫
- 治療の第一選択は腹腔鏡あるいは開腹による摘出手術である．
- 手術中の著しい血圧上昇やクリーゼを防止するために術前より大量のα遮断薬（例：ドキサゾシン6～12 mg/日）と少量のβ

遮断薬を投与する．術中・術後の血圧低下は，術前に細胞外液を補っておくことで予防可能である．
- 手術困難例では，α遮断薬を用いた薬物療法を行う．
- 血圧管理が難しい場合はカルシウム拮抗薬やACE阻害薬，ARBを併用する．転移を認める悪性褐色細胞腫の場合は，高カテコールアミン血症を改善する目的で原発巣の摘出術を考慮するとともに，β遮断薬を主とする降圧治療を継続する．また，化学療法，^{131}I-MIBG療法，骨転移巣に対する放射線照射や肝転移巣へのTAE療法などを行う．

✓チェックリスト

二次性高血圧の治療にあたって

☐ 腎動脈狭窄に対するPTRAの決定を狭窄度のみで行っていないか？

☐ 腎動脈狭窄に対するPTRAを行った場合に十分な降圧効果や腎機能改善が得られない場合があることを患者さんに説明しているか？

☐ 両側腎動脈狭窄に対してRA系阻害薬の投与を考えていないか？

☐ APAの摘出術後も高血圧が持続する場合があることを患者さんに説明しているか？

☐ 褐色細胞腫の摘出手術術前に術中の血圧上昇やクリーゼを予防するための対策を講じているか？

◆ 文献

1) Tegtmeyer, C. J.：Percutaneous renal revascularization. Mayo. Clin. Proc., 70（11）：1041-1052, 1995
2) Gill, K. S. & Fowler, R. C.：Atherosclerotic Renal Arterial Stenosis：Clinical Outcomes of Stent Placement for Hypertension and Renal Failure. Radiology, 226：821-826, 2003
3) Van Jaarsveld B. C. et al.：The effect of balloon angioplasty on hypertension in atherosclerotic renal-artery stenosis. N. Engl. J. Med ., 342：1007-1014, 2000
4) Radermacher, J, et al.：Use of Doppler Ultrasonography to Predict the Outcome of Therapy for Renal-Artery Stenosis. N. Engl. J. Med., 344：410-417, 2001

<神出　計，河野雄平>

6 さまざまな患者さんの治療

6 妊娠高血圧

Point

1. 妊娠中期には，正常妊娠では血圧が低下する．
2. 妊娠20週以後に出現する高血圧（収縮期血圧≧140 mmHgまたは拡張期血圧≧90 mmHg）を妊娠高血圧とする．
3. 降圧薬治療の開始は160/110 mmHg以上あるいはタンパク尿2 g/日（あるいは定性反応で3＋が持続）以上．
4. 使用薬剤はメチルドパ，ラベタロール，場合によりカルシウム拮抗薬．
5. ACE阻害薬やアンジオテンシン受容体拮抗薬は禁忌．

1 妊娠高血圧の診断方法

- 妊娠中期には正常妊娠では血圧は低下する．
- 妊娠20週以後では妊娠中にみられる高血圧（収縮期≧140 mmHgあるいは拡張期≧90 mmHg）は妊娠高血圧症候群（pregnancy induced hypertension）として定義される．
- 妊娠第2期での拡張期血圧が75 mmHg，あるいは第3期で85 mmHg以上の場合には要注意．
- 妊娠高血圧の分類を表1に示す．
  ① 妊娠20週以後に発現する高血圧単独あるいはタンパク尿の併発により，それぞれ妊娠高血圧，妊娠高血圧腎症に分類される．
  ② 妊娠前あるいは妊娠20週以前にすでに高血圧や腎疾患を有する場合は，タンパク尿・高血圧のさらなる出現や増悪がみられた場合に加重型妊娠高血圧腎症とする．
  ③ 二次性高血圧による血圧上昇の可能性もあり注意が必要である．

2 妊娠高血圧症候群の重症度分類

- 血圧の重症度として，軽症とは収縮期血圧140以上160 mmHg未満あるいは拡張期血圧90以上110 mmHg未満，重症とは収縮期

● 表1 妊娠高血圧症候群の分類

	高血圧（140/90 mmHg以上），タンパク尿		痙攣
	20週前	20週以後	
妊娠高血圧	高血圧－ タンパク尿－	高血圧＋，分娩後12週までに正常化 タンパク尿－	－
妊娠高血圧腎症	高血圧－ タンパク尿－	高血圧＋ タンパク尿＋，分娩後12週までに正常化	－
子癇			20週以後にはじめて痙攣発作を起こす
加重型妊娠高血圧腎症	高血圧＋ タンパク尿－	高血圧＋ タンパク尿＋	
	高血圧＋ タンパク尿＋	高血圧の増悪，あるいはタンパク尿の増悪	
	高血圧－ タンパク尿＋	高血圧＋ タンパク尿＋	

血圧160 mmHg以上あるいは拡張期血圧110 mmHg以上の場合をさす.

- タンパク尿の重症度として，300 mg/日以上2 g/日未満を軽症，2 g/日以上を重症とする（表2）.

3 妊娠高血圧症候群の薬剤治療開始

- 妊娠高血圧では，血圧の程度が重症である場合に薬物治療を行う.
- 既往に妊娠高血圧症候群がある場合は積極的に行う.
- 高血圧が妊娠以前からある場合は積極的に行う.
- 降圧目標は140/90 mmHg以下.

4 降圧治療薬（表3）

- メチルドパならびにヒドララジンは妊娠中の使用に関する安全性が確立している.

● 表2　妊娠高血圧症候群における重症度分類

軽症	血圧	次のいずれかに該当する	
		収縮期	140 mmHg≦，＜160 mmHg
		拡張期	90 mmHg≦，＜110 mmHg
	タンパク尿	300 mg/日≦，＜2 g/日	
重症	血圧	次のいずれかに該当する	
		収縮期	160 mmHg≦
		拡張期	110 mmHg≦
	タンパク尿	2 g/日≦ （随時尿の定性では，新鮮尿で3＋以上が持続）	

● 表3　妊娠時に用いる降圧薬

	薬剤名	製品名	投与量
中枢作動薬	メチルドパ	アルドメット®	500～1,000 mg/日，2～3回/日
α β遮断薬	ラベタロール	トランデート®	150～450 mg/日，3回/日
β遮断薬	プロプラノロール	インデラル®	30～120 mg/日，3回/日
	メトプロロール	セロケン®	40～120 mg/日，2～3回/日
	アテノロール	テノーミン®	25～50 mg/日，1回/日
血管拡張薬	ヒドララジン	アプレゾリン®	30～200 mg/日，3回/日
カルシウム拮抗薬 （十分な説明のうえで使用）	ニフェジピン	アダラートCR®	10～40 mg/日，1～2回/日
		アダラートL®	20～40 mg/日，2回/日
	ニカルジピン	ペルジピン®	10～60 mg/日，3回/日
		ペルジピンLA®	20～80 mg/日，2回/日
	アムロジピン	ノルバスク® アムロジン®	2.5～5 mg/日，1～2回/日

- αβ遮断薬としてラベタロールは安全性が確立しているが，妊娠早期には使用を控える．
- カルシウム拮抗薬は確実な降圧が期待できる．
- ACE阻害薬，アンジオテンシン受容体拮抗薬は禁忌．
- 利尿薬は最小限の使用にとどめるべき．

5 治療を行う際の注意点

1）中枢作動薬

　メチルドパは内服薬として最もよく使用されていた中枢性降圧薬であり眠気などの副作用があるが，胎児に対する催奇形性は認めず安全性が十分に確認されている．同様にクロニジンも作用の点では同等である．妊娠中の高血圧の治療の主流として用いられてきたが，現在これらの降圧薬は使用される頻度は減少している．

2）αβ遮断薬

　αβ遮断薬では，ラベタロールの使用による臨床成績がある．降圧およびタンパク尿の減少もあり安全性が確認されている．

3）β遮断薬

　β遮断薬はアテノロールを使用した成績が報告されている．降圧に加えタンパク尿の減少もあり有用である．ただし，妊娠早期からの使用では胎児の発育遅延が認められるため使用には注意を要する．

4）血管拡張薬

　妊娠高血圧の治療として，急性期・慢性期ともにヒドララジンが用いられていたが，周産期では大量使用による有害事象（血管拡張に伴う交感神経刺激による頻脈，体液貯留）が起こりやすいため，使用には注意を要する．

5）カルシウム拮抗薬

　カルシウム拮抗薬は有用性が高く，欧米のガイドラインではその使用を認めている．わが国ではカルシウム拮抗薬の薬剤情報提供で，妊娠中は禁忌とされているが，その有用性を鑑み必要に応じて使用してもよいと考える．体液貯留作用はなく，降圧作用はより確実である．

6 さまざまな患者さんの治療

一方，子宮筋に対する作用も認められ，子宮弛緩による出血が起こることがある．

6）その他の降圧薬
- ACE阻害薬・アンジオテンシン受容体拮抗薬（ARB）：羊水過小症，腎不全，成長障害などの催奇形性や死産が報告されており，妊娠中には禁忌である．
- 利尿薬：妊娠高血圧腎症の病態として循環血漿量低下があることより，その使用が胎盤血流量を低下させる可能性が高い．したがって，妊娠高血圧腎症の患者さんには，肺水腫や心不全徴候が無い限り原則として利尿薬を使用しない．

7）子癇
- 妊婦の状態の急速な悪化による子癇の出現を避けるため，妊娠高血圧を急速に是正したい場合には，非経口的にヒドララジンを投与するが，ニフェジピンの経口もほぼ同様の効果が期待できる．
- 子癇に使用される硫酸マグネシウムは血圧降下作用を有するが，単独での作用は弱いため，他の降圧薬と併用すべきである．

6　非薬物治療

- 低容量アスピリンが妊娠高血圧腎症の進展を抑制する可能性がある．
- 減塩，減量，カルシウム補充は有効性が証明されていない．

7　EVIDENCE

- 妊娠高血圧症候群患者における降圧薬治療の臨床試験は，研究プロトコールや対象者の選択が困難であることより，エビデンスはほとんどない．
- メタ解析によると，臓器障害を伴わない軽症高血圧では降圧薬群は重症高血圧への進展を抑制させたが，妊娠高血圧腎症への進行，周産期死亡や早産は抑制できない．このような理由より，妊娠中の軽症高血圧に対する降圧治療の有効性は否定的である．

- CLASP trialのサブスタディでの統計結果では，カルシウムならびに魚油の補充療法が子癇前症の危険度を減少させる可能性が示されたが，その適応については確定していない．

チェックリスト

妊娠高血圧の治療のポイント

☐ 妊娠時の血圧上昇をみた場合，140/90 mmHg以上であるか？それと同時に，タンパク尿（＞2g/日）にも注意を払う．

☐ 降圧薬の使用に関してACE阻害薬，ARBを使用していないか？

<林　晃一＞

●略語一覧●

※ 本書に掲載している略語のフルスペル、和文表記を示しました

略語	フルスペル	和文
γ GTP	γ glutamyl transpeptidase	γグルタミルトランスペプチダーゼ
ABI	ankle–brachial index	足間接節上腕血圧比
ABP	ambulatory blood pressure	自由行動下血圧
ABPM	ambulatory blood pressure monitoring	24時間自由行動下血圧測定
ACE	angiotensin–converting enzyme	アンジオテンシン変換酵素
ACEI	angiotensin–converting enzyme inhibitor	アンジオテンシン変換酵素阻害剤
ACTH	adrenocorticotropic hormone	副腎皮質刺激ホルモン
AI	augmentation index	増幅係数
AME	apparent mineralocorticoid excess	偽性鉱質コルチコイド過剰症候群
AMI	acute myocardial infarction	急性心筋梗塞
APA	aldosterone producing adenoma	アルドステロン産生腺腫
APTT	activated partial thromboplastin time	活性部分トロンボプラスチ時間
ARB	angiotensin type 1 receptor blocker	１型アンジオテンシン受容体阻害薬
ARR	aldosterone to renin ratio	アルドステロン濃度レニン活性比
ASK	antistreptokinase	抗ストレプトキナーゼ
ASO	antistreptolysin–O	抗ストレプトリジン–O
ASO	arteriosclerosis obliterans	閉塞性動脈硬化症
AT	anaerobic threshold	嫌気性代謝閾値
B	corticosterone	コルチコステロン
BDI	Beck depression index	ベックうつ指標
BMI	body mass index	肥満指数
BUN	blood urea nitrogen	血液尿素窒素
CBP	clinic blood pressure	診察室血圧
CCB	calcium channel blocke	カルシウム拮抗薬
CHF	chronic heart failure	慢性心不全
CI	cardiac index	心係数
CKD	chronic kidney disease	慢性腎臓病
CO	cardiac output	心拍出量
COPD	chronic obstructive pulmonary disease	慢性閉塞性肺疾患
CPAP	continuous positive airway pressure	持続的陽圧呼吸
Cr	creatinine	クレアチニン
CRP	C–reactive protein	C反応性タンパク

高血圧診療ハンドブック

CTR	cardiothoracic ratio	心胸比
CVD	cardiovascular disease	心血管疾患
DASH	dietary approaches to stop hypertension	
DBP	diastolic blood pressure	拡張期血圧
DOC	deoxycorticosterone	デオキシコルチコステロン
eGFR	estimated glomerular filtration rate	推定糸球体濾過量
ESRD	end-stage renal disease	末期腎疾患
FEK	fractional excretion of potassium	カリウムの排泄率
FT4	free thyroxine	遊離チロキシン
GDS	geriatric depression scale	高齢者うつ評価
GFR	glomerular filtration rate	糸球体濾過率
GH	growth hormon	成長ホルモン
GOT	glutamic-oxaloacetic transaminase	グルタミン酸-オキサロ酢酸トランスアミナーゼ
GPT	glutamic-pyruvic transaminase	グルタミン-ピルビン酸トランスアミナーゼ
h-ANP	human atrial natriuretic peptide	ヒト心房性ナトリウム利尿ペプチド
HBP	home blood pressure	家庭血圧
HDL	high-density lipoprotein	高比重リポタンパク
HMG CoA	hepatic 3-methylglutaryl coenzyme A	肝3-メチルグルタリル補酵素A
HRR	heart rate reserve	心拍数予備能
IGF	insulin-like growth factor	インスリン様成長因子
IHA	idiopathic hyper-aldosteronism	副腎過形成
IMT	intimal-medial tickness	内膜-中膜の壁厚
INTERMAP	international study of macro-and micronutrients and blood pressure	
JSH	The Japanese Society of Hypertension	日本高血圧学会
LDL	low-density lipoprotein	低比重リポタンパク
LVEF	left ventricular ejection fraction	左心室駆出分画率
LVH	left ventricular hypertrophy	左心室肥大
LVPW	left ventricular posterior wall	心後壁厚
MBP	mean blood pressure	平均血圧
MDCT	multidetector-row CT	マルチディテクターCT
MI	myocardial infarction	心筋梗塞

MIBG	metaiodobenzylguanidine	メタヨードベンジルグアニジン
MIBI	methoxyisobutyl isonitrile	メトキシイソブチルイソニトリル
MLC	modified low–carbohydrate	
MMSE	mini–mental score examination	簡易知能試験
mRS	modified Rankin Scale	
NCEP	US national cholesterol education program	
OGTT	oral glucose tolerance test	経口ブドウ糖負荷試験
PA	primary aldosteronism	原発性アルドステロン症
PDE	phosphodiesterase	ホスホジエステラーゼ
PTH	parathyroid hormone	副甲状腺ホルモン
PTRA	percutaneous transluminal renal angioplasty	経皮的腎動脈形成術
PWV	pulse wave velocity	脈波伝搬速度
QOL	quality of life	生活の質
RA	renin–angiotensin	レニン-アンジオテンシン
RAS	renal artery stenosis	腎動脈狭窄
RVHT	renovascular hypertension	腎血管性高血圧
SAS	sleep apnea syndrome	睡眠時無呼吸症候群
SBP	systolic blood pressure	収縮期血圧
SNS	sympathetic nervous system	交感神経系
T3	3, 5, 3'–triiodothyronine	3, 5, 3'-トリヨードチロニン
T4	thyroxine	チロキシン
TAE	transcatheter arterial embolization	経カテーテル動脈塞栓術
TG	triacylglycerol	トリアシルグリセロール
TP	total protein	総タンパク
TRAb	thyrotrophin receptor antibody	甲状腺刺激ホルモン受容体抗体
TRH	thyrotropin–releasing hormone	甲状腺刺激ホルモン放出ホルモン
TRP	total peripheral vascular resistance	末梢血管抵抗
TSH	thyroid–stimulating hormone	甲状腺刺激ホルモン
UKV	urinary potassium volume	カリウムの排泄量

索引

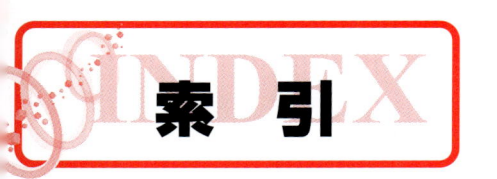

用語解説のある語句は色文字で示しています

数字

75g OGTT	82

欧文

A〜I

ABPM	219
ACE阻害薬	194
adherence	171
ARB	194
Borg指数	137
CAPRICORN試験	186
CHARM試験	189
CKD	83, 193
compliance	171
COOPERATE試験	199
COPD	85
CRP	44
Cushing症候群	69
CVD	193
DASH diet	108
DASH食	93
dietary approaches to stop hypertension diet	108
eGFR	193
HbA1c	82
HYVET	231
INTERMAP	94
INTERSALT	94

J〜T

JATOS	230
JSH2009	50
Jカーブ現象	216
nephrogenic systemic fibrosis	23
NIPPON DATA 80	43
NSAID	220
NYHA	188
ONTARGET試験	199
OPTIMAAL試験	186
PAD	207
pre（sub）clinical Cushing症候群	71
RA系	194, 195
SAS	85
Schellong試験	83
TPR	75

和文

あ行

アドヒアランス	171
アルコール	60
アルコール制限	101
アルドステロン	70
アルドステロン拮抗薬	168
アルドステロン産生腺腫	71
アルドステロン/レニン活性比	71
飲酒	218
飲酒制限	113
運動習慣	59
運動耐容能	137
運動負荷試験	120, 136, 137
運動療法の動機づけ	119
エリスロポエチン	29
エストロゲン製剤	29
塩分制限	95

か

外来血圧	57
カウンセリング	104

色文字は用語解説のある語句

加速型高血圧	64	
褐色細胞腫	69	
合併症	81, 237	
家庭血圧	57, 79, 87	
カテコールアミン定量	72	
カプトプリル負荷	23	
仮面高血圧	54, 87	
カリウム	108	
カリウム摂取	100	
カルシウム拮抗薬	195	
カロリー制限	101, 113	
冠危険因子	127	
監視型運動療法	139	
肝疾患	163	
緩徐に降圧	231	
乾性咳嗽	217	
甘草	29	
眼底所見	64, 75	
眼底の微小動脈変化	66	
冠動脈疾患	51	
管理不良高血圧	171	

き・く

気管支喘息	85, 162
偽性アルドステロン症	220
基礎代謝	102
喫煙	60
急性期抗血栓療法	178

強化療法	216
胸部大動脈瘤	203
虚血性心疾患	165
虚血ペナンブラ	176
起立性低血圧	63, 219
グルココルチコイド	29
グレープフルーツ	157

け

血圧測定	235
血圧の測定法	63
血管雑音	65
血管疾患	52
血栓溶解療法	184
血糖管理	216
減塩	99, 100, 103
減塩モニタ	115
嫌気性代謝閾値	137
健診用の小児高血圧基準	236
原発性アルドステロン症	68, 69
減量	101

こ

高LDLコレステロール血症	213
降圧効果の増強	156
降圧目標（血圧）	145, 154, 155
降圧薬	153

降圧療法	179, 184
抗アルドステロン薬	73
抗うつ薬	29
高血圧性心肥大	190
高カリウム血症	198
高感度C反応性タンパク	44
高血圧ガイドライン2009	185
高血圧緊急症	54
高血圧重症度	74
高血圧性眼底所見	64
高血圧網膜症	77
抗血栓療法	184
合剤	148
高尿酸血症	83
高リスク	89, 90
高齢者高血圧	53
コルチゾール	71
コンコーダンス	149
コンプライアンス	155, 171

さ・し

最高酸素摂取量	137
細動脈硬化症	74
左室負荷	75
自覚的運動強度	137
糸球体高血圧	194
糸球体腎炎	194
シクロスポリン	29

脂質異常症	53, 83, 160, 213	**す〜そ**		拮抗薬	168
脂質代謝異常	99	**睡眠時無呼吸症候群**	**53, 161, 217**	超急性期血栓溶解療法	177
脂肪摂取制限	101	睡眠習慣	60	痛風・高尿酸血症	162
若年者の高血圧	235	ステロイド	220	低HDLコレステロール血症	214
自由行動下血圧	87	ストレス	60	低カリウム血症	70, 220
粥腫	77	生活活動	140	低タンパク食	110
粥状動脈硬化症	74	**積極的適応**	**42**	低リスク	89, 90
出血性合併症	177	セルフモニタリング	115	デキサメタゾン抑制試験	72
小児高血圧の管理手順	238	線維筋性異形成	22	透析患者	52
食塩制限	108, 113, 196	選択的腎動脈造影検査	23	糖尿病	52, 81, 99, 160
食習慣	60, 104	臓器障害	69, 165, 237	糖尿病性腎症	194, 216
食事療法	107	相互作用	157	動脈硬化	218
職場高血圧	87	早朝高血圧	54, 87, 219	動脈硬化性狭窄	22
腎機能障害	110	**た行**		動脈硬化性末梢動脈閉塞症	52
心筋梗塞	51	第一選択薬	153	**な行**	
心筋梗塞二次予防	186	大動脈解離	52, 202	内分泌	82
心血管疾患	193	大動脈炎症候群	22, 65	二次性高血圧	65, 68, 81, 236
腎血管性高血圧	69	大動脈瘤	52, 202	**尿タンパク・アルブミン定量法**	**197**
診察室高血圧	48	多価不飽和脂肪酸	104	妊娠	156
心疾患	51, 84	端野・壮瞥町研究	43	脳血管疾患	165
腎疾患	51	タンパク制限	196	脳血管障害	50, 84, 107
腎シンチグラフィー	22	タンパク尿	196	脳血管障害急性期	50
心腎連関	193	中心性肥満	70	脳血管障害慢性期	50
腎動脈狭窄	169	中等リスク	89, 90	脳梗塞	177
心肥大	51	超音波腎血流ドプラ検査	22	脳出血	180
心不全	51, 165	長期作動型カルシウム			
心不全の食事療法	109				
心房細動	51				

色文字は用語解説のある語句

脳循環動態 167

は行

白衣現象 87
白衣高血圧 48, 53, 57, 87, 238
久山町研究 43
ヒスタミンH2受容体拮抗薬 157
非ステロイド性抗炎症薬 29, 157
肥満 63, 110, 161, 217, 237
非薬物療法 239
費用対効果 150
標的臓器障害 77
微量アルブミン尿 197
フィードバック効果 115
副作用の増強 157
腹部血管雑音 70
腹部大動脈瘤 204

服薬・受診コンプライアンス 87
分腎静脈血採血検査 23
併用 148
併用療法 155
乏血症状 230
本態性高血圧 236

ま行

マグネシウム 108
末梢血管抵抗 75
マルファン症候群 218
慢性腎臓病 83, 165, 193
慢性閉塞性肺疾患 162, 217
無症候性脳梗塞 66
メタボリックシンドローム 53, 83, 99, 113, 214
メタボリックドミノ 224

メディカルチェック 127

や行

薬剤経済分析 150
薬剤の増量・併用 154
薬物療法 145, 239
予備心拍数法 128

ら

ライフスタイル 114
ラクーネ 77
リスク（の）層別化 86, 127
利尿薬 73, 195, 196
レジスタンス運動 131, 136
レニン活性 70
レノグラフィー 72

■ 編 集
浦 信行　Nobuyuki Ura
（手稲渓仁会病院 総合内科）

1978年	札幌医科大学卒業
1984年	米国デトロイト市ヘンリーフォード病院 高血圧研究部門 留学
1997年	札幌医科大学 内科学第二講座 助教授
2007年	同上　　　　　　　　　准教授
2008年	手稲渓仁会病院 総合内科 部長

専門分野　：循環器病学，腎臓病学，内分泌・代謝病学

研究テーマ：メタボリックシンドローム，インスリン抵抗性，レニン–アンジオテンシン系，カリクレイン・キニン系

趣　　　味：音楽鑑賞，スポーツ（サッカー，ジョギングなど）

高血圧診療ハンドブック
エビデンスに基づく，食事・運動・薬物療法の進め方

2009年3月20日　第1刷発行

編　集	浦　信行（うら　のぶゆき）
発行人	一戸裕子
発行所	株式会社 羊 土 社 〒101-0052 東京都千代田区神田小川町2-5-1
TEL	03（5282）1211
FAX	03（5282）1212
E-mail	eigyo@yodosha.co.jp
URL	http://www.yodosha.co.jp/
印刷所	三美印刷株式会社

ISBN978-4-7581-0663-4

本書の複写権・複製権・転載権・翻訳権・データベースへの取り込みおよび送信（送信可能化権を含む）・上映権・譲渡権は，(株)羊土社が保有します．

JCLS ＜(株)日本著作出版管理システム委託出版物＞　本書の無断複写は著作権法上での例外を除き禁じられています．複写される場合は，そのつど事前に(株)日本著作出版管理システム（TEL 03-3817-5670, FAX 03-3815-8199）の許諾を得てください．

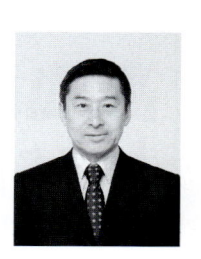

羊土社のおすすめ書籍

本書の姉妹版．高血圧薬の処方について詳しく解説！

高血圧治療薬ハンドブック

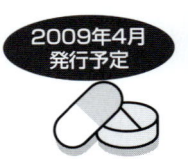

2009年4月発行予定

様々な病態に応じた，エビデンスに基づく薬の選び方・使い方

編集／浦 信行

JSH2009を取り入れた最新の薬物治療マニュアル．各種降圧薬の解説，併用の注意点から合併症に応じた処方まで，日常診療に必要なポイントを満載しました．ぜひ本書と併せてお使いください！

■ 予価（本体4,500円＋税）　■ B6変型判　■ 約250頁　■ ISBN978-4-7581-0664-1

症状・疾患から薬の処方がすぐ引ける好評書籍の最新版！

治療薬・治療指針ポケットマニュアル2009

監修／梶井英治　編集／小谷和彦，朝井靖彦

日常診療での様々な対応の仕方がハンディな1冊に凝縮！付録に抗菌薬の一覧表も追加．研修医，プライマリ・ケア医，薬剤師に最適！

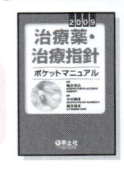

■ 定価（本体3,800円＋税）　■ A6変型判　■ 879頁　■ ISBN978-4-7581-0901-7

心疾患・腎疾患を統合的に治療する！

心腎相関の病態理解と診療

編集／磯部光章，佐々木成

心血管病や透析患者の増加を背景に注目の「心腎相関」．高血圧，メタボリック症候群など，生活習慣病の診療にも役立つ！

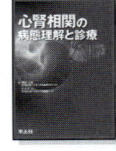

■ 定価（本体5,800円＋税）　■ B5判　■ 292頁　■ ISBN978-4-7581-0642-9

発行　羊土社
〒101-0052　東京都千代田区神田小川町2-5-1
TEL 03(5282)1211
E-mail:eigyo@yodosha.co.jp
FAX 03(5282)1212
URL:http://www.yodosha.co.jp/

ご注文は最寄りの書店、または小社営業部まで